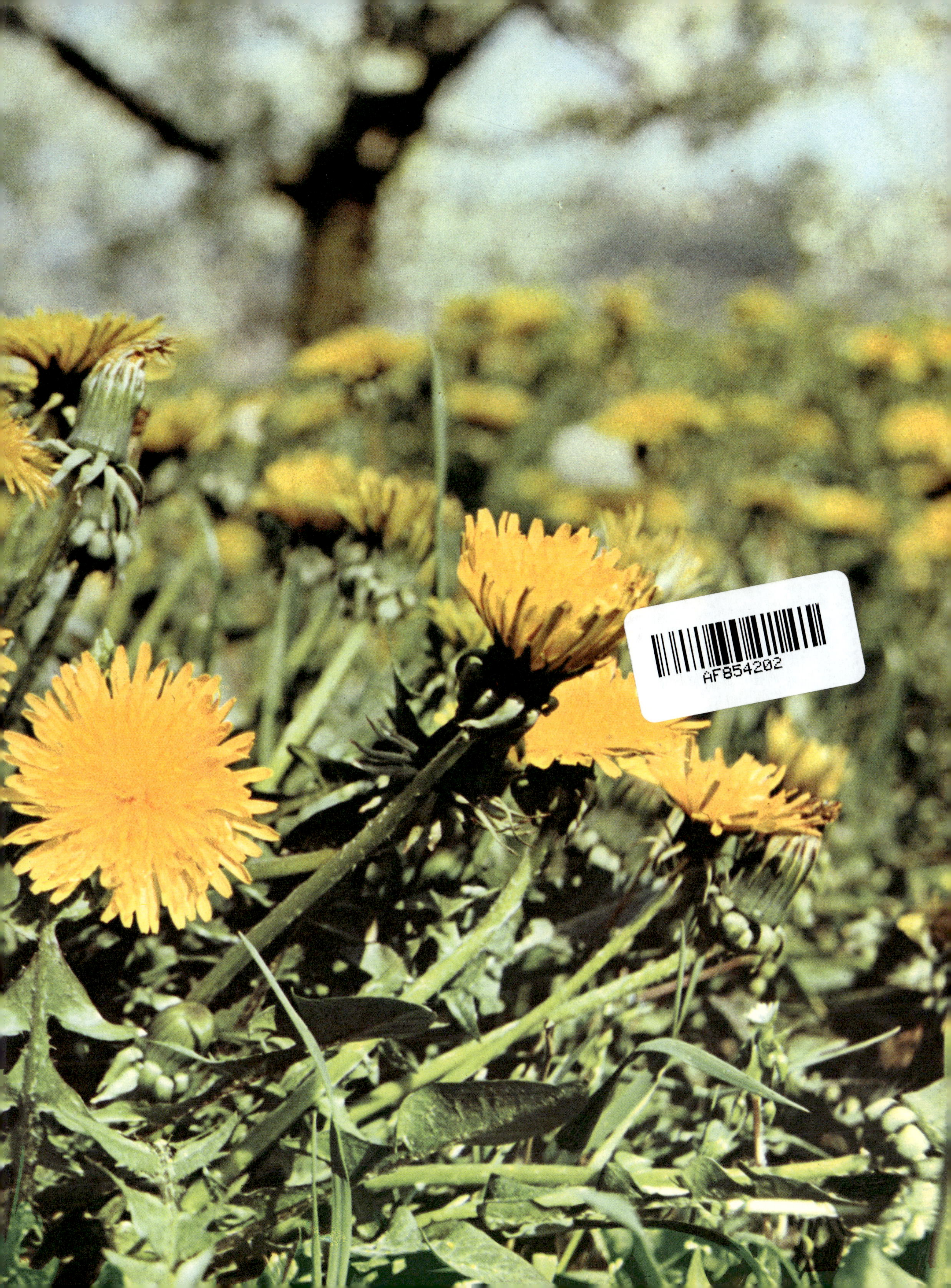

Falken-Bunte-Welt

Kurt Blüchel

Heilkräfte der Natur

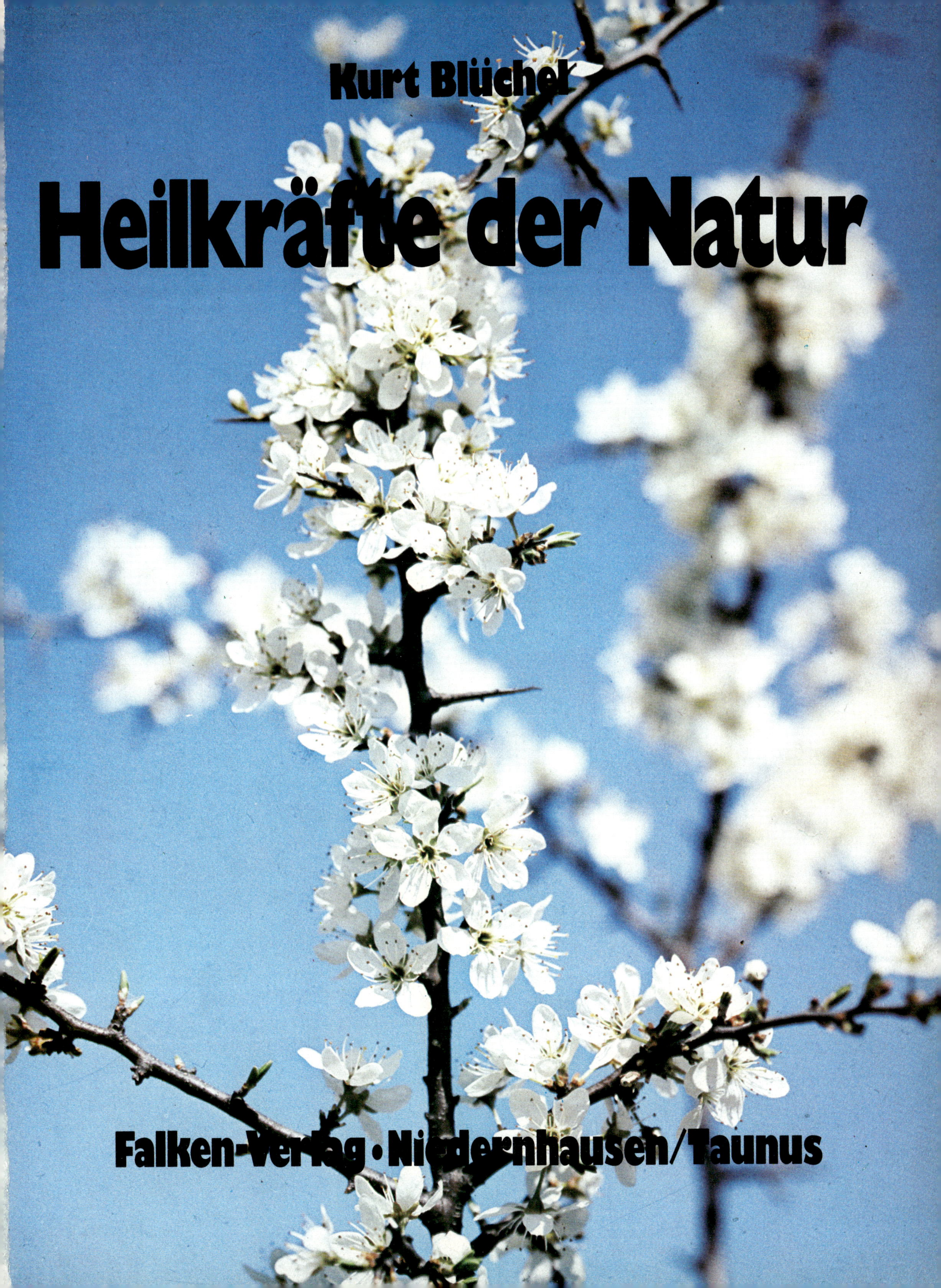

Falken-Verlag · Niedernhausen/Taunus

Titelbild:
Alraune, menschenähnlicher Wurzelstock der Mandragora officinalis, eines Nachtschattengewächses. Die Wurzel galt bis ins 20. Jahrhundert als Zaubermittel und Talismann.

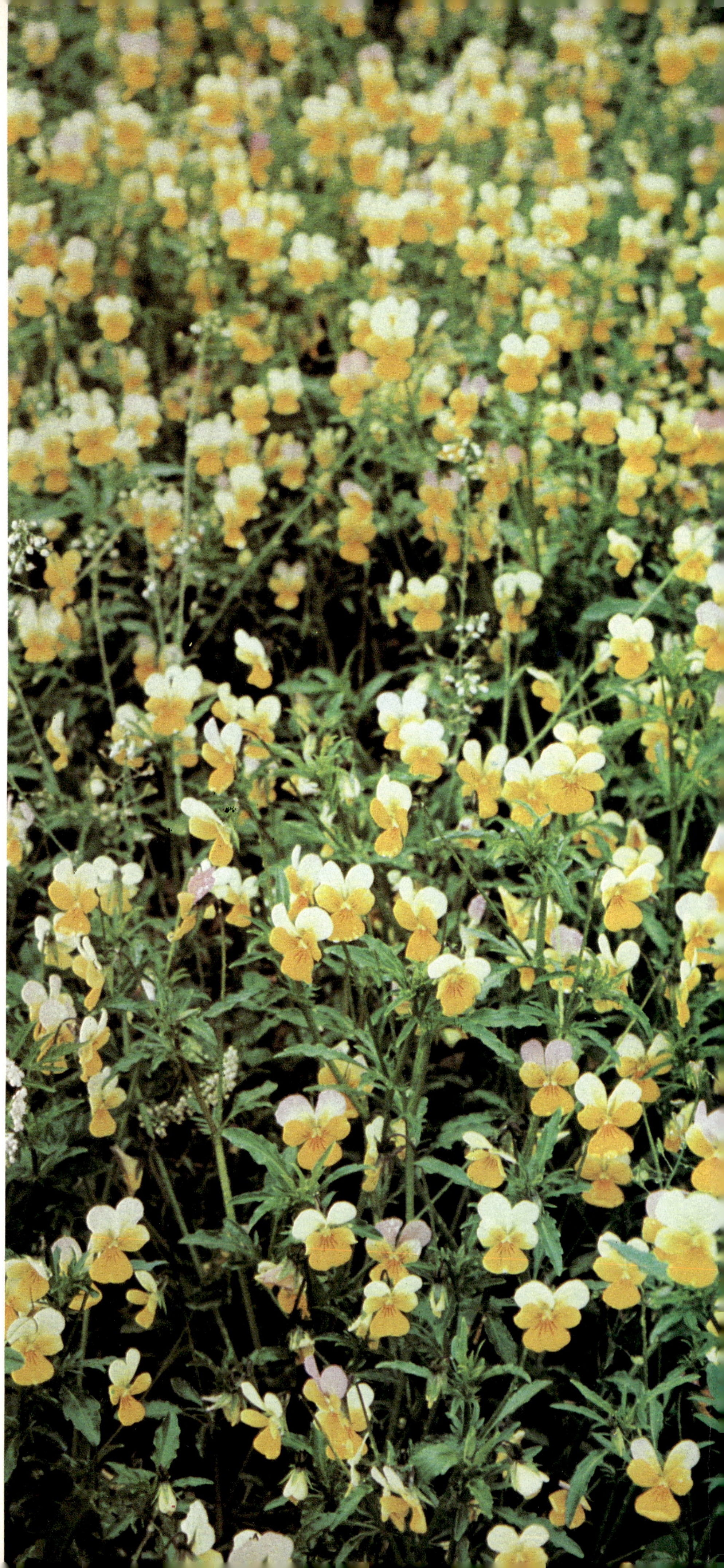

ISBN 3 8068 4203 5

Erich Sicker KG,
6272 Niedernhausen/Ts.
Fotos: G. Achberger, K. Blüchel, C. Hansmann, E. Höhne, P. Kohlhaupt, Dr. W. Schönherr, H. Schrempp
Satz: H. G. Gachet & Co., 6070 Langen b. Ffm.
Lithographie und Druck: Interlitho, Mailand

8 7 6 5 4 3 2 1

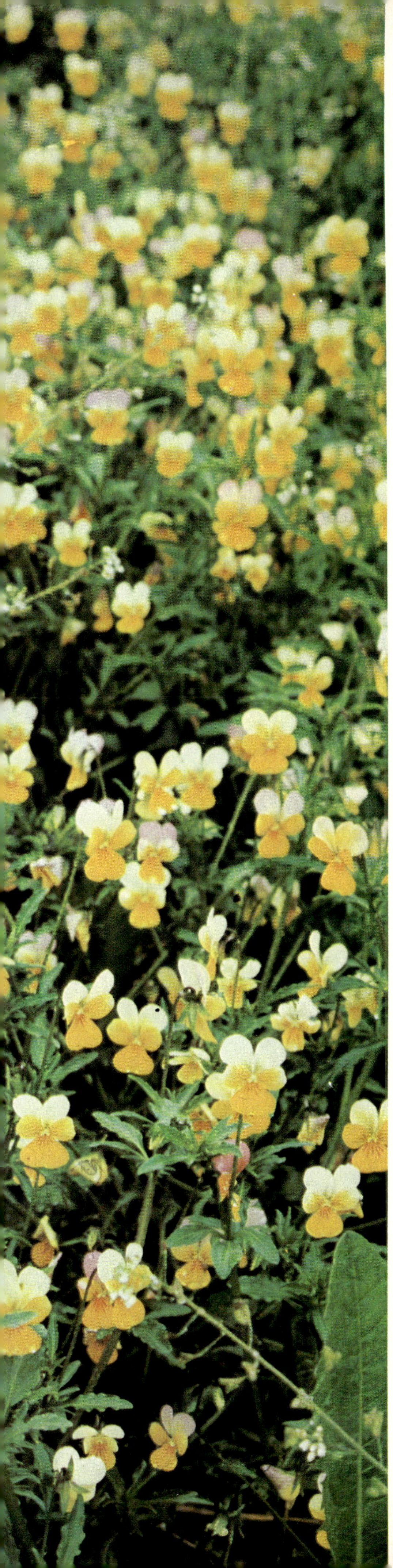

Inhalt

Die wunderbaren Heilkräfte der Natur

Die Entwicklung der medizinischen Wissenschaft ist mit der Kulturgeschichte des Menschen auf das engste verbunden. In seinen Anfängen erscheint das Wissen um Krankheit und Heilung als ein für moderne Begriffe wunderliches Durcheinander von kultischen Vorstellungen und praktischen Erfahrungen. Religiöses Vorurteil und bewußter Versuch, Irrtum und Ahnung des Richtigen sind miteinander verquickt, ineinander verwoben.

Es spricht vieles für die Annahme, daß unsere prähistorischen Vorfahren vor 10 000 oder sogar 50 000 Jahren sich bereits bestimmter Drogen beziehungsweise Arzneimittel bedienten. Ein gewisser Grad von pharmakologischen Kenntnissen war geradezu eine Bedingung für das Überleben des Menschen; denn bei großem Hunger ist der Gaumen wenig wählerisch. Sogar die dem Affen ähnlichsten Urmenschen müssen – aus Instinkt, Intelligenz oder trauriger Erfahrung – unterschieden haben zwischen nahrhaften und giftigen Beeren, zwischen Wurzeln, die bei Hungersnot das Leben erhalten und solchen, die es qualvoll beenden.

Mit großer Wahrscheinlichkeit fanden unsere Vorfahren die Grundlagen ihrer »Medizin« durch die Heilpflanzen, welche von Tieren aufgesucht wurden, die an Verdauungsstörungen, fieberhaften Erkrankungen oder Wunden litten. So lernten sie durch Beobachtung des Verhaltens der Tiere die heilsamen Kräfte der Natur auch ihrem eigenen Wohlbefinden nutzbar zu machen.

Es erscheint wie ein Wunder, mit welch sicherem Instinkt sich die Tiere der Naturkräfte bedienen. Sie wissen offenbar genau, welche Kräuter für ihre jeweiligen Erkrankungen die richtigen sind. Wird so ein Geschöpf der Wildnis krank, so sucht es zunächst Einsamkeit und völlige Entspannung, dann verläßt es sich auf die Arzneien der Natur, auf Heilpflanzen und reine Luft. So gräbt ein Bär nach besonderen Wurzeln; eine wilde Truthenne führt ihre Jungen zur Regenzeit zu einem bestimmten Strauch, damit sie von seinen scharf gewürzten Blättern fressen; ein Tier, das von einer Giftschlange gebissen wurde, sucht sich schleunigst eine Klap-

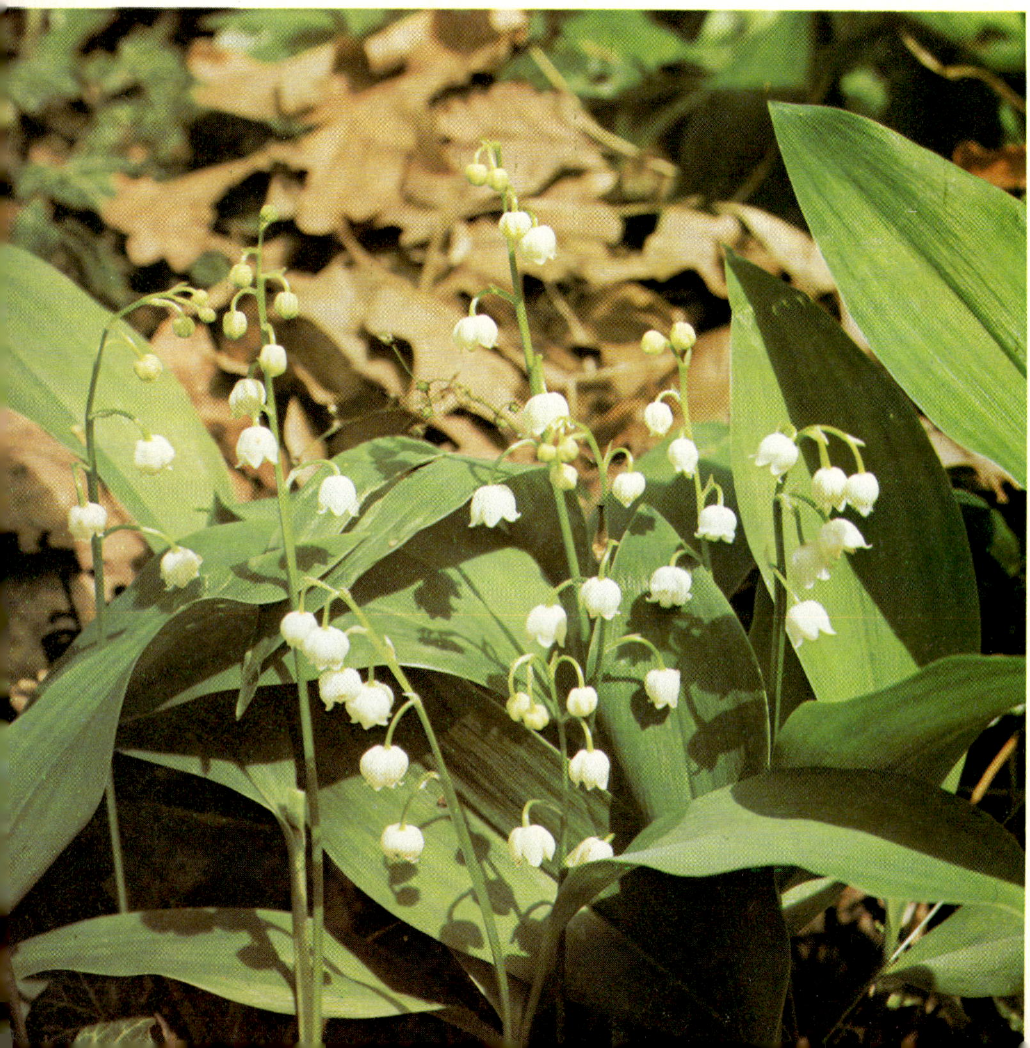

Das Maiglöckchen stärkt schwache Herzen. In alten Zeiten war die Pflanze Arztsymbol. Maiglöckchenpräparate – vom Arzt dosiert – besonders angebracht bei Herzklappenfehlern; auch gegen Asthma.

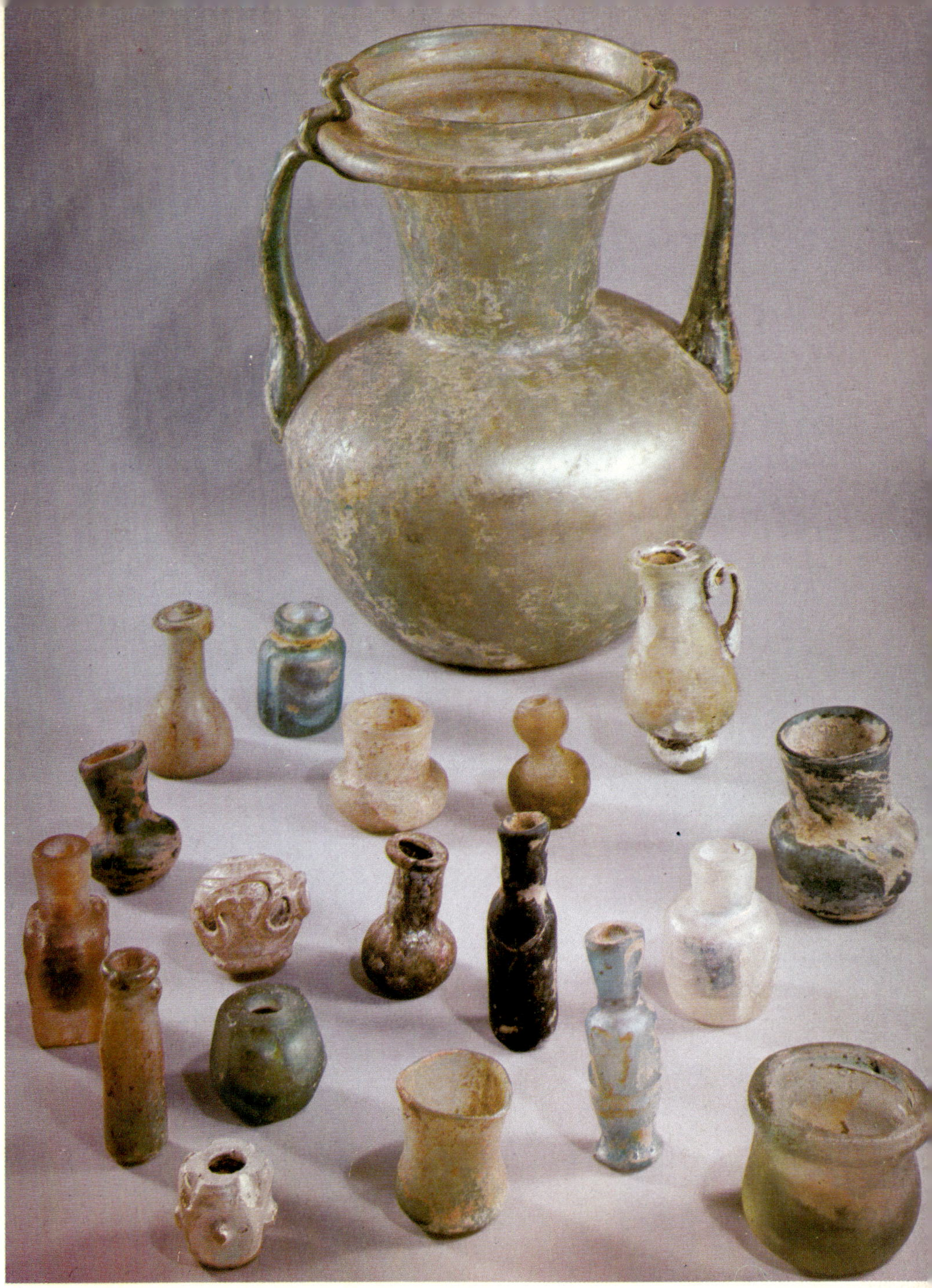

perschlangenwurzel – und dies sind nur ein paar typische Beispiele. Von Fieber befallene Tiere pflegen kühle, schattige, an einem Wasser gelegene Orte aufzusuchen, wo sie sich ruhig verhalten und nichts fressen, aber viel trinken, bis sie wieder gesund sind. Andererseits wird sich ein von Rheumatismus geplagtes Tier einen warmen Platz an der Sonne aussuchen und dort liegen bleiben, bis es ihm besser geht.

Was wir von den vorgeschichtlichen Menschen nur vermuten können, wissen wir von den ersten Kulturmenschen ganz sicher: Sie nahmen Arzneien. Die Sumerer, die vor etwa 4500 Jahren zwischen Euphrat und Tigris die erste Hochkultur schufen, mischten Arzneien aus Salz und Salpeter, Sennesblättern, Myrte und Thymian; aus Samen, Wurzeln oder Rinde der Weide, der Tanne, des Birnen-, Feigen- und Dattelbaumes. Ihre Ärzte ritzten in feuchte Tontafeln Rezepte wie dieses: »Samen der Schafgarbe, Harz der Markhazie, Thymian. Zu Pulver stoßen. In Bier auflösen. Gib es dem Mann zu trinken.« Leider haben es die Ärzte der Sumerer versäumt, in ihren Rezepten genaue Mengen anzugeben oder das Leiden zu nennen, das sie lindern wollten. Heute sind wir auf Vermutungen angewiesen.

Nach den weitaus umfangreicheren und präzisen medizinischen Dokumenten aus dem alten Ägypten zu urteilen, kann die Heilkraft der frühägyptischen Rezepte im allgemeinen nicht sehr groß gewesen sein. Viele von ihnen enthielten Drogen, die wir identifizieren können, doch mit wenigen Ausnahmen war die Wirkung der Arznei, ihre Menge oder die Art der Verabreichung für die jeweiligen Beschwerden recht unangemessen.

Der frühe Mensch am Nil begriff nicht die biologische Herkunft seiner Erkrankungen. Doch er suchte nach ihrem Sinne, versuchte Heilmittel zu finden. Er prüfte Wasser, Erde und Pflanzen, Honig und Blut, die Ausscheidungen der Tiere und des eigenen Körpers. Er beobachtete ihre Wirkungen. Meistens versagten sie. Aber manchmal bewirkten sie Linderung oder womöglich eine wirkliche Hilfe.

Wenn der ägyptische Arzt gegen Spulwürmer im Darm einen Extrakt der Granatapfelwurzel verschrieb, so war das Ergebnis gewiß vortrefflich, da die Wurzel ein wirkungsvolles Wurmmittel enthält. Noch bemerkenswerter war die Verordnung von »Ochsenleber, geröstet oder zermahlen« bei Nachtblindheit. Wir wissen heute, daß diese Sehschwäche auf Mangel an Vitamin A zurückgeht, und da Leber eine ausgezeichnete Quelle für dieses Vitamin ist, hat das ägyptische Rezept ohne Zweifel öfter geholfen als nicht geholfen. Wenn der Arzt jedoch vorgab,

Doppelhenkelkrug und kleine Salben- und Essenzflakons aus Syrien, 2./3. Jahrhundert

Blindheit dadurch heilen zu können, daß er die Augen eines Schweines mit Antimon, rotem Ocker und Honig mischte und dieses Gebräu in das Ohr des Leidenden goß, so verließ er den Boden der Medizin – trotz der optimistischen Notiz in Hieroglyphen, die das Heilmittel als »wirklich hervorragend« beschreibt. Die ägyptische Salbe gegen Kahlköpfigkeit, deren Heilung sich bis heute der ärztlichen Kunst entzieht, war genauso nutzlos: »Löwenfett, Nilpferdfett, Krokodilfett, Katzenfett, Schlangenfett, Steinbockfett...«

Diese Rezepte stammen von einem Papyrustext, der um 1550 v. Chr. entstand. Seltsam, daß ebenso pittoreske und ebenso unwirksame Heilmittel noch annähernd 3500 Jahre die Seiten medizinischer Bücher füllten – bis in die zweite Hälfte des 20. Jahrhunderts hinein. Im Rückblick ist es natürlich einfach, sich über die Leichtgläubigkeit der Ärzte und Patienten vergangener Zeiten zu mokieren. Doch bedenkt man die Schwierigkeiten, denen die Arzneimischer in der längsten Zeit der Menschheitsgeschichte gegenüberstanden, so ist es kein Wunder, daß so viele Mittel wirkungslos waren, sondern man muß sich eher wundern, daß einige doch genützt haben.

Es fing damit an, daß der Arzt gar nicht richtig wußte, was er behandeln sollte – und womit. Bis zum Aufkommen der modernen Physiologie konnte niemand wissen, was eine Krankheit dem Körper antat. Ohne die analytische Chemie kannte der ägyptische, der griechische und noch der Arzt des 18. Jahrhunderts die Zusammensetzung seiner Medizin nur sehr oberflächlich; ganz zu schweigen von ihrer Wirkung.

Und trotzdem war die mangelnde wissenschaftliche Kenntnis des Arztes zwar ein Handicap, aber nicht das wesentliche Hindernis bei der Entwicklung wirkungsvoller Arzneien. Der Arzt war in seiner Wissenschaft nicht unkundiger als jeder Handwerker seiner Zeit. Die Waffenschmiede von Damaskus und Toledo wußten genausowenig von Metallurgie wie ihr medizinischer Zeitgenosse von der Pharmakologie, – und doch hämmerten sie Klingen, die fast so gut waren wie die besten, die wir heute herzustellen vermögen. Der Hauptgrund dafür, daß die Arzneiherstellung unter allen Kunstfertigkeiten die rückständigste war – und es lange blieb –, liegt viel tiefer, nämlich in der außerordentlichen Schwierigkeit, die Wirkung von Arzneien zu erproben. Diese Schwierigkeit zwingt auch heute noch die Pharmakologen bei all ihren Kenntnissen, den Wert von Medikamenten – neuen und bekannten – mit höchst komplizierten und verfeinerten Verfahren zu bestimmen. Und selbst diese peinlich genauen Methoden ergeben gelegentlich unrichtige oder mehrdeutige Resultate.

Zwei Phänomene vor allem haben die ägyptischen Ärzte und ihre Nachfolger über Jahrtausende hinweg in die Irre geleitet: die Spontanheilung und der »Placebo-Effekt«. Beide begünstigen das Wohlbefinden des Menschen, indem sie das Leiden lindern, aber beide komplizieren das medizinische Urteil, denn sie treten unlogisch und sprunghaft auf.

Der eine Begriff, die Spontanheilung, rührt daher, daß viele Krankheiten von selbst heilen. Das heißt: Der Patient wird früher oder später gesund, ob er behandelt wird oder nicht. Bei Gesundheitsstörungen dieser Art – und man kann davon ausgehen, daß etwa 75 Prozent aller Krankheiten dazu gehören – läßt sich ohne moderne wissenschaftliche Methoden nicht ermitteln, ob der Patient aufgrund der Behandlung oder ihr zum Trotz gesund geworden ist.

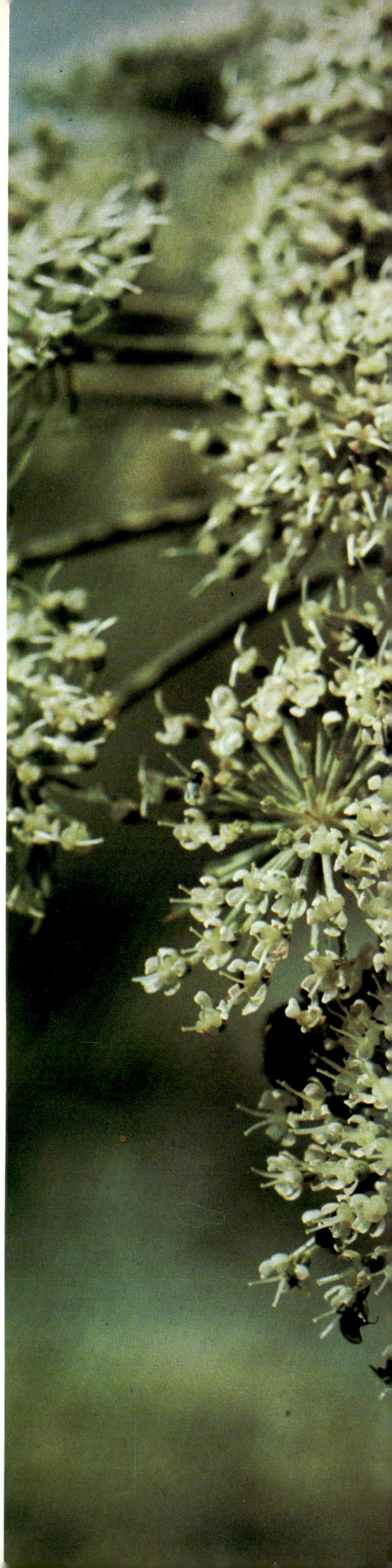

Die Engelwurz, auch Angelika genannt, ist geeignet bei Magen- und Leberschwäche, bei Gelbsucht, Stuhlverstopfung, Hämorrhoiden und Gefäßschwäche. Auch als Kreislaufmittel bekannt.

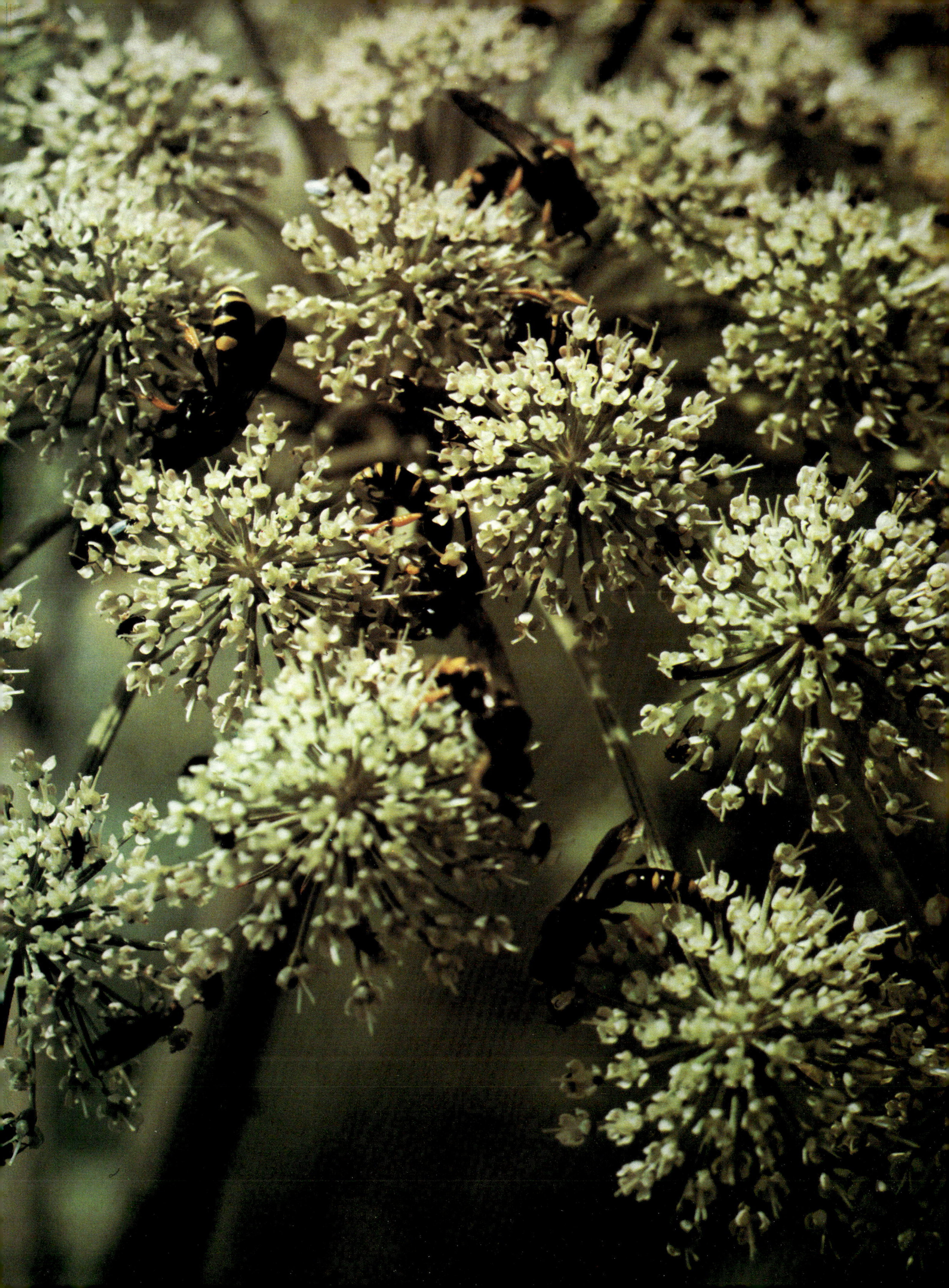

Viel verwirrender für einen Arzneimittelhersteller ist der sogenannte Placebo-Effekt: die scheinbar wundersame Heilung durch Arzneien, die nach wissenschaftlichen Maßstäben vollkommen wertlos sind. Das Wort Placebo kommt von dem lateinischen Verb placere (gefallen) und bezieht sich nach der klassischen Definition auf jede Medizin, die dem Patienten wohltut, einfach weil sie ihm gefällt. Bei unzähligen Gelegenheiten hat es sich gezeigt, daß ein Placebo, eine »Medizin« aus harmlosen und unwirksamen Bestandteilen, Angstgefühle und Spannungen lösen und Schmerzen stillen kann – sogar die heftigen Schmerzen nach einer schweren Operation. Mehr noch: Ein Placebo kann Erbrechen oder Durchfall sowohl zur Folge haben als auch heilen, es kann die Magensäure verringern und einen gewöhnlichen Schnupfen »kurieren«.

Bezeichnenderweise ist der Heilwert des Placebos am verbreitetsten unter ungebildeten und tief religiösen Menschen. Bedenkt man, daß in der längsten Zeit der Geschichte die Mehrheit der Menschen in diese Kategorien fiel, so ist es begreiflich, daß auch die unsinnigsten Arzneien oft den Patienten heilten, sofern er überhaupt heilbar war.

Fügt man diesen Schwierigkeiten bei der Abschätzung des wahren Wertes einer Droge den abgrundtiefen Stand der Wissenschaft hinzu, so ist leicht einzusehen, weshalb von den Hunderten alter Rezepte, die uns überliefert worden sind, nur eine kleine Zahl pharmakologisch wirksam war und aus eigener Kraft erkennbare Änderungen im Körper des Patienten hervorrief. Fast alle Präparate waren dazu bestimmt, Änderungen zu bewirken, die dem Arzt und dem Patienten sofort ins Auge stachen. Und aus dieser ohnehin kleinen Gruppe hatten nur ganz wenige eine sowohl spürbare als auch zweckmäßige Wirkung – in dem Sinn, daß die von ihnen verursachten Veränderungen dem Patienten wirklich halfen.

Die meisten aus dieser letzten Gruppe waren Drogen gegen Schmerzen und Unwohlsein. Die Ägypter benutzten den Saft des Mohnsamens – eine Rohform des Opiums –, um schreiende Kinder zu beruhigen. (Tinctura opii camphorata, ein Opiumpräparat, wird heute noch Kindern gegeben, die Koliken haben; Morphin, der aktive Bestandteil von Opium, ist das am weitesten verbreitete schmerzstillende Mittel geblieben.) Die Griechen fügten den Absud von Alraun hinzu; einer der Bestandteile des Alraun, das Alkaloid Scopolamin, diente noch bis in jüngste Zeit zur Linderung der Geburtswehen. Die Griechen haben auch entdeckt, daß der Aufguß der Herbstzeitlose Gichtschmerzen stillt (in reiner Form wird er heute noch für diese Zwecke angewendet) und daß der Extrakt der Weidenrinde das Fieber senkt (was man heute noch mit einem entfernten Abkömmling erreicht, dem Aspirin, dessen Wirkung nach wie vor von keinem anderen bekannten Stoff übertroffen wird). Die Araber steuerten verschiedene Formen des Quecksilbers als Mittel gegen Scabies – im Volksmund »Krätze« genannt – bei; erst in jüngster Zeit wurde es durch sichere Präparate ersetzt.

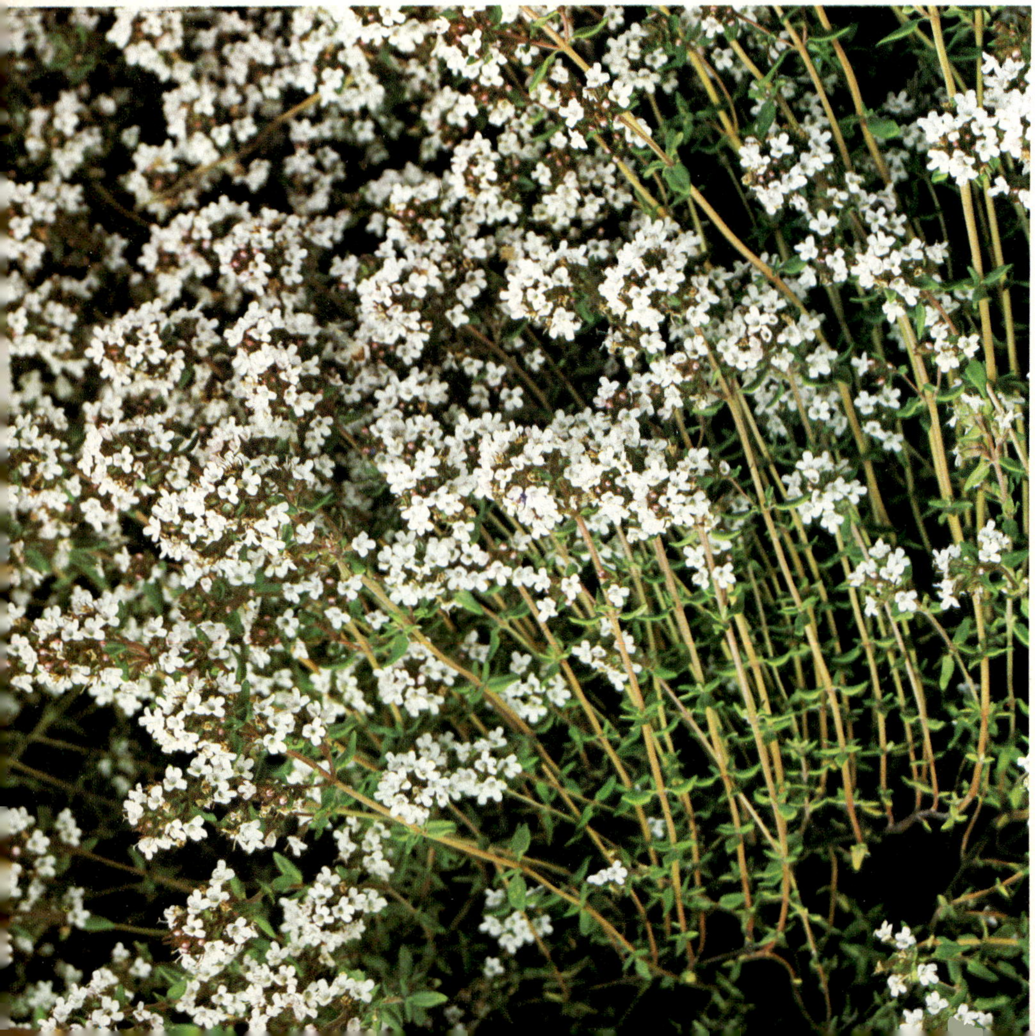

Der Blaue Eisenhut gehörte im Altertum zu den meistgebrauchten Mordgiften. In der Homöopathie werden die einjährigen Knollen der Pflanze bei fieberhaften Erkrankungen und Kopfschmerzen verwendet. ▷

Thymian war schon im alten Ägypten ein beliebtes Heilmittel. Es wirkt bakterientötend, krampflösend und desodorierend. Besonders die Franzosen schwören auf die Heilkraft des Thymians.

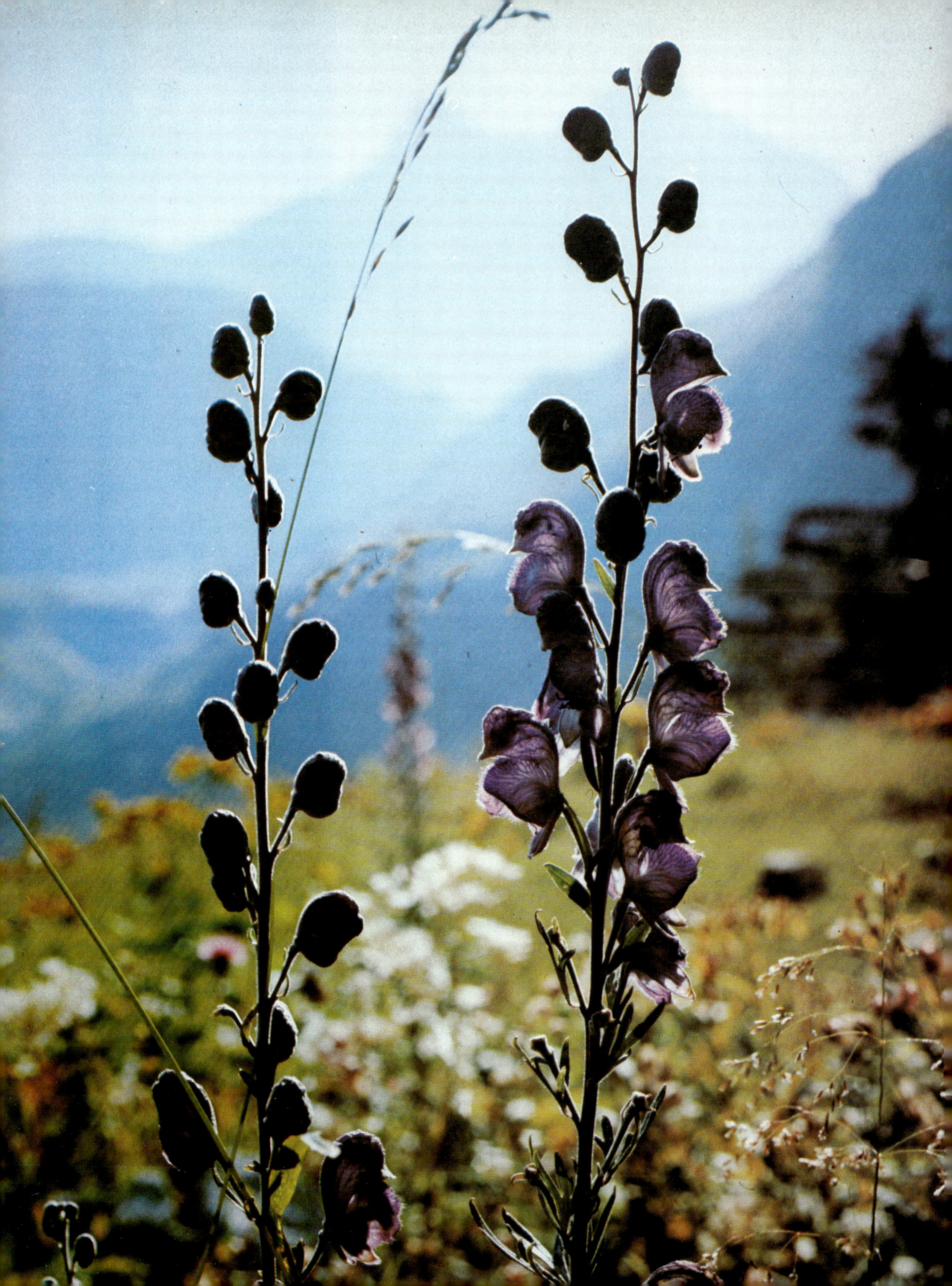

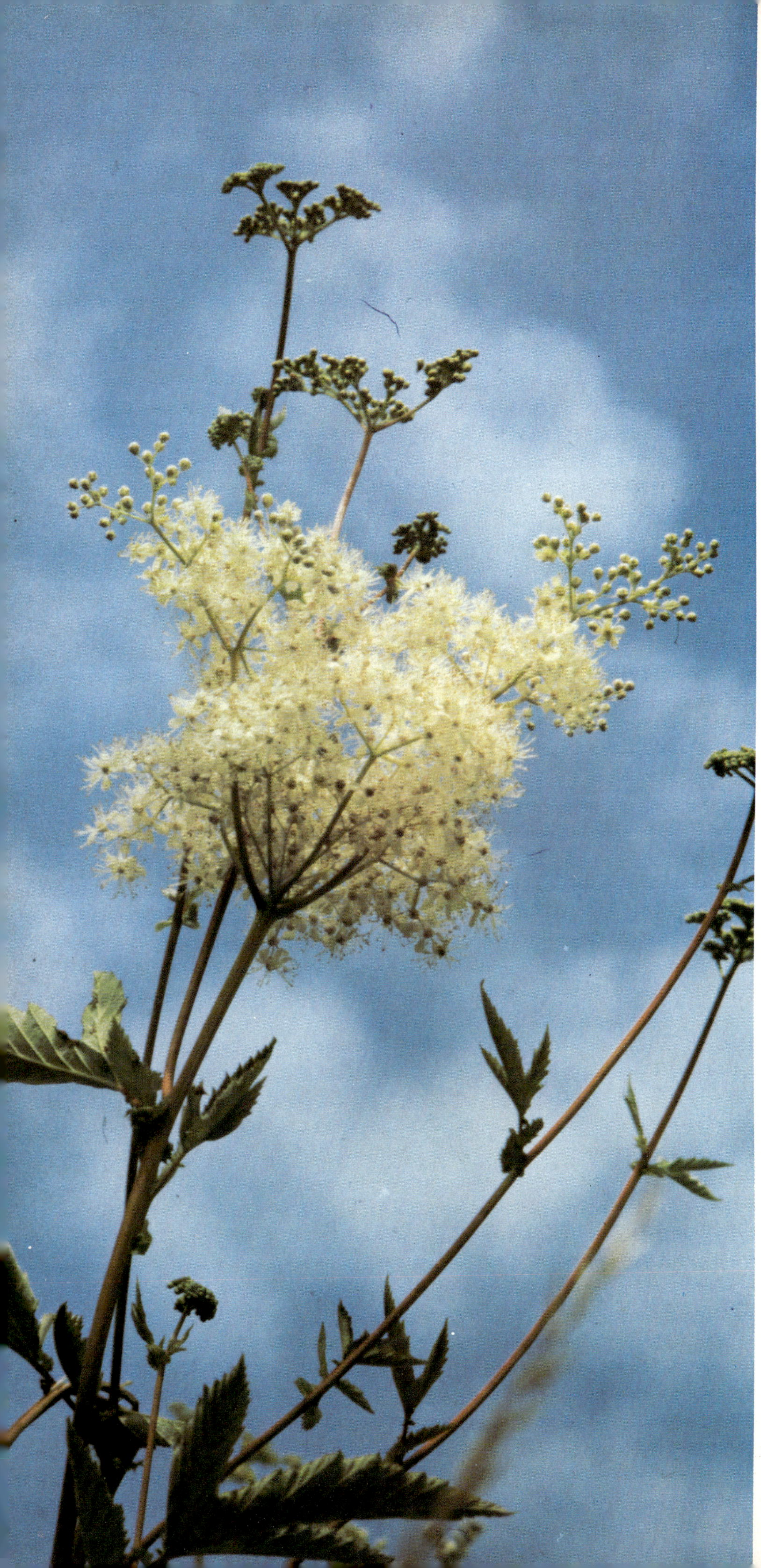

Zu den antiken Heilmitteln, die zwar eine starke, oft aber eine keineswegs heilsame Wirkung hatten, gehören die Abführ- und die Brechmittel. Die Ägypter zum Beispiel gebrauchten Rizinusölsamen, um die »Krankheit aus dem Bauch zu verjagen«; dies dürfte die erste Urkunde über eine Theorie sein, der noch heute viele Leute anhängen: daß nämlich im Falle einer Krankheit als erstes »die Gedärme durchzuputzen« seien. Die Ärzte wissen heute, daß Abführ- und Brechmittel selten zuträglich, bisweilen sogar schädlich sind. In den meisten Fällen müssen demnach diese deftigen Tränke – zusammen mit Dutzenden von rein magischen Rezepten – einfach als Placebos gedient haben, freilich als sehr wirkungsvolle.
Es waren denn auch die erkennbar wirkenden Arzneien, die in Papyri, Pergamenten und den ersten gedruckten Büchern bevorzugte Plätze einnahmen und die jahrtausendealten Trugschlüsse der vorwissenschaftlichen Pharmakologie festhielten. Damit ein Placebo zu seiner vollen Wirkung kam (und vor allem, damit der Arzt sein volles Honorar einstreichen konnte), mußte der Patient den Eindruck haben, daß etwas für ihn und mit ihm geschah. Abführ- und Brechmittel besaßen diese Qualitäten ganz offensichtlich in vollem Maße. Auch Dutzende von stark riechenden Arzneien gehörten dazu, die nicht nur tierische, sondern auch menschliche Exkremente enthielten.

Rosmarin beruhigt die Nerven und behebt bei vielen Patienten mit niedrigem Blutdruck die unangenehmen Beschwerden. Auch der Magen-Darm-Trakt wird kräftig angeregt. ▷

Die Spierstaude wirkt wegen ihres hohen Gehaltes an Salizylsäure fäulniswidrig, gärungswidrig, temperaturherabsetzend, harn-, schweiß- und galletreibend sowie schmerzlindernd.

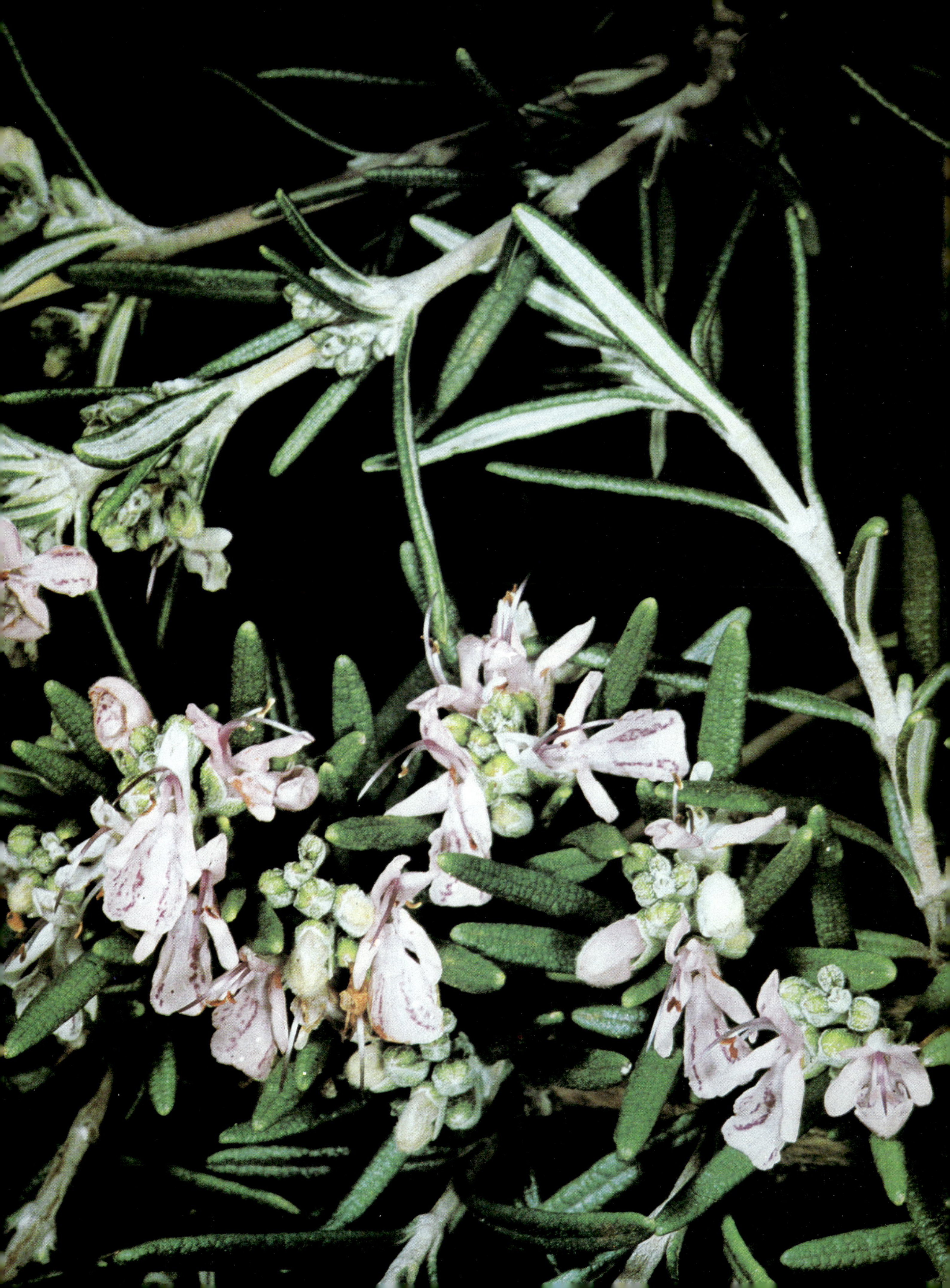

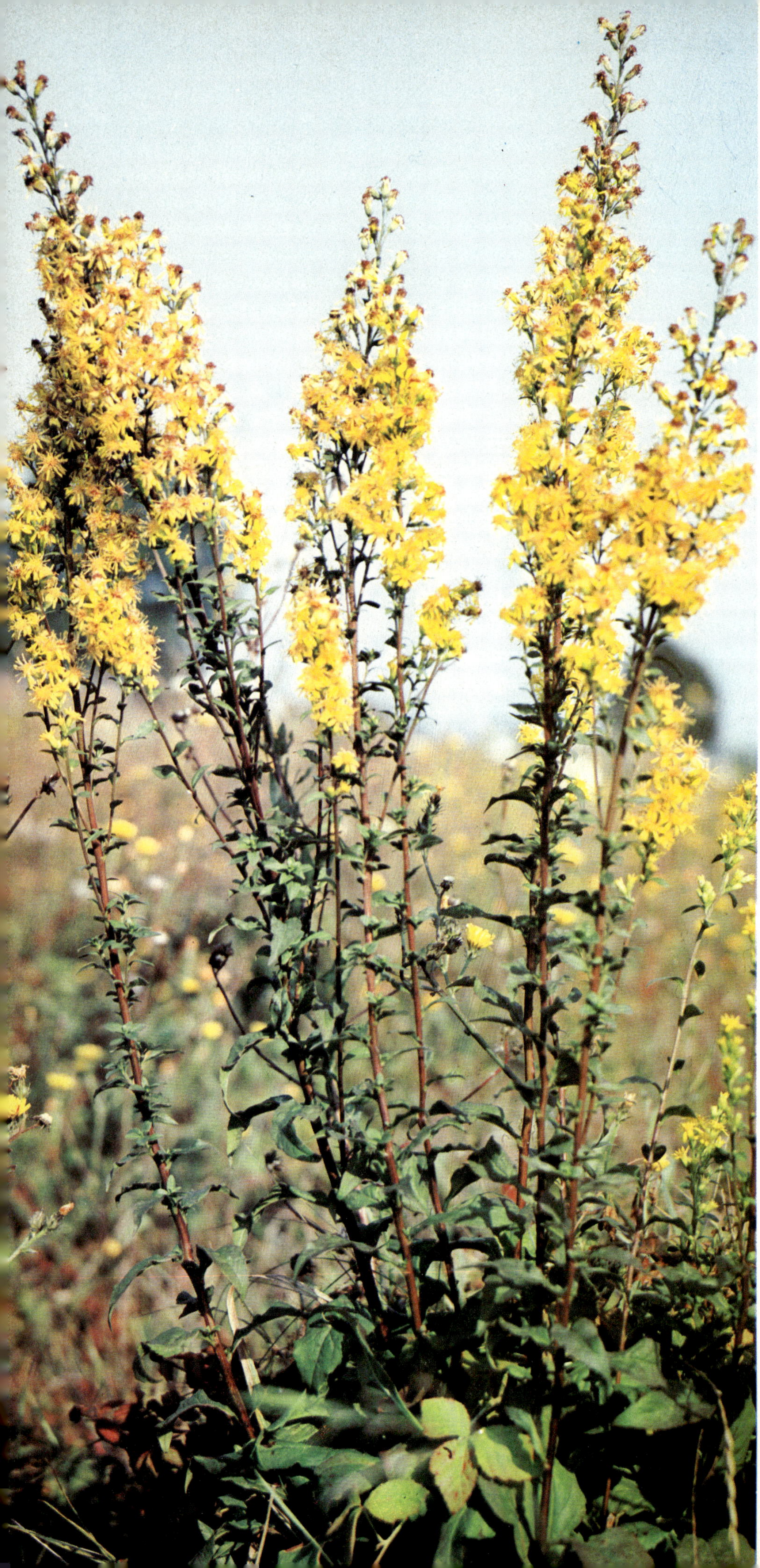

Die Goldrute vermehrt die Wasserausscheidung des Körpers. Hat sich bei Wassersucht, Harnvergiftung, Schrumpfniere, Nierenentzündung sowie bei Durchfällen gut bewährt.

Der Klatschmohn gilt als Ackerunkraut. Als Tee getrunken hat auch diese dem Schlafmohn verwandte Pflanze beruhigende Wirkung. Die Naturheilkunde hat allerdings inzwischen auf seine Anwendung verzichtet. ▷

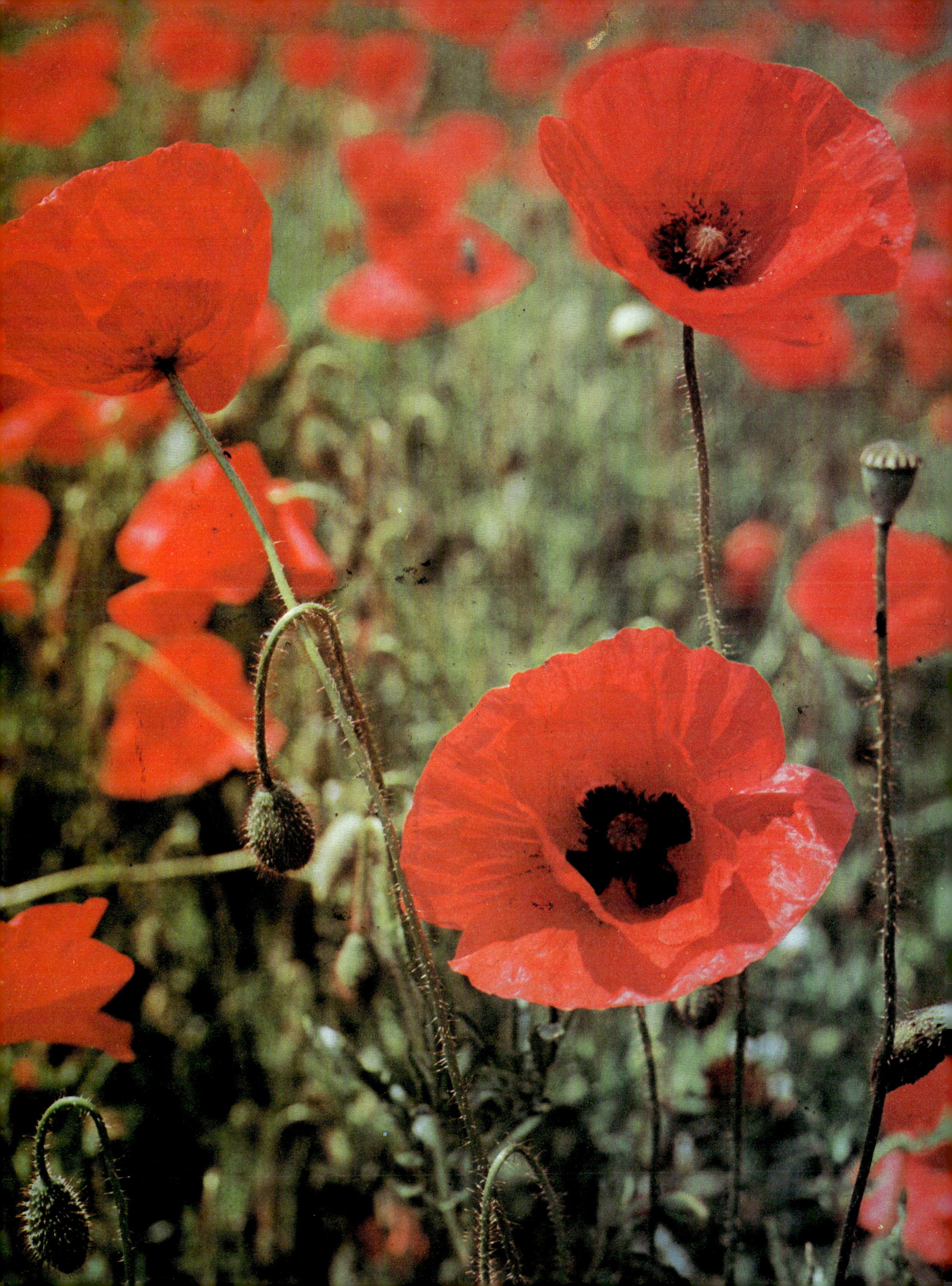

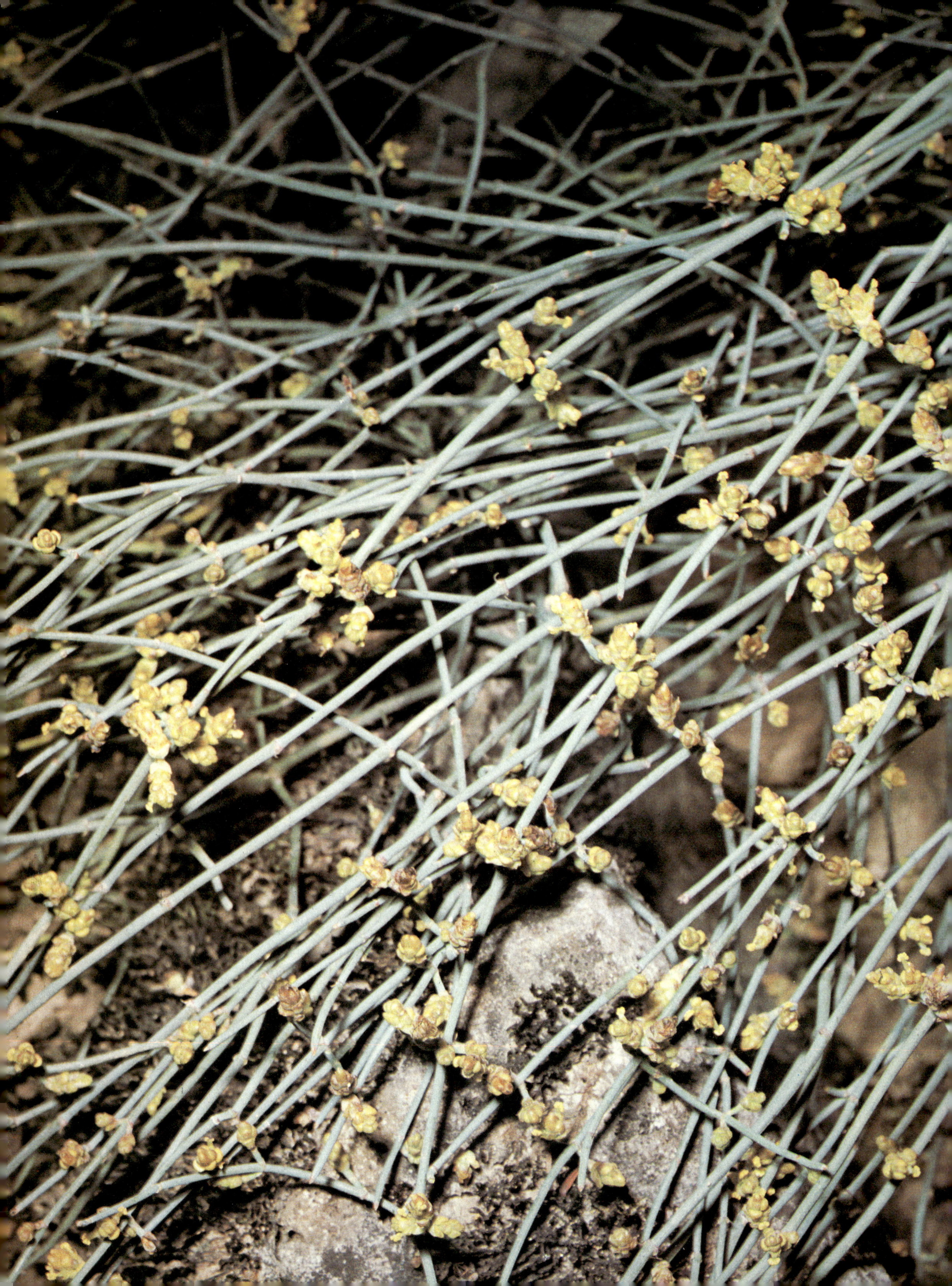

Ephedra (Meerträubelstrauch) enthält den Giftstoff Ephedrin, der vorwiegend bei Husten, Asthma und Heuschnupfen Verwendung findet. Das Medikament wird heute synthetisch hergestellt.

Eisenkraut regt die Funktionen der Haut und der Schleimhäute an. Besonders Hautausschläge reagieren auf wiederholte Anwendung von Eisenkraut, das sich auch bei Allergien nützlich zeigt. ▷

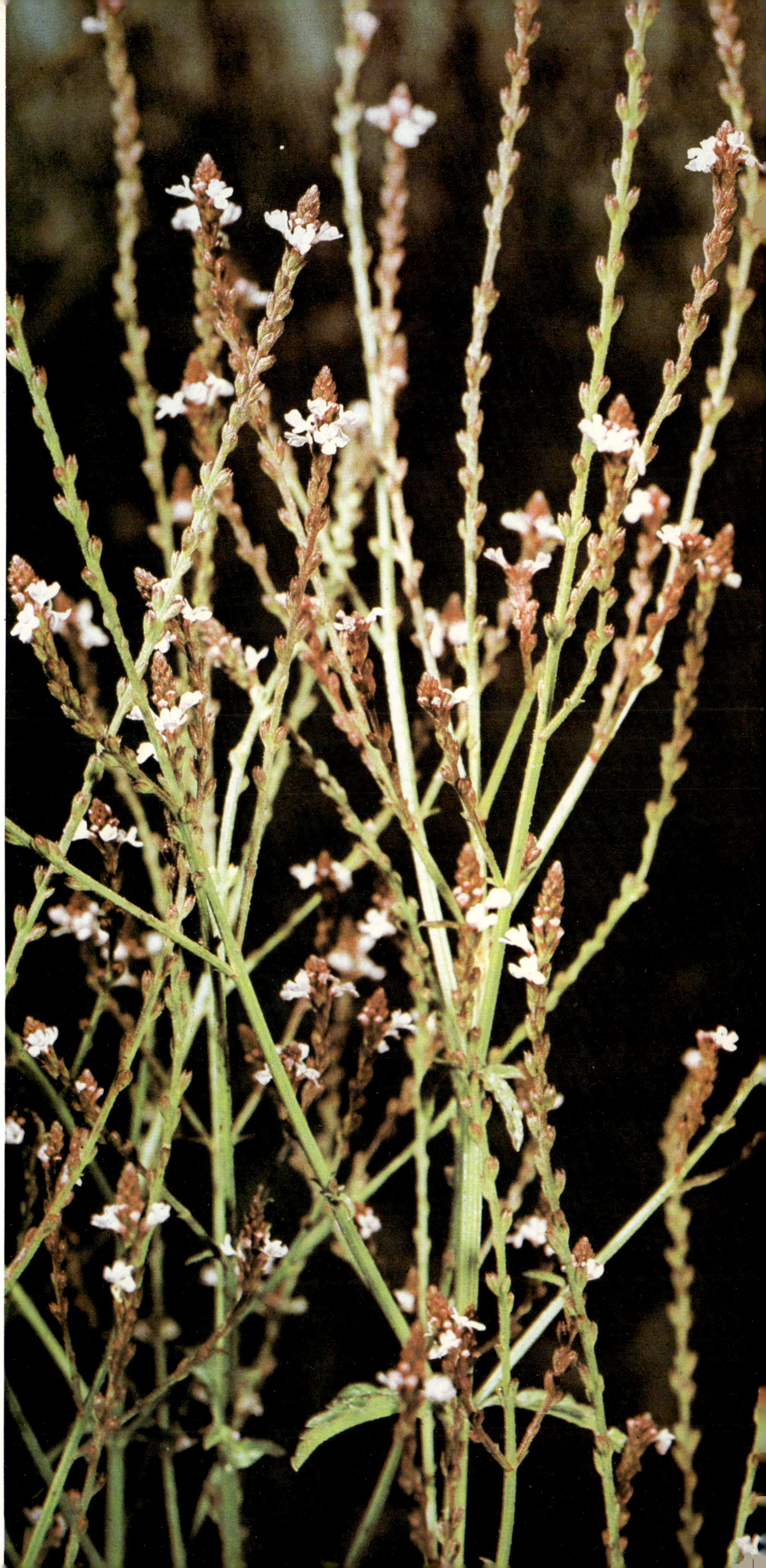

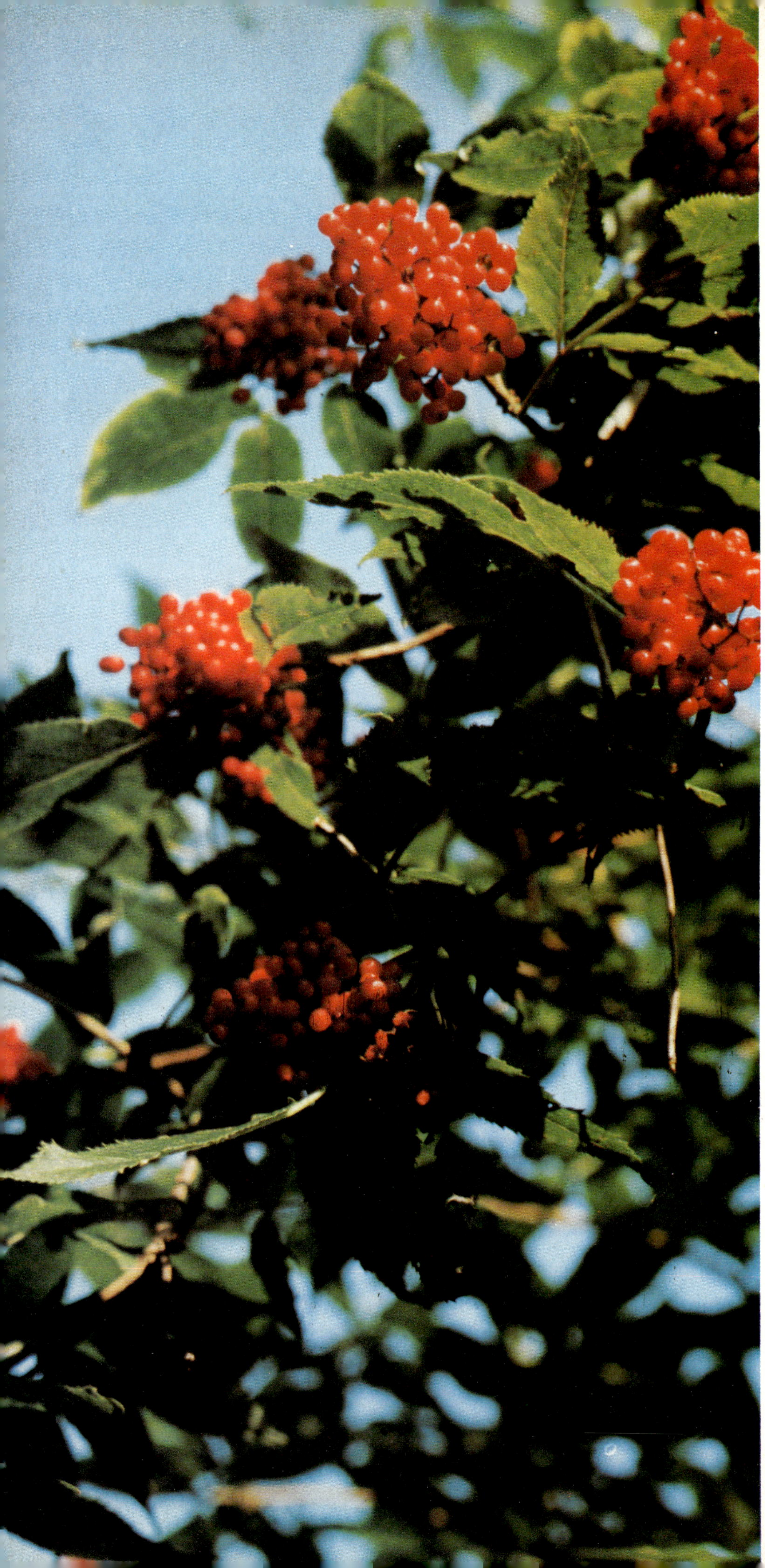

Roter Holunder ist ebenso wie der Schwarze Holunder schweißtreibend und als Abführmittel zu verwenden. Frisch gepreßter Beerensaft soll bei Neuralgien lindernd wirken.

Wiesensalbei wird bei übermäßiger Schweißbildung, bei Erkrankungen im Bereich der Atmungsorgane, der Verdauungswege und bei Zahnfleischbluten empfohlen. War früher als Gewürz sehr beliebt. ▷

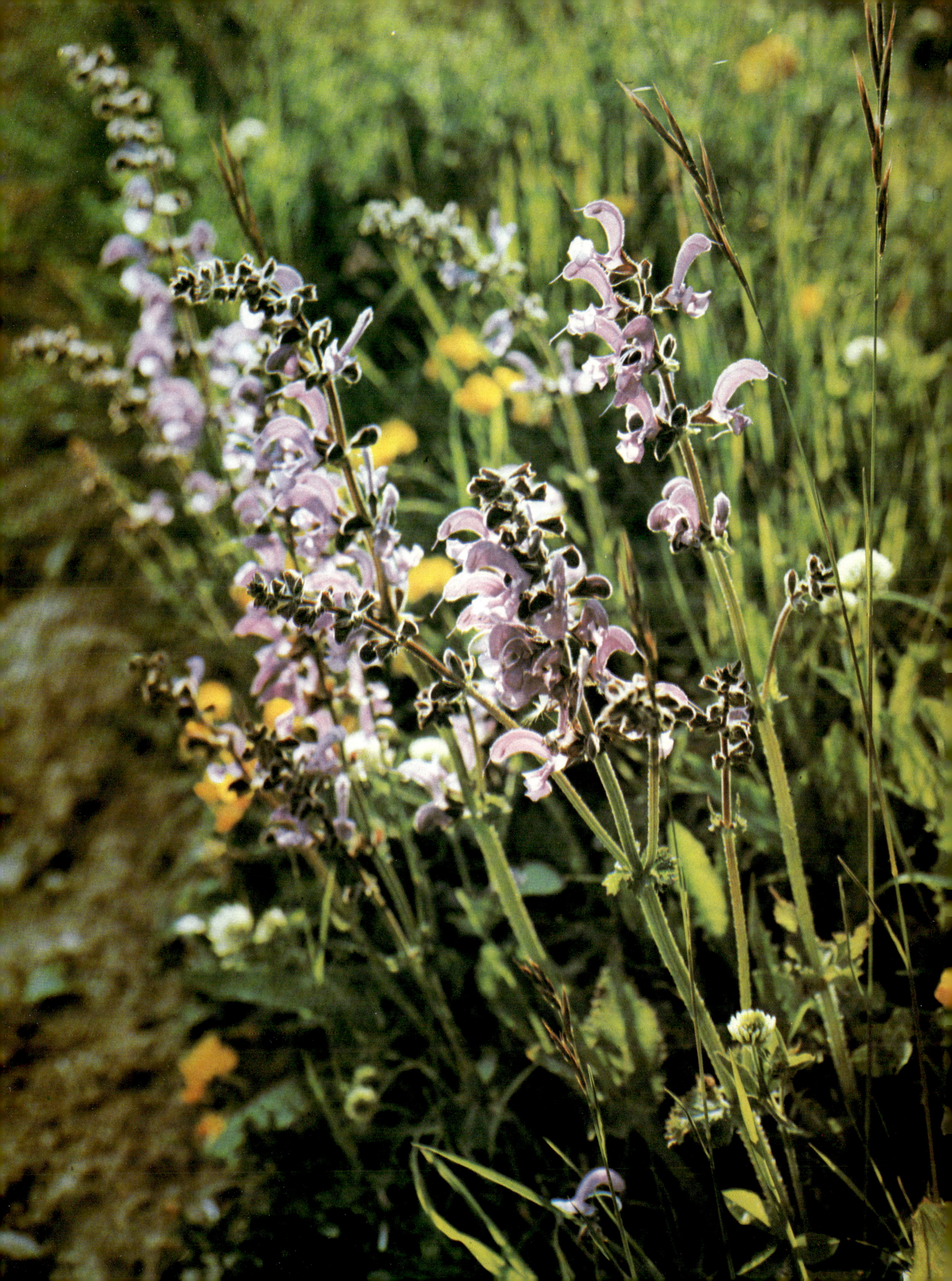

Heilmittel der ägyptischen Pyramidenbauer

Der Grieche Herodot hat etwa 450 v. Chr. einen Bericht verfaßt, der unter dem Titel »Euterpe – Über die Geschichte Ägyptens« der Nachwelt erhalten blieb. Ernüchtert und etwas erstaunt stellt man bei der Lektüre fest, daß der »Vater der Geschichtswissenschaft« es für wichtig gehalten hat, sich von den damals zweitausend Jahre alten Zeichen der ägyptischen Pyramidenbauer nicht allein solche entziffern zu lassen, die von den Kriegs- und Friedenstaten der Herrscher zu berichten wußten. So steht im § 125 der »Euterpe«: »Da gibt es an der Pyramide eine Inschrift in ägyptischen Schriftcharakteren. Sie berichtet über die Menge der Rettiche, der Zwiebeln und des Knoblauchs, die von den am Bau beschäftigten Arbeitern verzehrt wurden. Ich erinnere mich auf das genaueste, daß der Dolmetscher, der die Inschrift las, zu mir sagte, daß der auf diese Weise ausgegebene Geldbetrag sich auf 1600 Silbertalente belief.« Nach unserer Währung müssen die Ägypter also rund 17 978 500 DM ausgegeben haben, um Millionen Zentner von den noch heute im Nilland hochgeschätzten Gemüsen zu kaufen und im Verlauf von zwanzig Baujahren an die 360 000 Arbeiter der Cheopspyramide zu verteilen.
Uns stellt sich die dringende Frage: Was mag diesen Pflanzen solche ungewöhnliche Ehre verschafft haben? Es mußten ganz besondere Vorzüge sein, Verdienste um das Grabmal des Gottkönigs selber, die mit solcher Auszeichnung gewürdigt wurden. Versuchen wir sie zu verstehen...
Es gab noch kein Eisen. Die Kupfervorkommen im Trockental Meghara des Sinaigebirges, die später zum Aufblühen einer neuen Kultur – der Kupfer- und Bronzezeit – führten, waren noch unbekannt. Aber schon regte sich in den Seelen der Ägypter die Sehnsucht nach Unsterblichkeit. Zu schön war das Leben, als daß der Mensch sich vorstellen wollte, es könne einmal damit zu Ende sein. Um den Körper eines Verstorbenen zu neuem, ewigen Genuß herzurichten, unterzogen Spezialisten den Leichnam einer chemischen Behandlung. Mumiya nannten die Perser die Erdharze, wie etwa Asphalt, mit deren Hilfe die Ägypter ihre Toten vor Verwesung schützten und in »Mumien« verwandelten. Kemet hieß Ägypten bei seinen eigenen Bewohnern. War es verwunderlich, daß die Griechen von solch großartigen Künsten überwältigt waren und ihnen den Namen Çhemie gaben?
Wessen Körper auf die geschilderte Weise unvergänglich geworden war, der brauchte auch eine ewige Wohnung für ihn. Je bedeutungsvoller und reicher ein Mensch zu Lebzeiten gewesen war, desto großartiger wurde sein Grabmal. So entstanden die Pyramiden zwischen dem Rande der Libyschen Wüste und dem Westufer des Nils – zuerst Bauten aus Ziegeln von Nilschlamm, dann solche aus

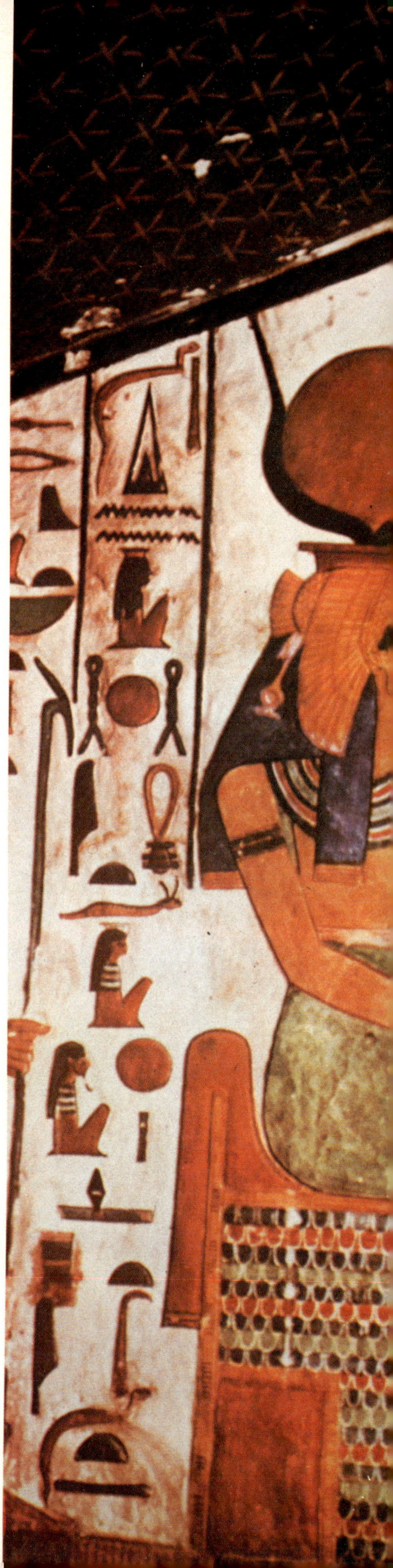

Ägyptische Wandmalerei; thronende Isis, Gaben empfangend

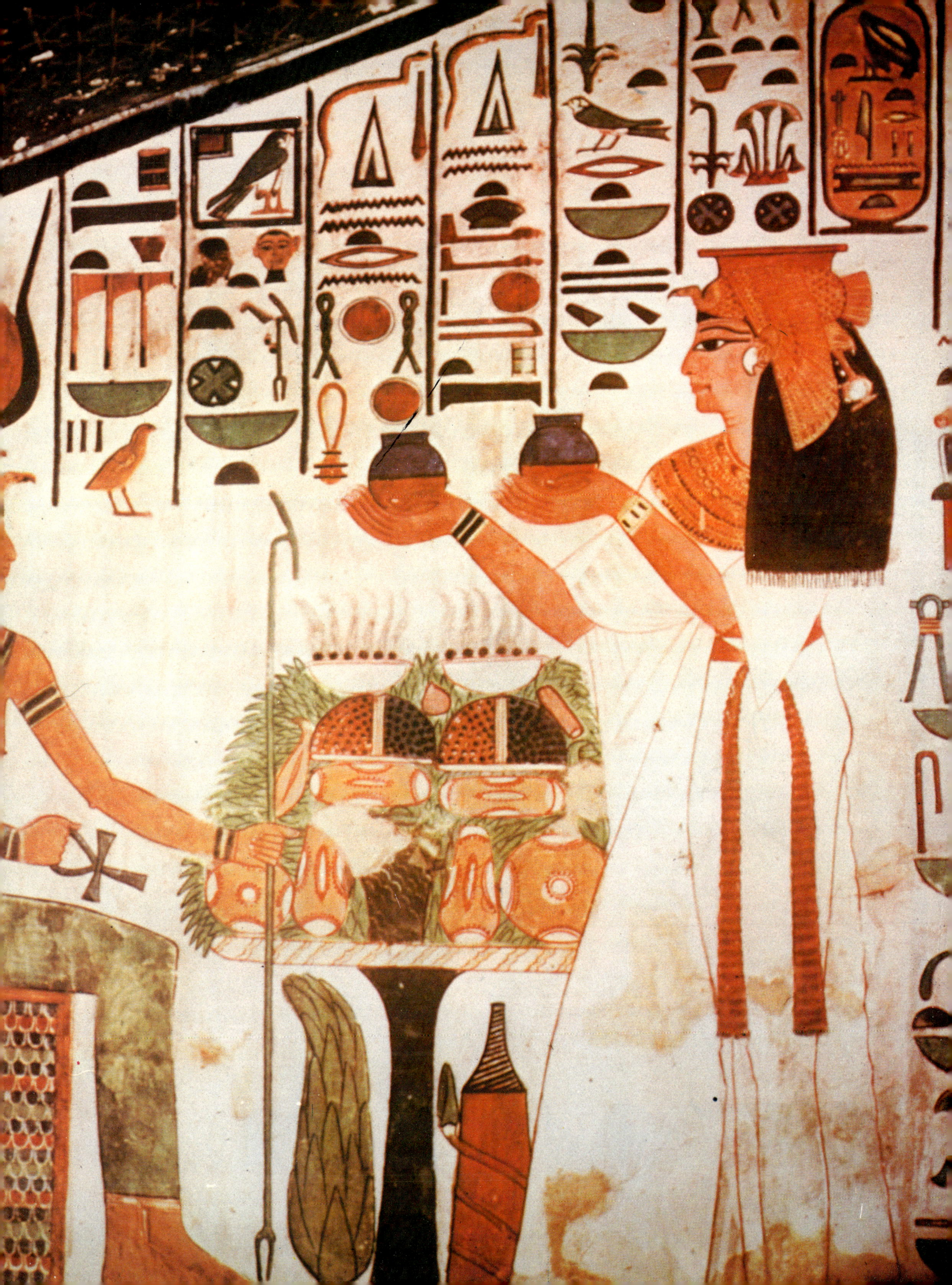

unvergänglichem Felsgestein. Heute, viereinhalbtausend Jahre später, stehen wir vor der Frage, wie es in einem Zeitalter, da alle Werkzeuge aus Stein waren, gelingen konnte, diese Felsmassen aus dem libyschen Gebirge zu meißeln, meilenweit zu befördern und schließlich aufeinander zu türmen. Denn selbst das Rad und mit ihm der Wagen waren noch nicht erfunden. Dennoch sind die schweren Felsblöcke völlig eben geschliffen und so genau aufeinandergelegt, daß es noch immer nicht möglich ist, auch nur eine Messerklinge in die mörtellosen Fugen zu schieben. Drei Jahre verwandten zweitausend Arbeiter darauf, einen einzigen Steinkoloß über die etwa 900 Kilometer lange Wegstrecke von Elephantine nach Sais zu schleppen. Beim Bau der Pyramide des Cheops bei Gizeh waren, wie wir sahen, 360000 Menschen zwanzig Jahre lang beschäftigt!

Mit dieser Feststellung kommen wir unserem Hauptproblem nahe: Wie war es möglich, diese Menschenmassen bei den damaligen Verkehrsverhältnissen zu ernähren, wie gelang es den Ärzten, ein solches Arbeiterheer gesund zu erhalten? Denken wir daran, daß die Bauten – angefangen mit der Stufenpyramide von Sakkara – zwischen 2700 und 2300 v. Chr. errichtet wurden, zu einer Zeit also, da man von Gesetzen und Erfordernissen der Hygiene nicht die geringste Vorstellung haben konnte!

Ein Klosett gab es nicht einmal im königlichen Palast. Wie mag es da in der Umgebung der Pyramidenplätze ausgesehen haben? Eine Schreckenszahl, die wiederum der griechische Geschichtsschreiber Herodot zweihundert Jahre später nennt, läßt uns den erschütternden, gefährlichen Zustand der Verhältnisse ahnen: Damals – um 600 v. Chr. – ließ König Necho II. einen Kanal graben, der, vom Nil abzweigend, eine Verbindung zum Roten Meer schaffen sollte. Das Unterfangen dieses Kanalbaues mutet gegen den Pyramidenbau bescheiden an. Er erfolgte überdies mit »modernen« technischen Einrichtungen, unter Zuhilfenahme von Eisenwerkzeugen und Wagen. Allein der Bau vom Nil zum Großen Bittersee kostete nach Herodot 120000 Menschen das Leben. Der größte Teil muß durch Seuchen dahingerafft worden sein. Rückschlüsse auf die mutmaßlichen Menschenverluste bei den Pyramidenbauten erhalten durch diese Angaben eine gewisse Grundlage. Eine andere bieten Erinnerungen an die Verluste durch Seuchen bei großen Menschenversammlungen der frühen Vergangenheit. In der Bibel werden sie einmal gelegentlich einer Belagerung Jerusalems durch die Assyrer mit 185000 angegeben. Typhus, Pest, Cholera gehörten gewissermaßen zur traurigen Alltagsordnung. Man möchte sich allen Ernstes fragen, wie es unter diesen Verhältnissen überhaupt möglich war, die Pyramiden zu schaffen. Und doch stehen sie da. Sie geben selber die Antwort auf unsere Fragen: Jene Hieroglyphenschrift bezüglich der Mengen von Rettich, Knoblauch und Zwiebeln, die zur Vorbeugung und Heilung an die Arbeiter verteilt wurden!

Dem Mediziner und ebenso dem Kulturhistoriker dürfte mancherlei einfallen, wenn er die Gemüsenamen hört. Er weiß, daß in den Volksmedizinen Rettichsaft von jeher ein willkommenes und vielgebrauchtes Heilmittel gegen Leber- und Gallenleiden war. In Japan spielt er eine uralte Rolle als Prophylaktikum gegen vielerlei bekannte und unerkannte Infektionsgefahren. Auf Grund solcher und an-

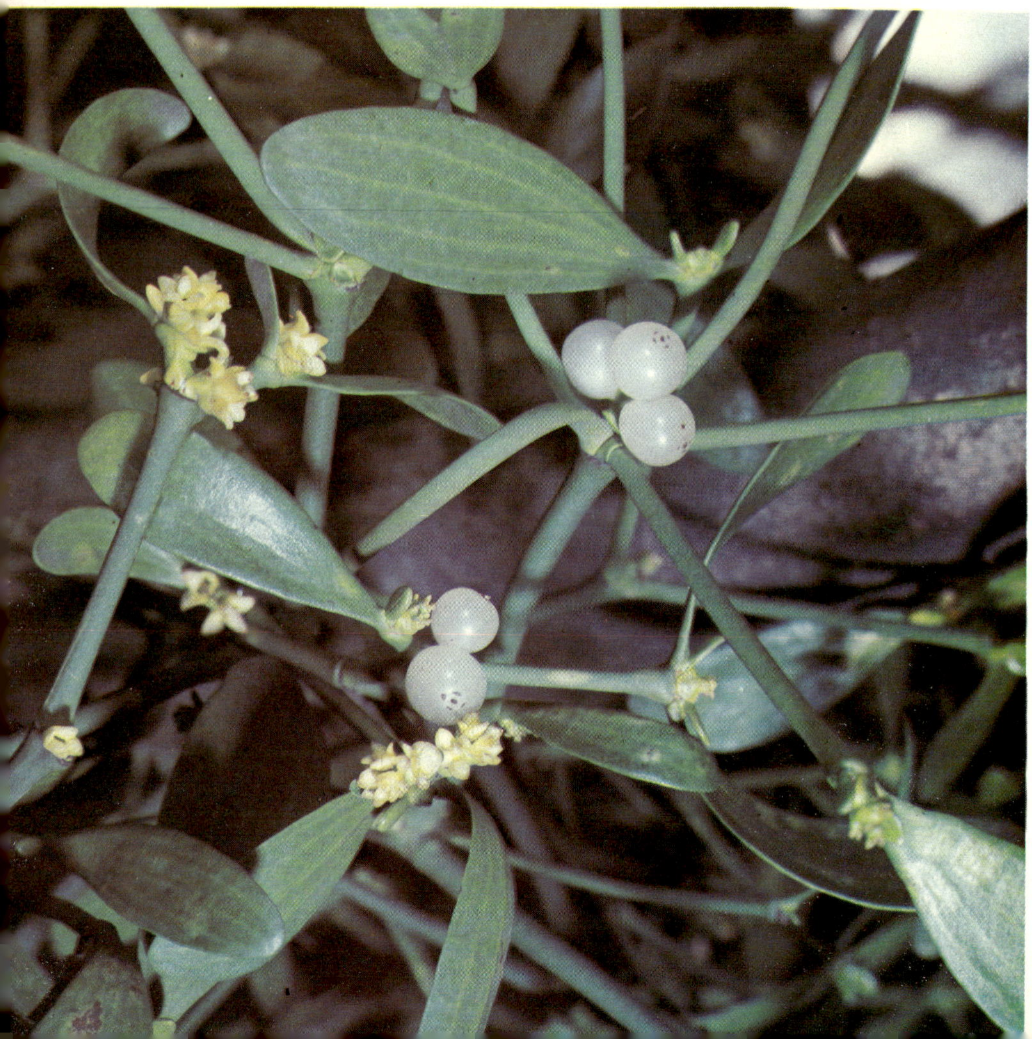

Die Mistel stand bei Kelten und Germanen als Zauberpflanze in hohen Ehren. Auch in Asien gilt sie als beliebte Heilpflanze. Wirkt gegen hohen Blutdruck und Arteriosklerose.

derer mannigfacher Beobachtungen isolierten amerikanische Forscher im Jahre 1947 aus Radieschensamen eine wasserlösliche Substanz, nannten sie *Raphanin* und zeigten, daß sie gegen grampositive und -negative Mikroben wirksam war. Überdies hinderte sie andere Pflanzensamen an der Keimung. Zwei Schweizer Autoren stellten ein Jahr später die gleiche Verbindung Raphanin aus Rettichsamen dar, fanden die korrekte chemische Formel und wiesen nach, daß der Stoff eine – wenn auch nur schwache – antibiotische Wirkung gegenüber Streptokokken, Staphylokokken, Kolibakterien und Pneumokokken besitzt. Desgleichen ließ sich nachweisen, daß auch der Rettichsaft selbst – also nicht nur der Samen – die gleichen Mikroben tötet. Weiterhin ist es gelungen, die wirksame Substanz mit Äther auszuschütteln und auf diese Weise wiederum eine antibiotisch wirksame Lösung zu gewinnen. Durch Eindämpfen konnte sie konzentriert werden. Ein Produkt von ähnlichen Effekten läßt sich aus der gewöhnlichen Küchenzwiebel und aus dem Knoblauch machen.

Durch all diese wissenschaftlichen Untersuchungen wird die biochemische Wirkung der genannten drei Gemüsearten bewiesen. Und nun werden die wenigen Zeilen aus der »Euterpe« des Herodot zu Hinweisen von medizingeschichtlicher Bedeutung. Hätte sie uns der griechische Geschichtsschreiber nicht hinterlassen, so müßten wir nach einer Erklärung suchen für die Fertigstellung der Pyramiden unter geradezu katastrophalen hygienischen und klimatischen Verhältnissen. Sie werfen Licht auf einen Vorgang, dessen wesentliche Einzelheiten den Kulturhistorikern jahrtausendelang verborgen bleiben mußten. Was man vielleicht dunkel ahnte, jedoch niemals laut zu sagen wagte, weil es wissenschaftlich nicht erwiesen war, das haben die Biochemiker und Bakteriologen während der letzten Jahre als Tatsache bestätigt. Ohne es zu wissen, haben sie mit ihren Forschungen der Archäologie unschätzbare Dienste erwiesen.

In den Jahren 1947 und 1948 untersuchten deutsche Wissenschaftler eine Anzahl Liliengewächse der Pflanzengattung Allium, zu der auch mehrere unserer Küchengemüse gehören. Im Knoblauch, in der Zwiebel und im Bärlauch entdeckten sie spezifische schwefel- und stickstoffhaltige Verbindungen, die ihr besonderes Interesse fanden. Sie benannten sie nach der Pflanzengattung: *Alliin.* Die Substanzen waren geruchlos und ohne biologische Aktivität. Wurde jedoch eine wäßrige Alliinlösung mit einer aus Knoblauch hergestellten Enzymlösung, die für sich allein gegen Bakterien völlig unwirksam war, vermischt, so traten alsbald stark antibakterielle Eigenschaften zutage. Sie richteten sich vornehmlich gegen Staphylokokken, Streptokokken, Escherichia typhosa und Bacterium dysenteriae.

Staphylokokken sind trauben- oder haufenförmig liegende Bakterien und rufen Furunkel, Knochenmarkentzündungen und Niereneiterungen hervor. Streptokokken erregen Scharlach, Sepsis, Mischinfektionen der Diphterie, Rotlauf, die meist tödlich verlaufende Entzündung der Herzinnenhaut und andere Krankheiten. Die übrigen genannten Bakterien verursachen Sepsis, Typhus und Ruhr. Die Entdeckung der Gelehrten war also von beachtlicher Bedeutung. Sie rief andere Forscher auf den Plan: Im Anschluß an schon 1944 begonnene Arbeiten isolierte man das *Allizin.* Es war nichts ande-

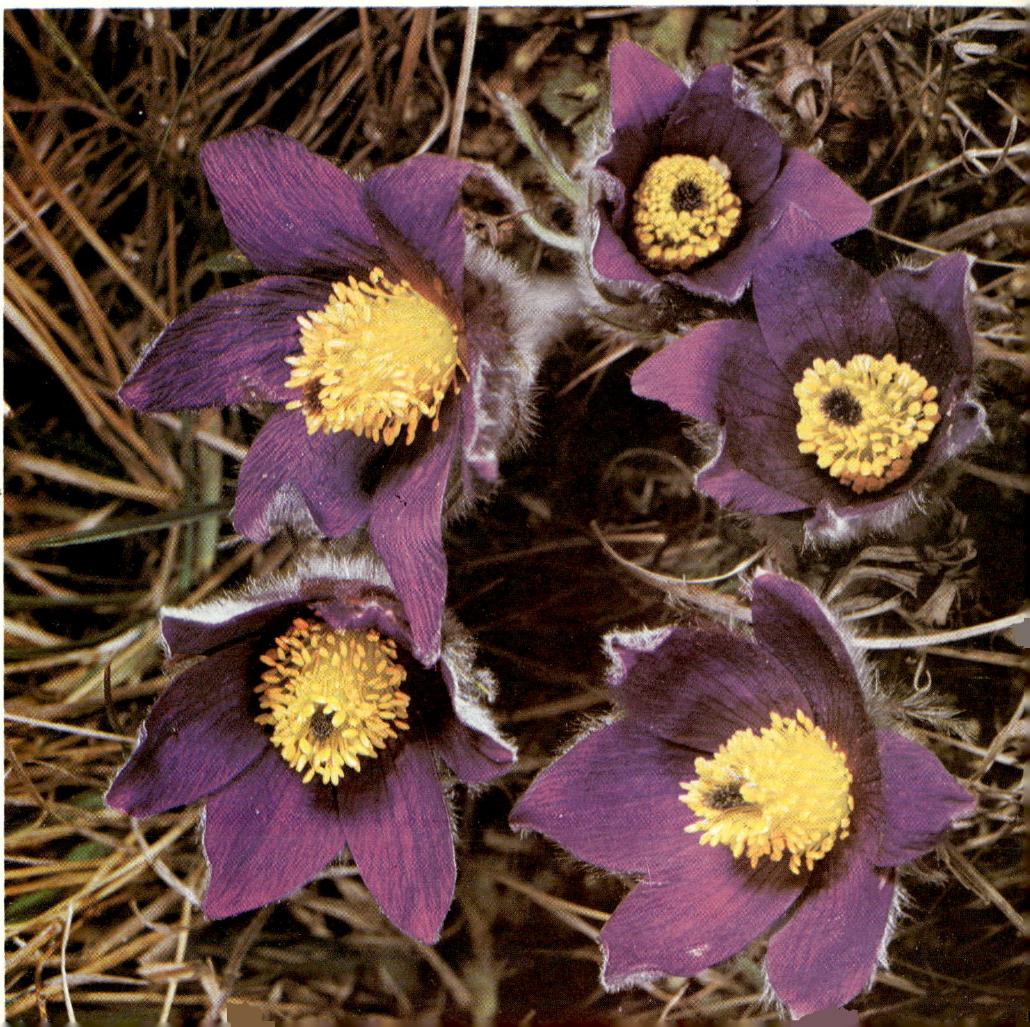

Die Küchenschelle wurde früher als schweiß- und harntreibendes Mittel gegen Gicht, Rheuma, Migräne, Asthma, Bronchitis, Keuchhusten und Hautkrankheiten verwendet. Giftig!

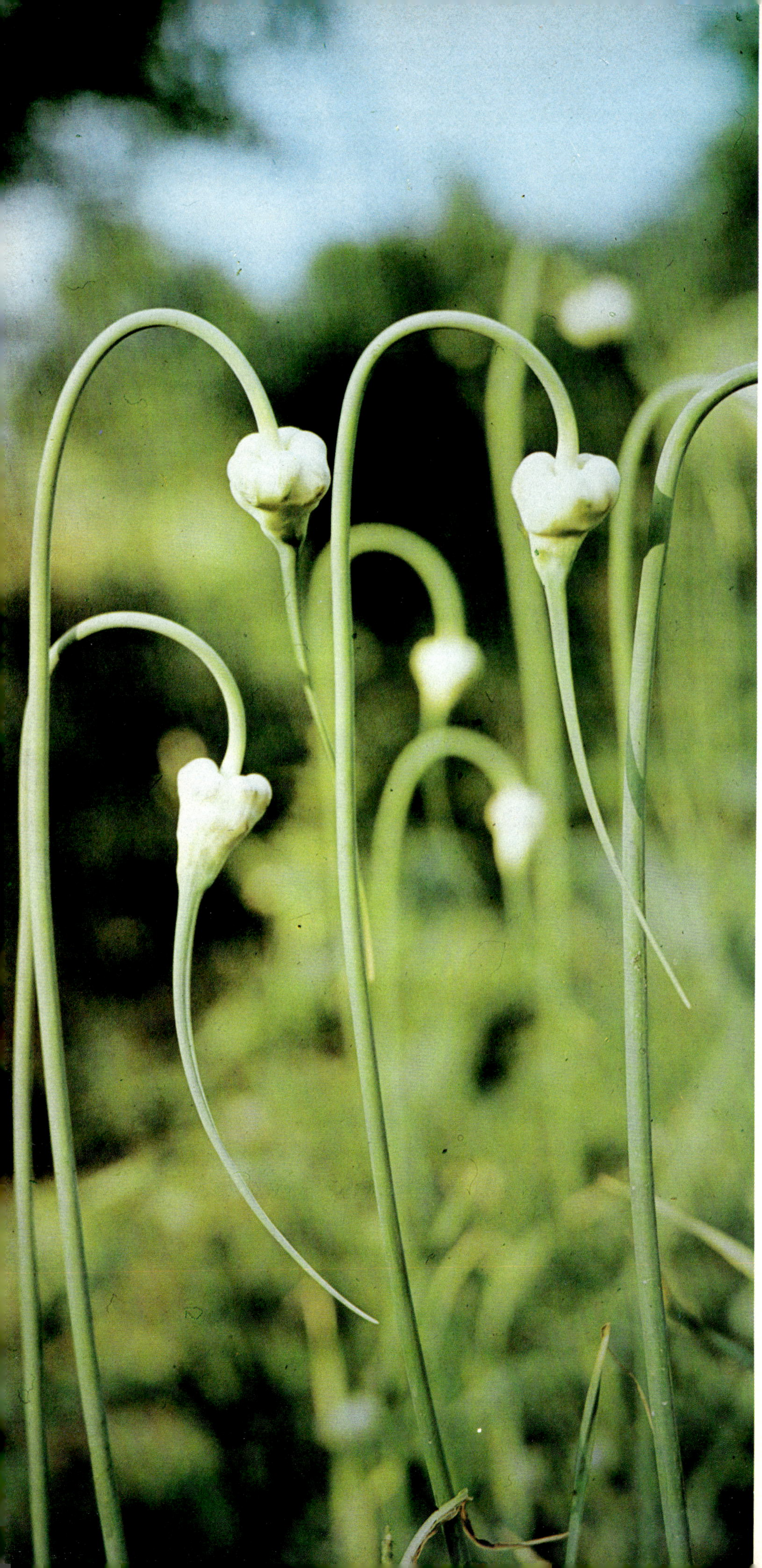

res als die antibiotisch aktive Substanz des Knoblauchöls. Bei der genauen Untersuchung zeigte sich, daß Allizin gegen eine große Anzahl von Mikroorganismen wirksam ist, so gegen Heubazillen, welche die eitrigen Entzündungen des Auges bewirken, gegen die Erreger von Fäulnis, Sepsis, Typhus und Paratyphus. Sogar gegen die Erreger der Tuberkulose und gewisse Hautpilze zeigte dieses Erzeugnis aus Alliumpflanzen beachtenswerte Aktivität. Auch gegen Cholera wurde es mit Erfolg angewandt. Zu jener Zeit war nur ein Antibiotikum bekannt: das Penicillin. Verglichen mit ihm war die Aktivität des Allizins recht beachtlich: Ein tausendstel Gramm hatte die gleiche Heilkraft wie 25 Einheiten der »Wunderdroge«. Eine bemerkenswerte Tatsache! Deutlicher als andere Argumente erklärt sie, was das oftmals geschmähte Gemüse dem Menschen bedeuten kann und was er seiner Kultur verdankt. So widerwärtig dem Europäer der Besuch eines orientalischen Gasthauses oder einer Wohnung wegen des ihm entgegenströmenden Zwiebel- und Knoblauchgeruches sein mag, für die Landesbewohner bedeutet der Genuß der Pflanzen die Erhaltung der Gesundheit.
Die in diesen Gemüsen enthaltenen antibiotischen Substanzen sind noch lange nicht alle entdeckt. In der jüngeren Vergangenheit sind weitere Stoffe, wie das Garlizin und das Allistatin, aus Zwiebelgewächsen entwickelt worden. Auch sie erwiesen sich als bakterientötend. Sie vernichteten ebenfalls Infektionskeime, an denen besonders der Orient reich ist und von denen also wiederum die Pyramidenbauer schwerstens gefährdet waren.

Knoblauch, in mitteleuropäischen Breiten häufig wegen seines intensiven Aromas geschmäht, hat zusammen mit Rettich und Zwiebel nicht unbeträchtlichen Anteil an der Entwicklung der Menschheit.

Wenn darum jemals eine Inschrift am rechten Platz stand, so war es die von Herodot erwähnte auf der Außenseite der Cheopspyramide. Unter mannigfaltigen praktischen Erfahrungen hatten die ägyptischen Priester-Ärzte die Wirkung jener Stoffe feststellen und nützen können, die Leben und Arbeitskraft ihrer Bauleute erhielten, deren Existenz und Eigenart zu beweisen der »echten« Wissenschaft jedoch erst 5000 Jahre später gelang. Was heute die Retorte, die Konstitutionsformel und der klinische Versuch zeigen, war damals ein unklares Wissen und dunkle Zauberkräfte. Gutgesinnte Götter schenkten sie den Menschen und lösten damit den Fluch feindlicher Götter und Dämonen.
Die Inschrift einer Schmuckplatte an der Außenseite der Pyramide, deren Decksteine längst gestohlen, in die Wüste verschleppt und vermutlich zu Kalk gebrannt wurden, gab Kunde von einem echten Mysterium. Dargeboten in der Heiligen Schrift der Priester, bewies der Text nüchtern und sachlich, was das Grabmal des Gottkönigs Cheops den Wunderpflanzen verdankt – und was sie gekostet haben. Sechzehnhundert Silbertalente! Eine gewaltige Summe in einer Zeit, zu der jeder Güterverkehr auf Tausch beruhte und Käufe gegen Geld zu den großen Seltenheiten gehörten. Beweist die Angabe einer Geldsumme womöglich, daß es sich um Asienimporte gehandelt hat? Menschen und Göttern zeigte sie jedenfalls, wie tief der Gott Cheops das Mysterium der vorbeugenden Heilung begriffen hatte und wie sehr er darum schon während seines Erdenlebens zu den Himmlischen zu zählen gewesen sei.

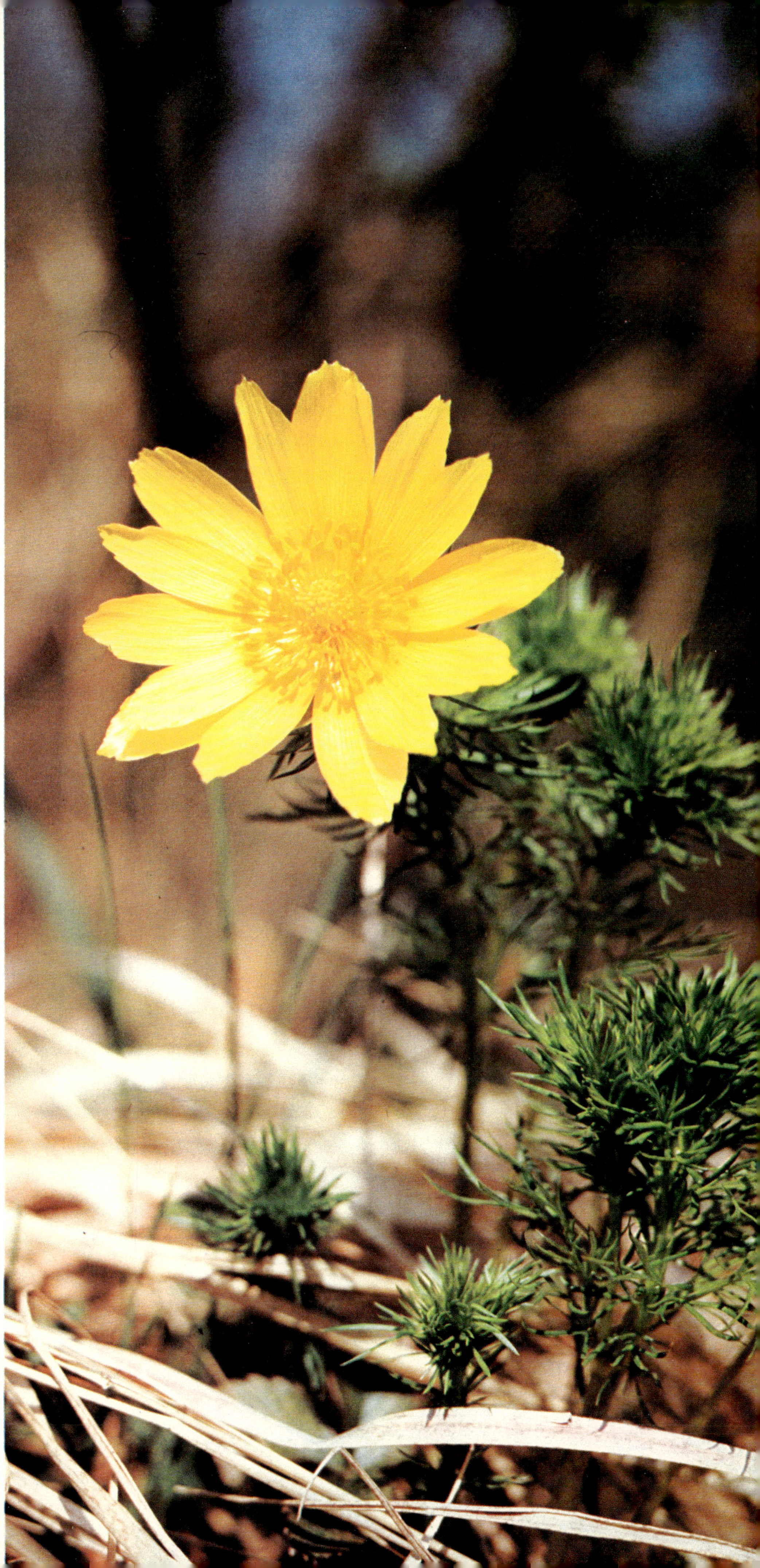

Das Adonisröschen kann trotz – oder wegen? – seiner hohen Giftigkeit kranke Herzen heilen. Adoniszubereitungen wirken ähnlich wie Roter Fingerhut, aber milder, kürzer und schneller.

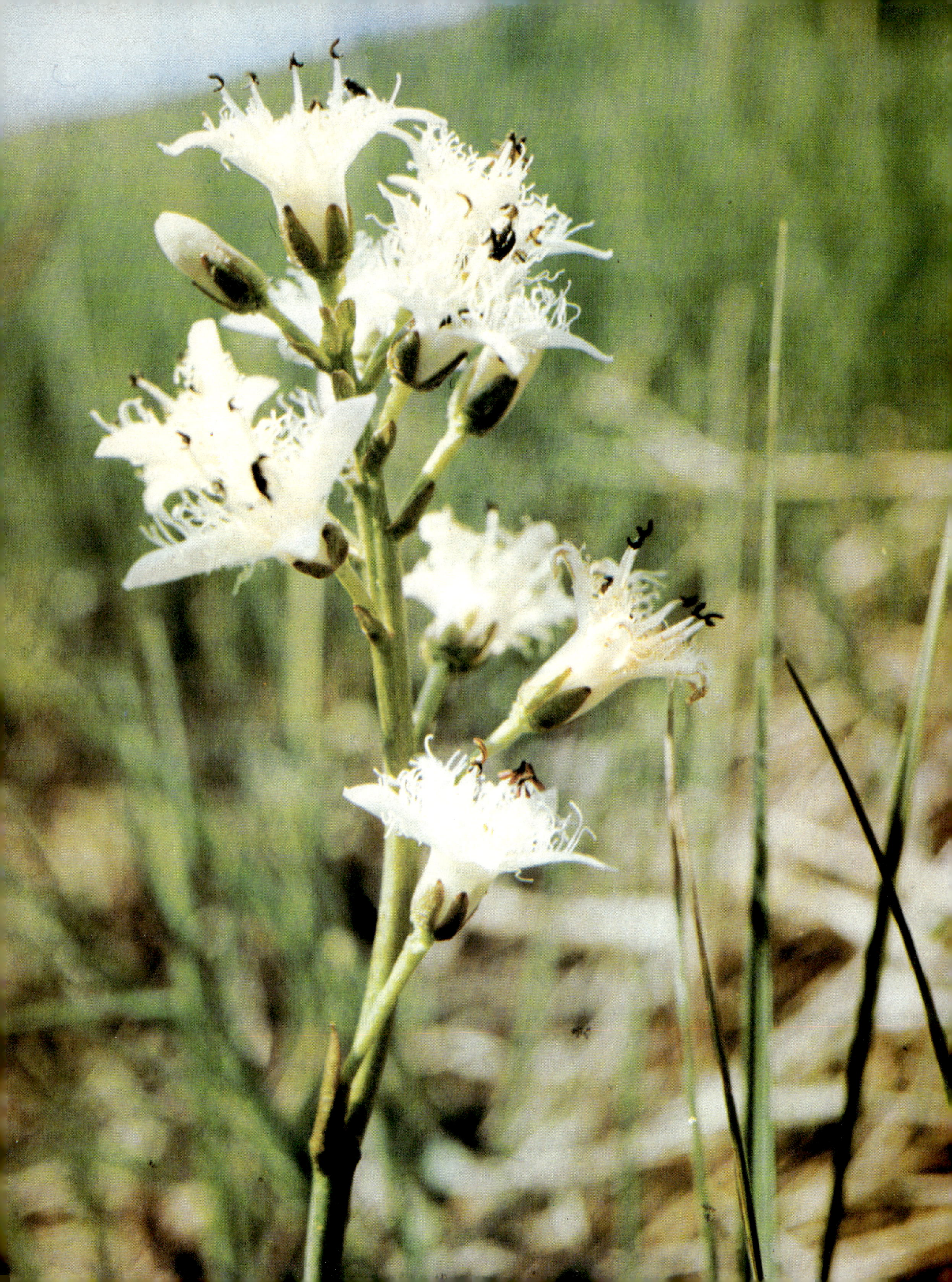

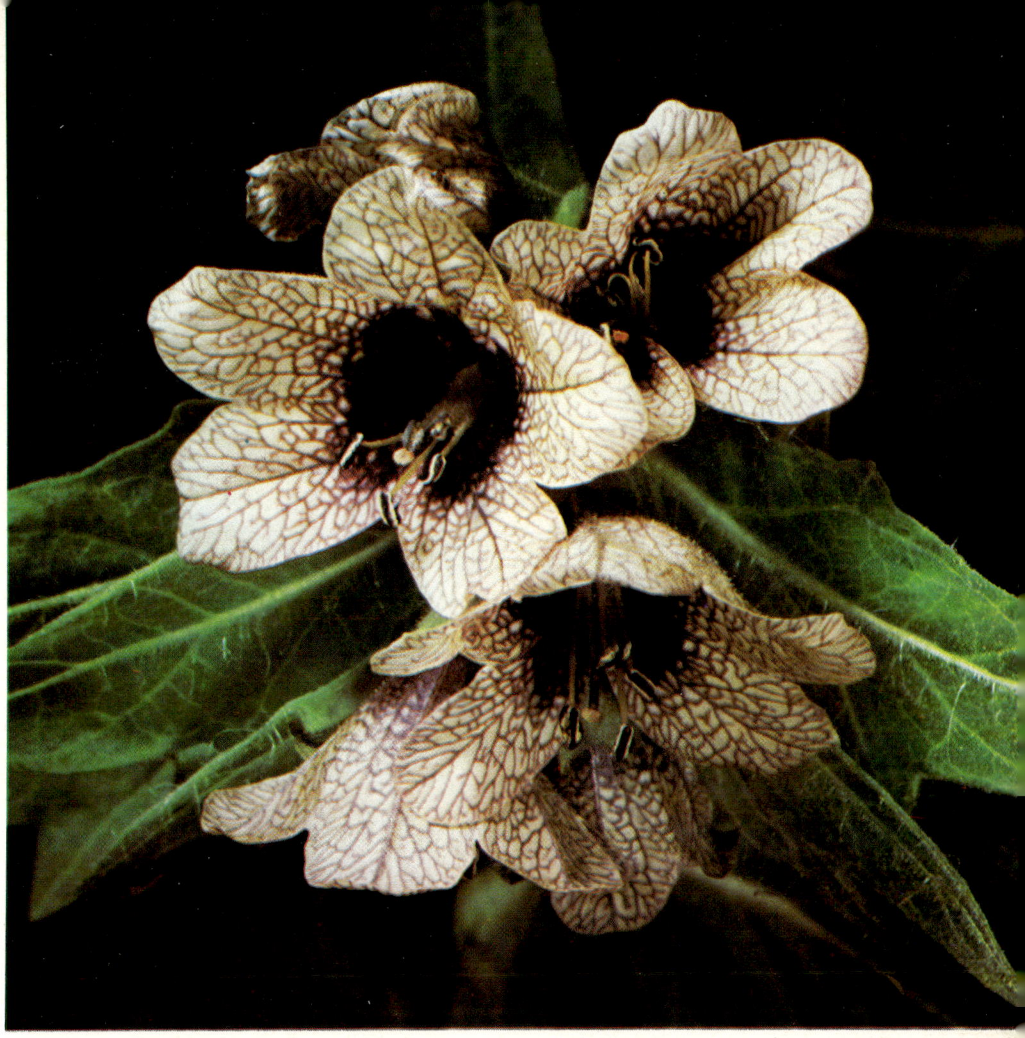

Bilsenkraut galt in der Heilkunde früherer Jahrhunderte als Betäubungsmittel bei chirurgischen Eingriffen. Wird heute noch in manchen Gegenden als Mundspülmittel gegen Zahnschmerzen verwandt.

Fieberklee, auch Bitterklee genannt, wirkt beruhigend auf die Nerven und vertreibt Völlegefühl, Magendruck und Blähungen. Seine Bitterstoffe hemmen nämlich das Wachstum der Gärungspilze.
◁

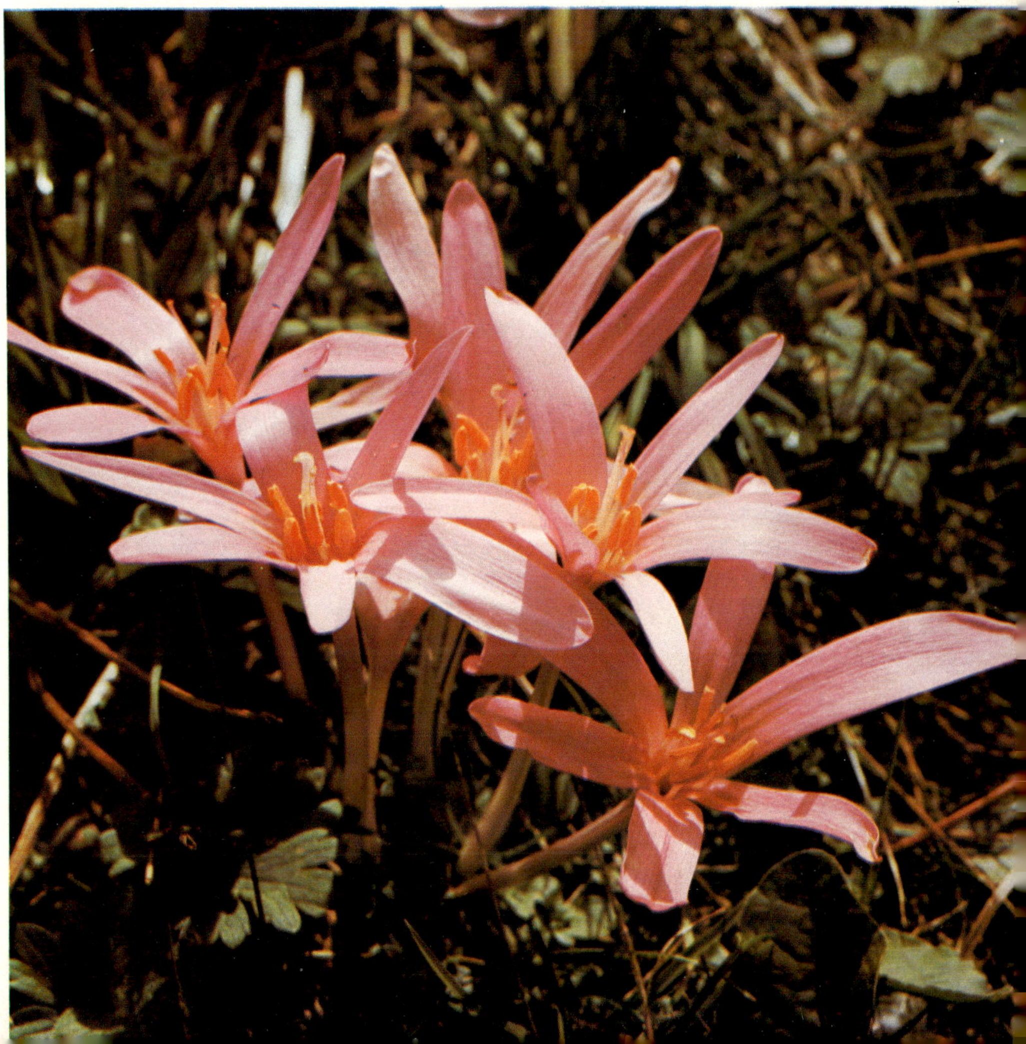

Die Herbstzeitlose heilt Gichtkranke. Ihr Wirkstoff ist ein ausgesprochenes Zellgift, vergleichbar mit Arsen. Die Dosierung muß vom Arzt unbedingt überwacht werden.

Die malachitgrüne Wimpernschminke

Wie früh auch die Morgendämmerung einer Hochkultur eingetreten sein mag – die Krankheiten sind früher dagewesen. Eine der schlimmsten ist die ägyptische Augenkrankheit, das Trachom. Es hat in den meisten Fällen Erblindung zur Folge. Erblindung bedeutet in dieser frühen Zeit das Schlimmste, was einen Menschen überhaupt treffen kann.
Die Krankheit ist sehr ansteckend. Das heiße Klima und die Fliegen sorgen für Verschlimmerung und Ausbreitung. Zuerst entzünden sich die Bindehäute – ein harmlos erscheinender Katarrh. Dann bildet sich Eiter.
Als Apopi, die Gattin Imhoteps, an einem Morgen des Monats Choiakh erwachte, waren ihre Augen gerötet. Ihr Gatte fing einen großen Skarabäuskäfer, schnitt ihm Kopf und Flügel ab, sott ihn in Öl und verteilte ihn auf die geschlossenen Lider der Kranken.
»O Schauagat' eemagat'e, Sohn des 'Erukat'e! Kauaruschagat'e! Komm, Heilmittel, komm! Vertreibe den Dämon aus meinem Auge, aus meinen Gliedern; stark an Zauber, komm, Heilmittel...« Was die fremden Worte bedeuteten, wußte Apopi nicht. Imhotep hatte den Spruch mitgebracht. Er stammte aus einer Sprache, von der die einen meinten, sie sei Hebräisch, während andere sie für Syrisch oder Phönikisch hielten.
Die Entzündung verschlimmerte sich. Ein eitriger Belag befiel die Augen der Frau. Sie versuchte es mit einer neuen Beschwörung. Es war der Krokodilzauberspruch, der ja wohl helfen mußte, weil in ihm von einem Auge die Rede war:

Ich bin der Erwählte von vielen, der,
der aus dem Lichtkreis hervortritt und
dessen Namen niemand nennt.
Sprich meinen Namen über den Strom,
und die Wasser werden versiegen.
Sprich meinen Namen über das Land,
und er wird das Feuer wecken.
Ich bin Schow, das Bild des Re,
der in seinem Auge sitzt...

Die Hilfe blieb aus. Dann fiel Apopi das göttliche Wesen mit den siebenundsiebzig Augen ein. Sie betete:

Komm zu mir,
Du Bild der Ewigkeiten –
Komm Du, Chnum, Sohn des Einzigen.
Gestern Erzeuger, heute Geborener,
dessen Namen ich kenne, komm...

»Kennst du seinen Namen wirklich?« wollte der Mann wissen. Sie versuchte, unter Tränen zu lächeln. Natürlich kannte sie den Namen nicht! Aber woher sollte der Gott das wissen? Er würde sie rufen hören und ihr glauben, daß er ihr gehorchen müsse. Denn wer eines Gottes Namen wußte, der hatte die Macht, die in diesem Namen wohnte.
Das göttliche Wesen mit den siebenundsiebzig Augen gehorchte dennoch nicht. Auf den Bindehäuten beider Augen Apopis zeigten sich am Abend winzige Körner, ähnlich dem Laich von Fröschen. Imhotep brach einen Dajanzweig, zerquetschte ihn und legte den Brei der Kranken auf den Kopf. Das Mittel brachte einige Linderung.
»Sant' ekapupeuay' eyment' erakaka ra...« betete der Mann. Am nächsten Morgen waren auch die Lider von körnigem Belag befallen. In Reihen ordneten sich kleine Säckchen auf den Bindehäuten. Die Schleimhäute röteten sich und wurden stumpf. Besorgt beobachtete Imhotep die Verschlimmerung. Er wußte: Krankheit war eine Veränderung von Blut und Lebensgeist. Krankheit war eine Art Fäulnis. Fäulnis jedoch kam nicht aus sich selbst, sondern...
»Es sind die Würmer, die in deine Augen eingedrungen sind!« folgerte er. »Sie sind so klein, daß niemand sie sehen kann, und so fein verteilt wie ein Krümchen Purpur, das in drei Krügen Wasser aufgelöst ist.«
Die Wirkung dieser Würmer zeigte sich bald: Die Körnchen auf der Bindehaut brachen auf. Eiter begann zu fließen. Er blieb an den Augenrändern haften und verkrustete dort zu einer harten Masse. Apopi vermochte ihre Wimpern nicht mehr zu heben. Dunkelheit legte sich über ihre Augen.
Danach griffen die Würmer die Hornhaut an und legten einen Gewebeschleier darüber. Imhotep wußte: Wenn sie bis an die Pupillen vordrangen, wäre die unheilbare Erblindung da.
Er ging zur Göttin Hathor. Hathor war die Herrin des Malachitlandes, in dem Augenkrankheiten selten waren, und Hathor war das Auge des Sonnengottes Re. »Schau dich um im Lande des Malachits«, war der Spruch ihrer Priesterin. Imhotep wußte nichts damit anzufangen.

Malachit

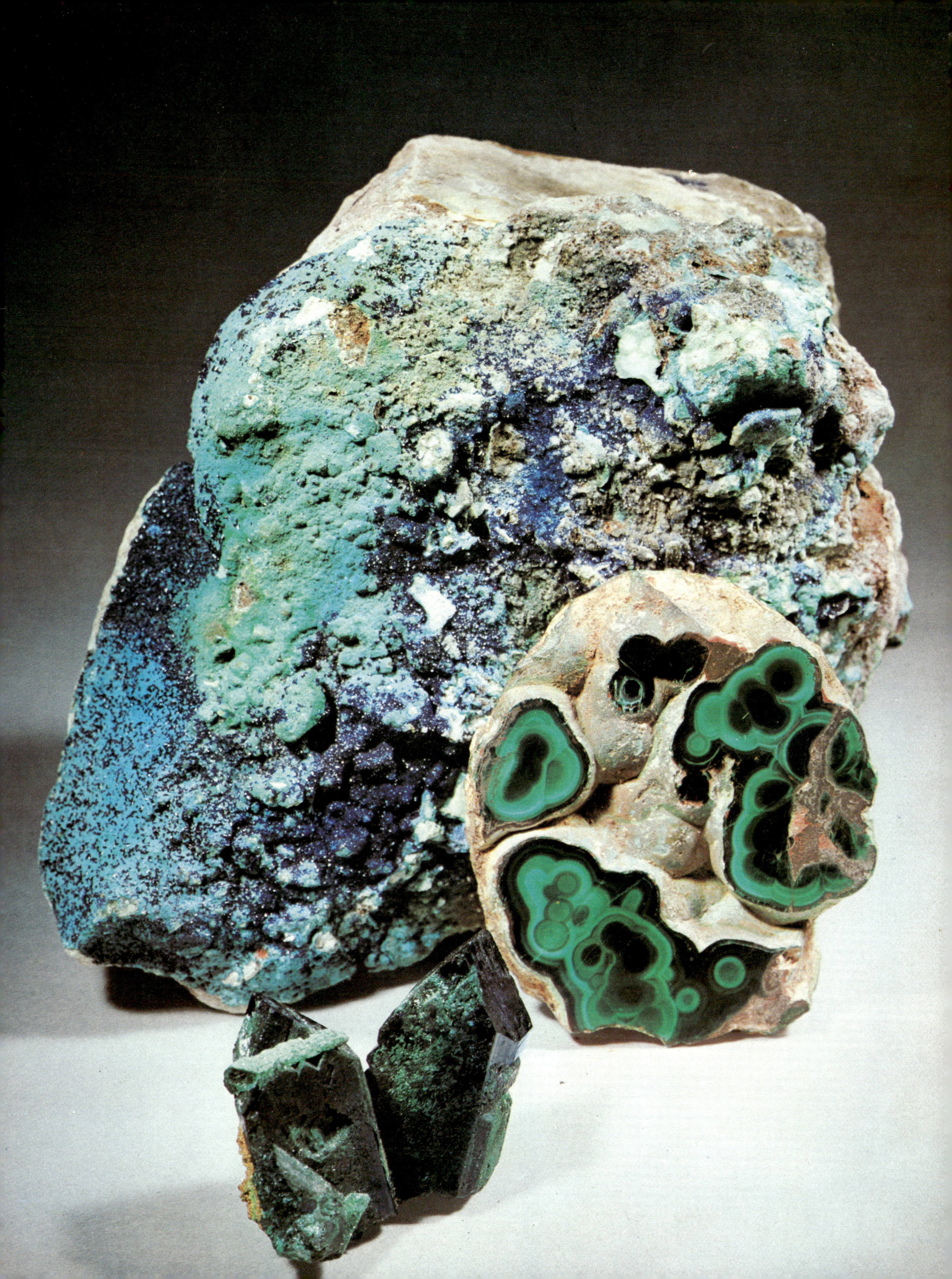

Dann fiel ihm ein Rezept ein, das er aus Kisch mitgebracht hatte: »Nimm Fliegendreck, der an der Wand sitzt, und lege ihn auf dein Gebrest – so wird es heilen. Schmerzt dich eine Geschwulst, so lege den Kot von Erwachsenen oder von Kindern darauf – und sie wird zergehen. Peinigt dich ein Geschwür, dann bereite ein Pflaster; nimm dazu den Kot von Eseln, Antilopen, Hunden, Schweinen oder Rindern und lege es auf bei abnehmendem Monde. Warte drei Tage, so wird das Geschwür sich öffnen, und alle Krankheitsstoffe werden heraustreten.«
Neben Apopis Bett lag eine Schminkpalette aus grünem Schiefer – ein kostbares Stück, mit schönen Figuren von Zaubertieren ziseliert. Beduinen vom Wadi Meghara des Sinaigebirges hatten die Platte aus dem Bergwerk des Ka mitgebracht, und Imhotep hatte sie von Künstlerhand bearbeiten lassen. Er nahm sie als Unterlage und rieb einen Brei aus den vorgeschriebenen Zutaten an. Vorsorglich fügte er den Kot einer heiligen Katze hinzu, den ihm die Priesterin der katzenköpfigen Göttin Bastet aus der benachbarten Stadt Bubastis am Nil gegen eine angemessene Opfergabe überlassen hatte. Er galt als ganz besonders heilkräftig.
Der Mann rieb heftig, sorgsam und lange. Als Werkzeug diente ihm ein flacher Stein. Je länger er rieb, desto mehr grüne Farbe übertrug sich aus der Palette und löste sich in der Arznei, so daß sie schließlich wie der Schiefer malachitfarben aussah.
Er trug den Brei auf Apopis kranke Augen auf und ließ den Umschlag vier Tage lang wirken. Als am Morgen des fünften Tages das deckenlose Zimmer vom Licht der aufgehenden Sonne erhellt wurde, nahm er ihn ab.

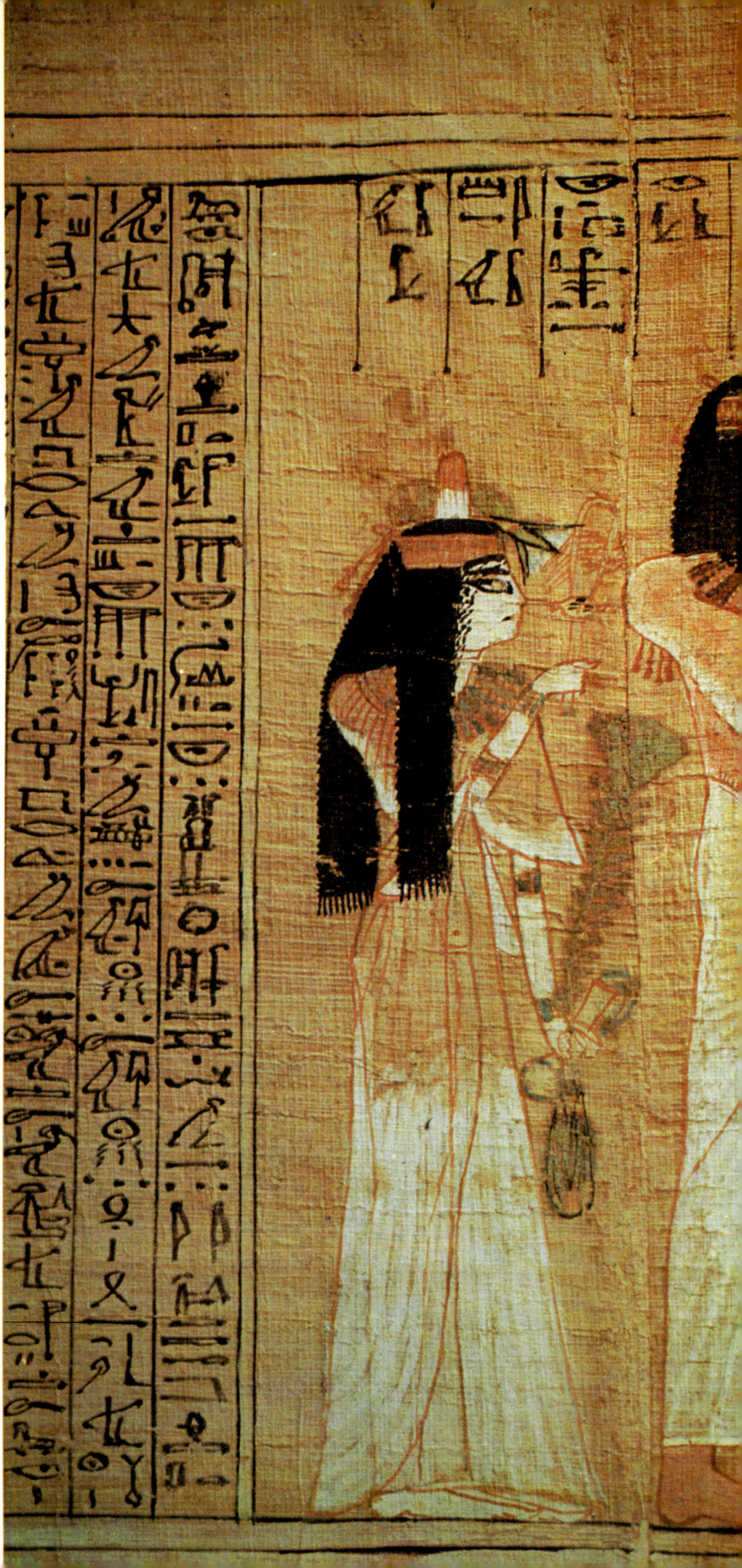

Ausschnitt aus dem Papyros des Ani-Totenbuchs von Theben, 1250 v. Chr., Britisches Museum, London

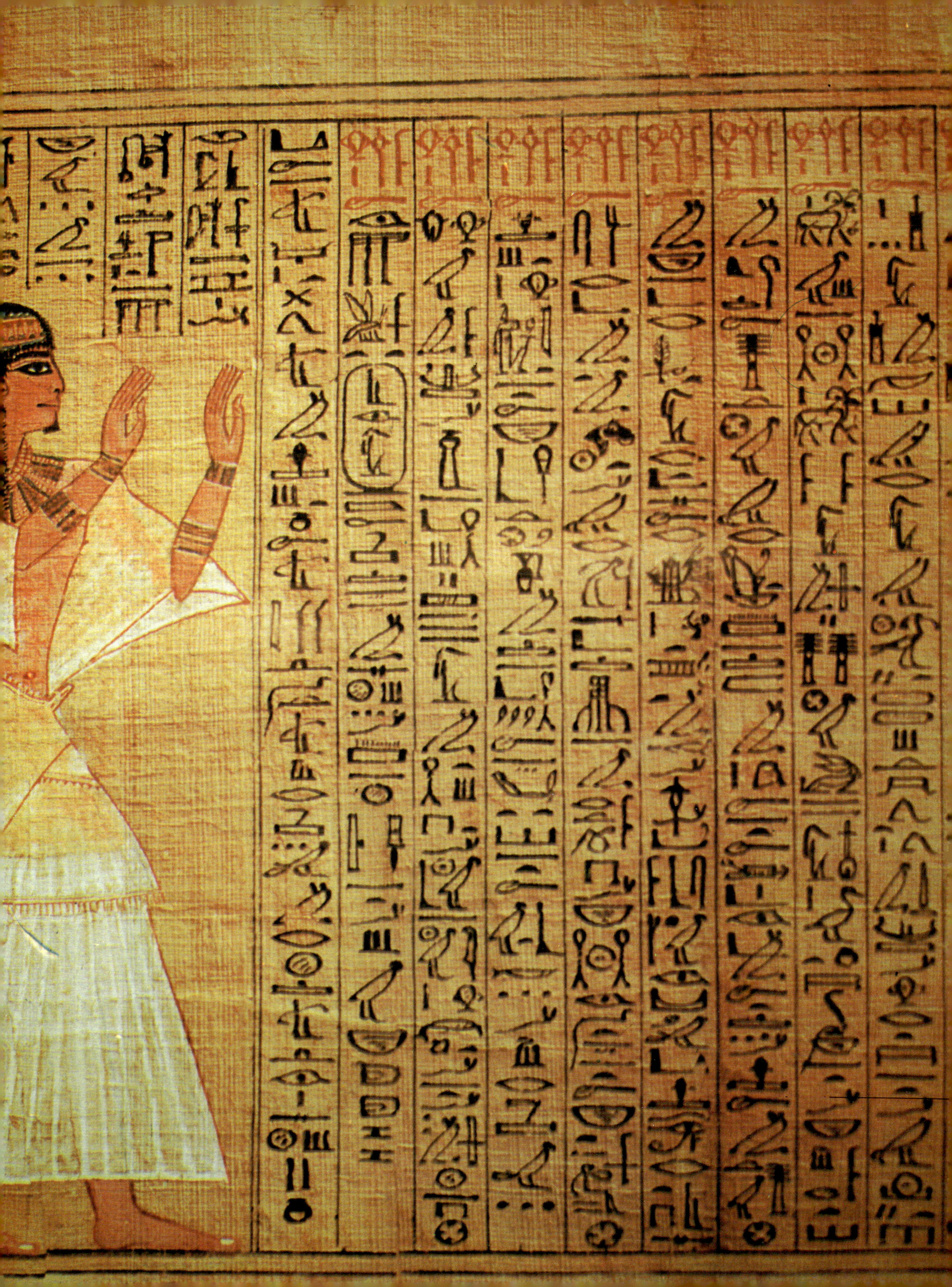

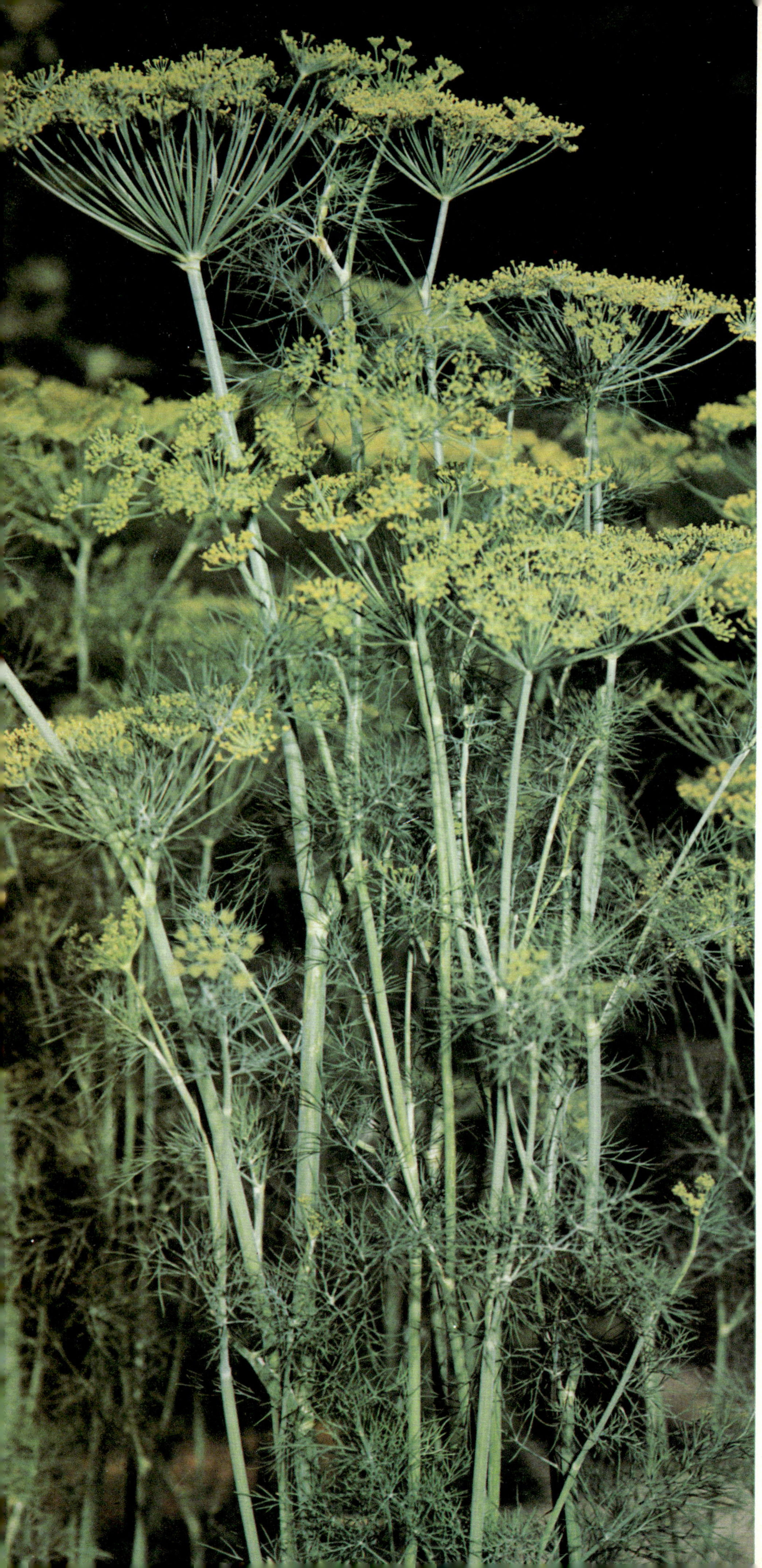

Es war das erste Mal, daß Apopi ihren Glanz wieder schauen konnte. Sie war gesund! Bebend vor Glück wusch Imhotep ihr das Gesicht mit warmer Milch, in der er den geriebenen Samen Herzensfreude, den Samen Mane und die Pflanze 'a'am aufgelöst hatte. Die Eiterkruste unter den Lidern fiel ab. Die Pupillen wurden frei. Das wellige Gewebe auf der Hornhaut hatte sich zerteilt.

Ein Wunder war geschehen: Bisher hatte die Krankheit fast immer zur Erblindung geführt. Was noch mehr bedeutete: Die Macht über das Wunder war in die Hand eines Menschen, eines Arztes gegeben.

Von diesem Tage an wurde Imhotep wie ein Gott verehrt. Man entsann sich plötzlich: War er nicht überhaupt der Sohn einer Göttin?

Leute, die bei seiner Geburt zugegen gewesen waren, erinnerten sich auf einmal, daß er das Kind der löwenköpfigen Sechmet war.

Die Priester-Ärzte in den Tempeln merkten sich das Rezept. Sie versuchten es in mancherlei Zusammenstellungen. Dabei fanden sie heraus, daß die wichtigste und stärkste Wirkung beim Tierkot zu suchen war, daß aber auch Malachit allein, mit Fett zu einer Salbe verrieben, bereits wirksame Hilfe brachte. Hinfort verkauften sie ihr Wissen für teuere Opfergaben als Arznei an die Kranken. So wunderbar erschien ihnen der Doppelerfolg des neuen Medikaments, daß sie auch die Götter daran teilnehmen lassen wollten: Sie bestrichen die Augenlider an Statuen und auf Bildern. Sogar die Augen der Opfertiere schminkten sie mit der malachitgrünen Salbe.

Fenchel vertreibt Blähungen. Auch geeignet bei Bronchialkatarrh, Asthma, Keuchhusten, Magen-Darm-Schwäche, chronischer Verstopfung und zu schwacher Regelblutung. Auswurfförderndes Mittel.

Noch heute, fünftausend Jahre nach Imhotep, können wir an den Gestalten, die von den Tempelwänden auf uns niederblicken, Spuren von Malachitgrün feststellen.
Bald gehörte die malachitgrüne Augenschminke zur täglichen Gesichtspflege. Mit der Zeit jedoch vergaßen die Menschen die Heil- und Schutzwirkung der Salbe. Sie bestrichen ihre Lider nur mehr, um ihren Augen Glanz zu verleihen. Schöne Frauen fügten noch mit Kohle einen schwarzen Strich hinzu, der die Farbe und Fülle ihrer Brauen voller erscheinen ließ. Aus einem Arzneimittel war auf dem Umweg über die Prophylaxe ein Kosmetikum geworden.
Neue Jahrtausende brachen an und vergingen. Sie brachten neue Schönheitsideale. Ihre Menschen wußten nichts mehr von heilenden Kräften im Kot. Die alten Götter wurden vergessen und versanken in den Sandstürmen der Wüste. Neue Religionen kamen und gingen. Ihre Heilbringer waren islamisch oder christlich. Sie kannten den Namen des Gottes Imhotep nicht mehr. Kosmetika kauft man seither im Basar. Sie tragen Aufdrucke in englischer, deutscher oder französischer Sprache und statt heilbringender Hieroglyphen das Porträt einer Filmdiva.
Wer heute nach Ägypten kommt, kann allenthalben die Folgen dieses Wandels feststellen: Wo immer er geht, begegnen ihm Blinde – arme Menschen mit entstellten, leeren Gesichtern. Die Rezepte des Imhotep kennen sie nicht, und die antibiotischen Medikamente der modernen Apotheken sind so teuer, daß sie nur für die Reichen erschwinglich sind. Wahrscheinlich wissen sie nicht einmal, daß es sie gibt. Woher auch? Die meisten von ihnen können nicht lesen.

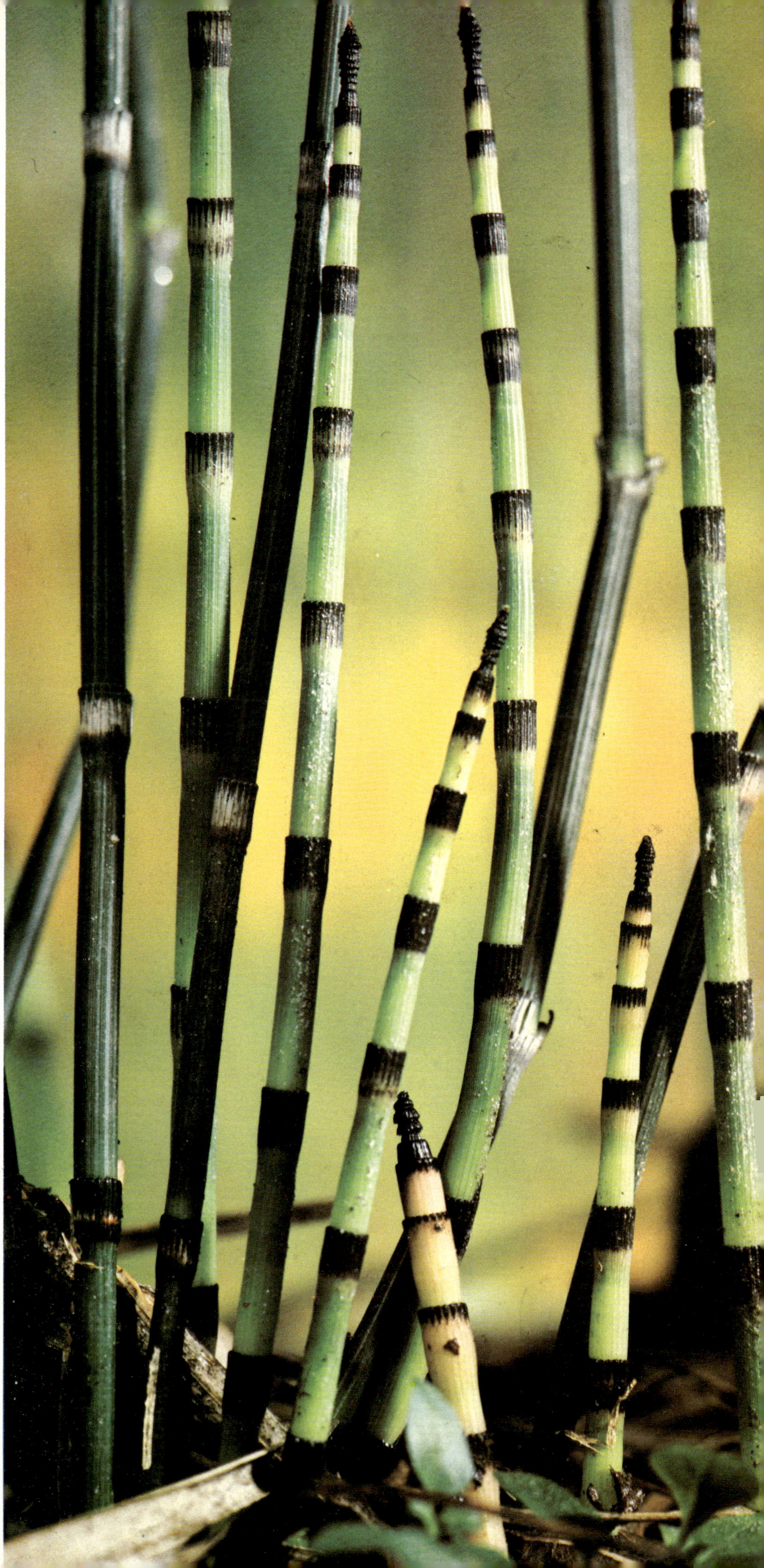

Schachtelhalm ist eine vielseitig verwendbare Heilpflanze: Bei schwacher Menstruation, Wassersucht, Stoffwechselstörungen, Nierenblutungen, Nierenbeckenkatarrh usw. ist das Kraut nützlich.

Alte Rezepte - neu entdeckt

»Die Natur ist der Krankheiten Arzt.« Diesen inhaltsschweren Satz prägte schon Hippokrates (460–377 v. Chr.), der »Vater der Medizin«. In seinen Schriften zählte er bereits über 200 heilkräftige Kräuter auf. Lange vor ihm hatte zwar der urzeitliche Mensch schon gelernt, die bekömmlichen von den giftigen Früchten zu unterscheiden und jene Kräuter und Gewächse zu verwenden, die sich bei Krankheiten oder Verletzungen bewährten. Aber erst den Griechen blieb es vorbehalten, dieses Urwissen der Menschheit zu erforschen, aufzuschreiben und weiterzugeben. Von ihnen ging diese Kenntnis der heilsamen Pflanzen auf die Römer über, von denen die Hochburgen des Wissens im frühen Mittelalter – die Klöster – sie übernahmen.

Unzählige der modernen und modernsten Medikamente lassen sich auf die Heilkraft von Pflanzen zurückführen, auf uraltes Wissensgut, das neu gesichtet und mit neuzeitlichen Methoden ausgewertet werden konnte. Wirksame Substanzen wurden den Pflanzen entnommen, genau untersucht und vielfach später »chemisch« aus anderen Grundstoffen neu aufgebaut.

Selbst im Zeitalter der modernen chemischen Medikamente haben wir die Natur also keineswegs ausgeschaltet. Denken wir doch nur an die heute jedem Laien bekannten Wirkstoffe Digitalis und Strophanthin. Das Kraut der Fingerhutpflanze, dem die Digitalis entstammt, war ein altes »Hexengift«, mit dem Wasser aus dem Körper vertrieben werden konnte. Damals wußte noch niemand, daß der eigentliche Grund des »Wassertreibens« die Herzwirkung der Droge ist (daneben wirkt sie auch auf die Nieren). Mit dem Gift tropischer Lianen, bestimmter Strophanthusarten, bestrichen afrikanische Neger ihre Pfeile. Sobald auch nur Spuren davon in die Blutbahn des Feindes eindrangen,

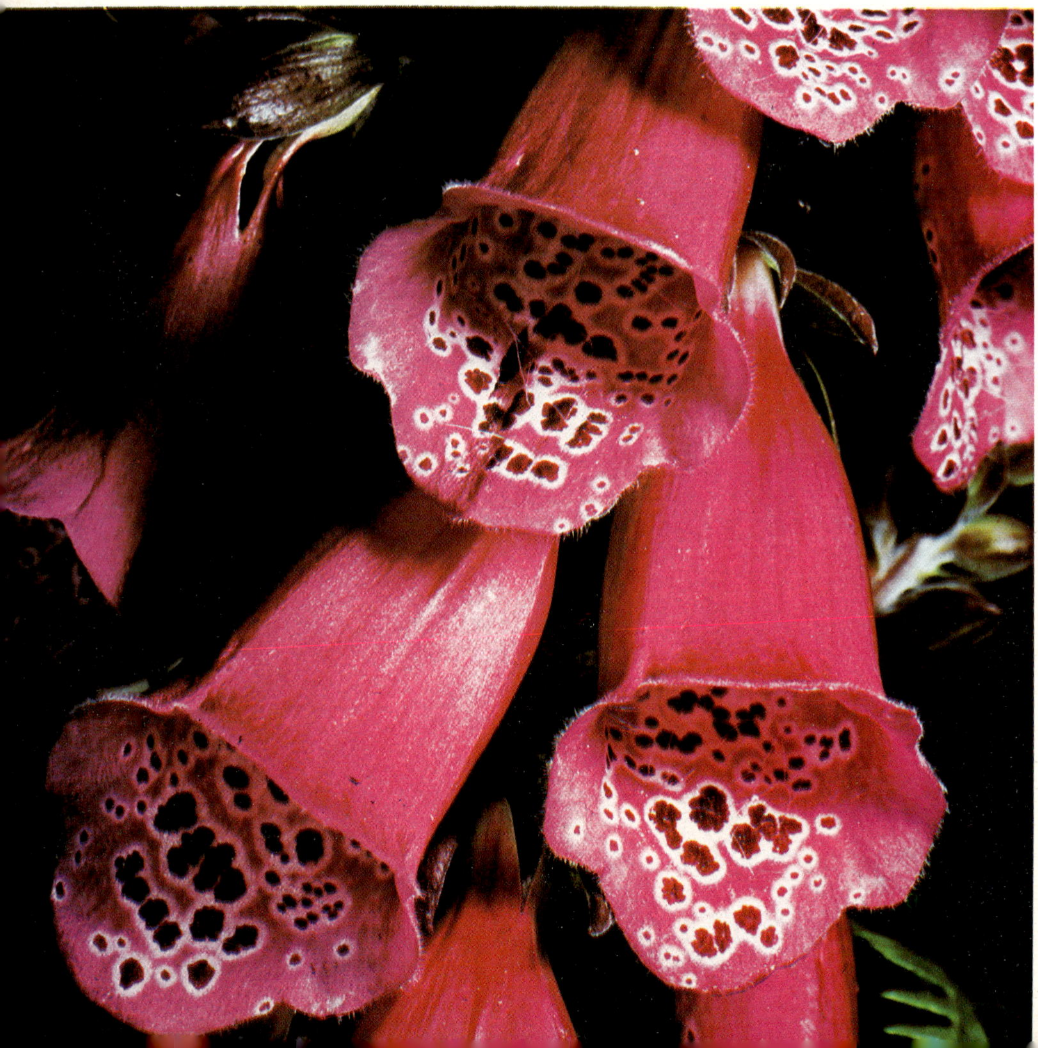

Kleine homöopathische Reiseapotheke in Buchform, Anfang 19. Jahrhundert

▷

Der Rote Fingerhut war ein altes »Hexengift«, mit dem Wasser aus dem Körper vertrieben werden konnte. Damals wußte noch niemand, daß der Effekt des Wassertreibens auf seiner Herzwirkung beruht.

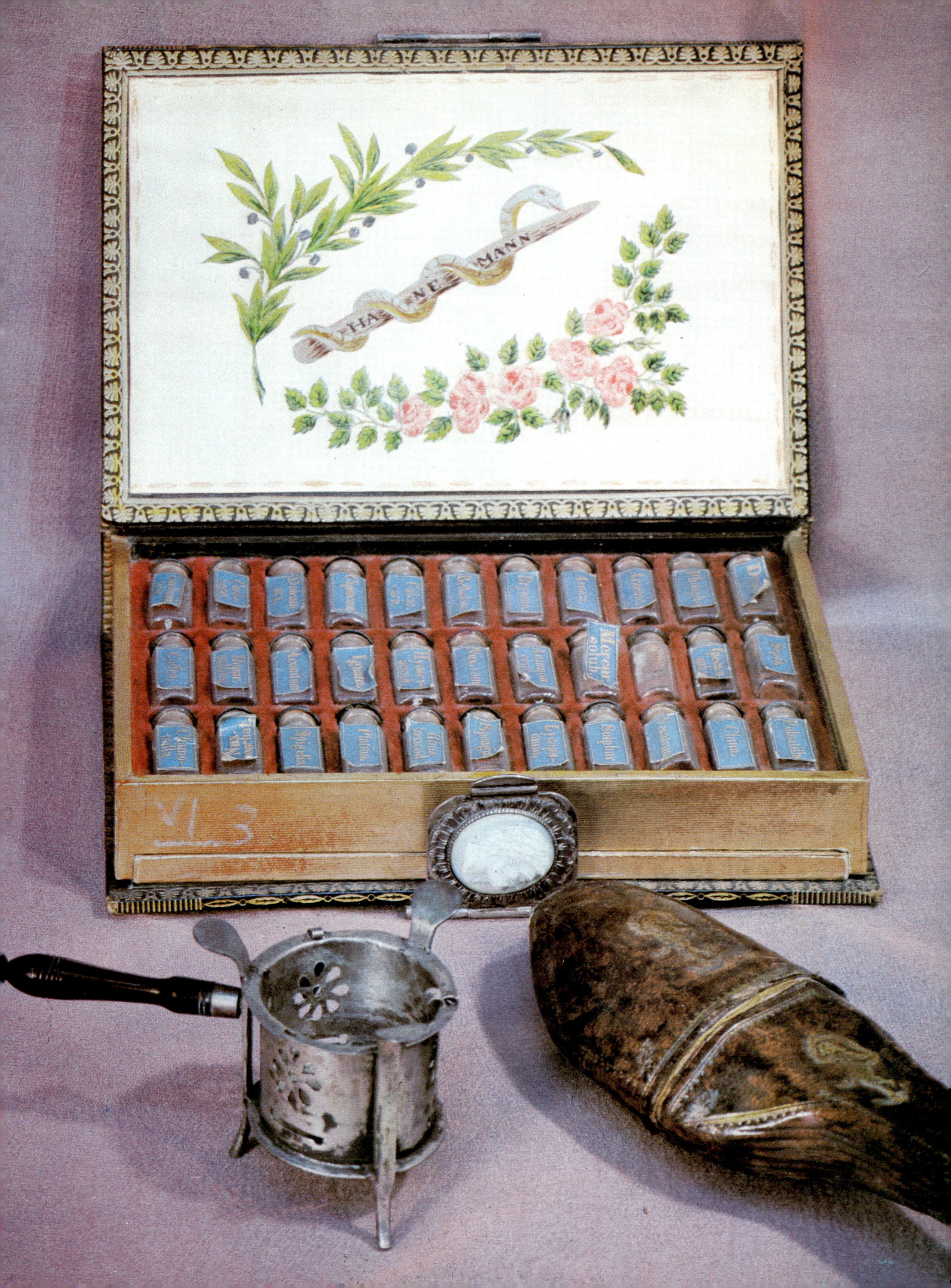
HA NE MANN
Sulphur
China.

stand sein Herz still. Heute verwenden wir kleinste Mengen von Digitalis und Strophanthin, um schwache Herzen zu kräftigen und länger schlagen zu lassen. Was in großen Mengen den Herzschlag anhält, unterstützt in der richtigen Dosierung die Arbeit unserer Kreislaufpumpe.

Ein weiteres Beispiel: Tief im Urwald des Amazonas lädt ein Jivaro-Indianer auf der Jagd leise sein Blasrohr mit einem Pfeil, dessen nadelfeine Spitze mit einer bräunlichen Masse bestrichen ist. Er richtet das viereinhalb Meter lange Rohr auf einen Affen, der in dreißig Meter Entfernung auf einem Baum hockt, und mit einem unhörbaren Luftstoß schickt er das winzige Geschoß auf den Weg. Der Affe fährt auf, als der Pfeil ihn sticht, belfert ein bißchen, schwankt und fällt von seinem Sitz. In weniger als fünf Minuten steht sein Atem still.

Die bräunliche, zähe Masse, die den Affen getötet hat, ist Curare – eine der bekanntesten natürlichen Giftdrogen. In reiner Form ist es aber auch ein wertvolles Hilfsmittel bei Operationen: In winziger Dosis injiziert, entspannt es die Bauchmuskulatur (so wie bei dem Affen sich die Muskeln zunächst entspannten und dann gelähmt wurden), und der Chirurg kann operieren, ohne befürchten zu müssen, daß eine unwillkürliche Muskelverkrampfung seine Arbeit kompliziert.

Die Ureinwohner Australiens, deren Kultur allgemein als die niedrigste auf Erden gilt, kauen die Blätter der Pituripflanze wegen ihrer narkotischen Wirkung. Die gleiche Droge benutzen sie zum Vergiften von Fischen.

Alle drei Beispiele machen gleichzeitig die wesentlichsten Merkmale unserer Arzneien deutlich: Jede Arznei kann ein Gift sein und jedes Gift zugleich Arznei. Es ist kein Zufall, daß die Wörter »Gift« und »Gabe« einen gemeinsamen althochdeutschen Ursprung haben, der sich noch heute im Wort »Mitgift« zeigt. Im Englischen gehen die Wörter »poison« (Gift) und »potion« (Arzneitrank) beide auf das lateinische Wort »potio« (Trank) zurück. Das griechische Wort »pharmakon«, von dem sich die Fachbegriffe Pharmakologie und Pharmazie herleiten, bedeutete ursprünglich sowohl ein heilendes als auch ein tödliches Gift.

Viele dieser Drogen hatten einst einen unheimlichen Ruf. Der römische Kaiser Claudius wurde mit Belladonna (Tollkirsche) vergiftet, Hamlets Vater mit Bilsenkraut und Romeo mit Eisenhut. Doch werden Belladonna und Bilsenkraut in kleiner Dosis wegen ihrer muskelentspannenden Wirkung geschätzt, und Eisenhut wird als Salbe zur Milderung des akuten Schmerzes bei Leiden wie Neuralgie und Rheumatismus verwendet. Ein anderes uraltes Gift ist die Herbstzeitlose, die die Römer schon als Colchicum autumnale (Herbstkrokus) kannten. Sie liefert das Kolchizin, das bei Gicht und Arthritis nützlich ist.

Eine der besten alten Drogen ist Chinarinde, die, wie die Brechwurz, im 17. Jahrhundert aus Südamerika nach Europa kam. Chinarinde, die Rinde eines peruanischen Baumes, wurde pulverisiert und in großen Mengen exportiert, seit Kolonisten ihre bemerkenswerte Fähigkeit erkannt hatten, das Rückfallfieber der Malaria zum Stillstand zu bringen. Erst im 19. Jahrhundert hat die Wissenschaft den aktivsten Bestandteil der Chinarinde isoliert, das Chinin (heute bei Malaria verschrieben).

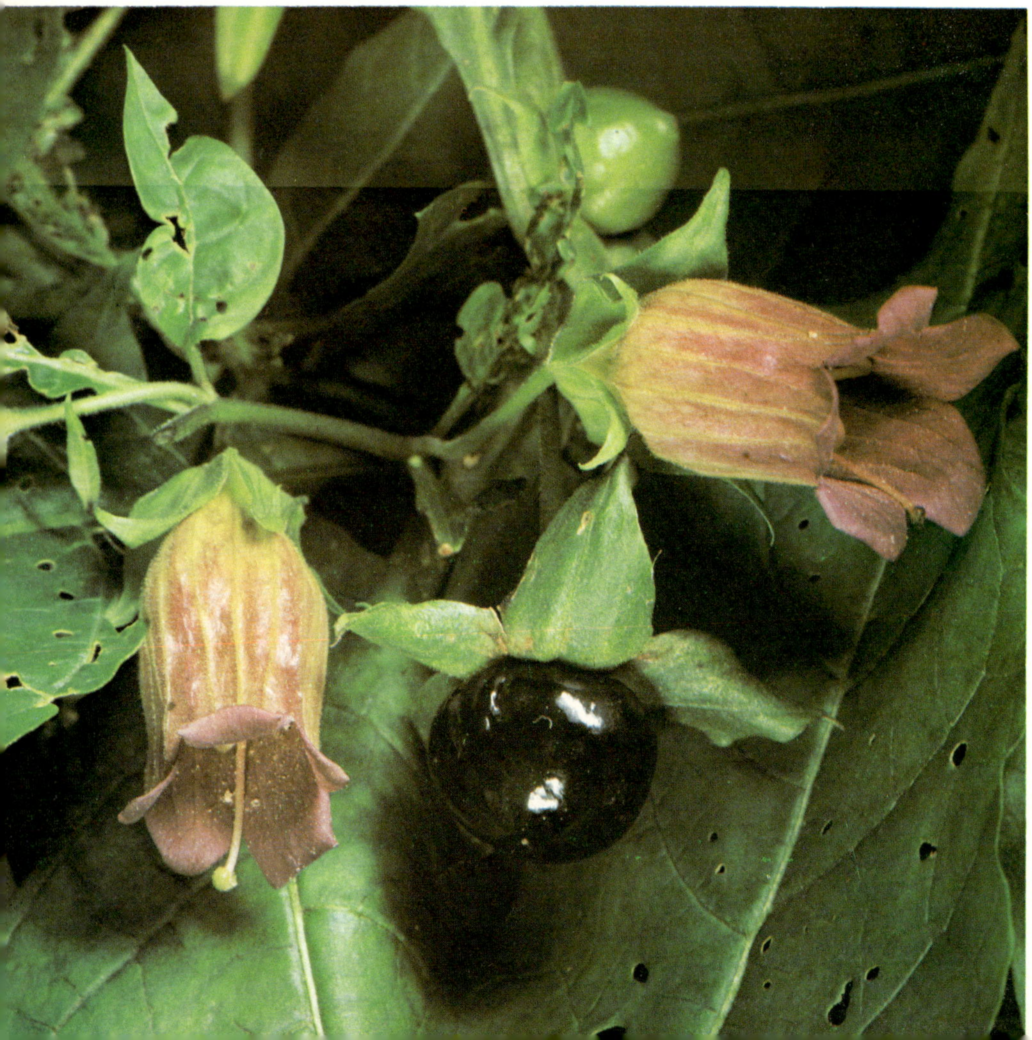

Die Tollkirsche ist in der Hand des Arztes ein wichtiges Heilmittel, das zur Lösung von Krämpfen, bei Asthma sowie für bestimmte Untersuchungen in der Augenheilkunde verwendet wird.

Bedeutende pharmazeutische Firmen und Forschungsinstitute legen besonderen Wert auf ein Forschungsprogramm, das sich vorwiegend mit der Wiederentdeckung alter Heilpflanzen befaßt. Moderne, sehr wirksame Mittel gegen den hohen Blutdruck, gegen seelische und nervliche Störungen wurden nach alten Erfahrungen und Rezepten aus lange bekannten, aber teilweise für wertlos gehaltenen Heilpflanzen entwickelt.

An der Universität von München entstehen aus den alten Pflanzen der Pharmazie neue Medikamente mit tausendfacher Wirkung. Paradebeispiel ist der jüngste Erfolg bei Morphium, einem weißen Pulver, das aus dem im Schlafmohn enthaltenen Opium gewonnen wird. Morphium ist das beste Mittel gegen unerträgliche Schmerzen, hat aber einen furchtbaren Nachteil: Es führt nach einiger Zeit zur Sucht, zum Morphinismus, zur seelischen und körperlichen Zerstörung eines Menschen. Vor kurzem ist es den Forschern in München gelungen, Morphium chemisch so abzuwandeln, daß die schmerzstillende Wirkung etwa um das zwanzigfache stieg und die Suchtwirkung völlig verschwand!

Doch damit nicht genug. Die Experimente auf diesem Gebiet führten zu einer faszinierenden Entdeckung: Die Wissenschaftler stellten zu ihrem Erstaunen fest, daß durch chemische Abwandlung die einzelnen Reinstoffe völlig neue, ungeahnte therapeutische Fähigkeiten erhalten können.

Der im giftigen Mutterkorn (ein in Roggenblüten schmarotzender Schlauchpilz) wirksame Reinstoff beispielsweise – früher nur blutungshemmend in der Gynäkologie genutzt – entwickelte sich durch chemische Abwandlung zu einem hervorragenden Medikament gegen Migräne und Durchblutungsstörungen im Gehirn. Ermutigt von diesem Erfolg, variierten die Pflanzenchemiker die Mutterkorn-Reinsubstanz weiter und erzielten nunmehr ein ebenfalls neues Präparat, daß zwar noch in der Entwicklung ist, aber Erfolge bei Brustkrebs vermuten läßt.

Solche und ähnliche Beobachtungen bestärken die Arzneipflanzenforscher in der Annahme, daß die jahrtausendealte Erkenntnis der Volksmedizin nur die sichtbare Spitze eines Eisbergs ist und daß in den etwa 600000 Pflanzen dieser Erde – von denen bestenfalls 10 Prozent untersucht wurden – noch unbekannte Kräfte schlummern, die aus ihrem Dornröschenschlaf nur geweckt werden müssen.

Von gutgläubigen oder fanatischen Naturheilanhängern wurden manchen Heilpflanzen freilich auch Eigenschaften zugeschrieben, die sie nicht besitzen. Wobei man heute mit der Feststellung, die eine oder andere Wirkung treffe nicht zu, allerdings viel vorsichtiger geworden ist. Hochwirksame Heilpflanzen sind genau genommen Giftpflanzen, die, richtig verwendet, zur Behandlung verschiedener Krankheiten dienen können. Doch sieht man von diesen besonders hochwirksamen Pflanzen einmal ab, so hat die Therapie mit Heilpflanzen einige beachtliche Vorteile:

- Die verwendeten Pflanzen sind meist schon seit Jahrhunderten, viele schon seit Jahrtausenden bekannt und erprobt. Schäden sind also sicher nicht zu befürchten.
- Die Heilpflanzenbehandlung ist eine Therapie, die sich mehr für langwierige Erkrankungen eignet, dort aber besonders wirksam ist.

Schlüsselblumen – als Tee getrunken – helfen bei Gicht- und Rheumabeschwerden. Auch bei Blähungen, chronischer Verstopfung und Bronchitis haben sich die Primelgewächse bewährt.

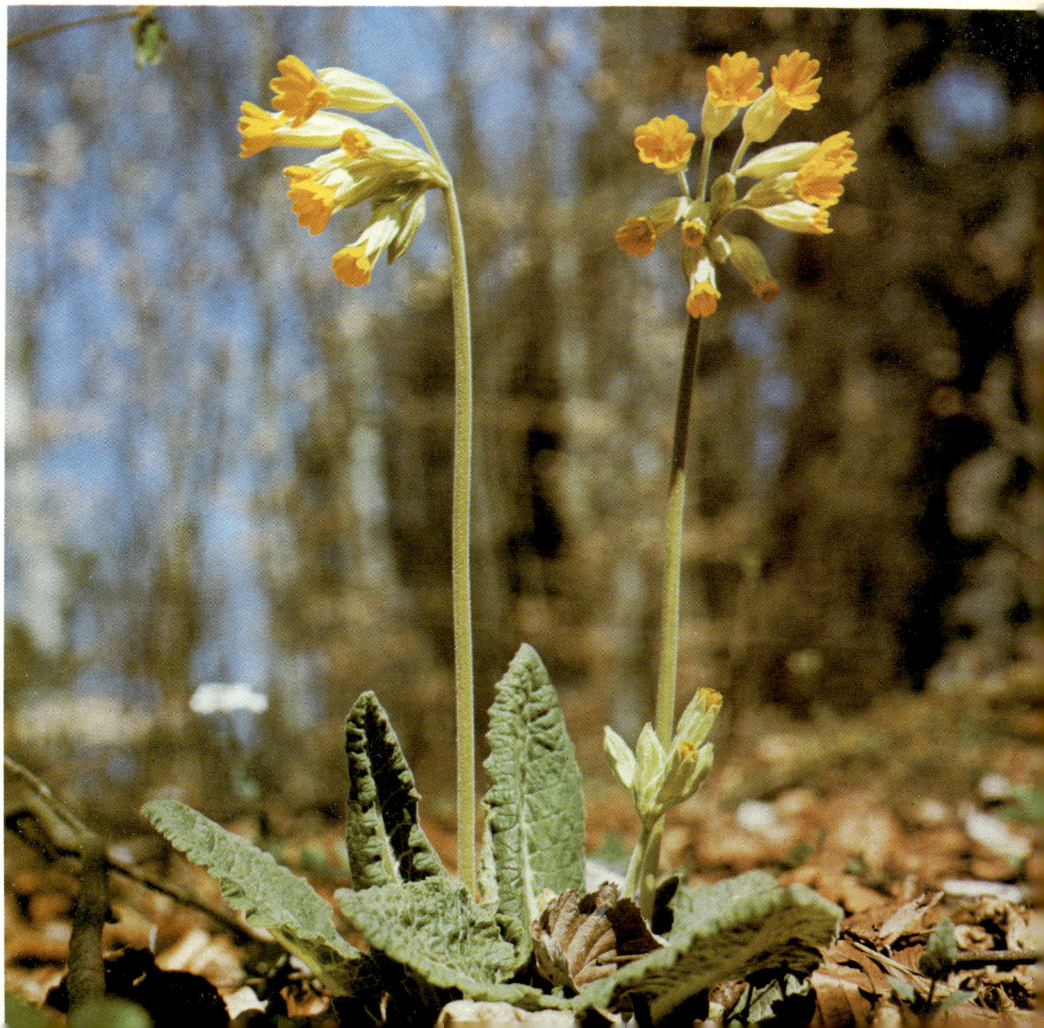

- Es ist heute kaum mehr bestritten, daß bei vielen Heilpflanzen »Begleitstoffe« – Substanzen, die wir zum größten Teil noch gar nicht kennen – die Aufnahme der eigentlichen Wirkstoffe fördern oder überhaupt erst möglich machen. In vielen Fällen ist daher die Pflanzenheilkunde dem »gereinigten« chemischen Medikament überlegen.
- Manche Pflanzen enthalten Stoffe, welche hormonähnlich wirken oder die Hormonproduktion im Körper anregen. Dabei muß man auch bei langem Gebrauch keine schädlichen Nebenwirkungen befürchten.
- Stellt man vorher nicht genau fest, was dem Patienten eigentlich fehlt, könnte zum Beispiel einmal ein Magenkrebs wochenlang mit Käsepappeltee behandelt werden, weil man nur an eine Magenverstimmung glaubte. Kostbare Zeit würde dadurch verlorengehen.
- Hält sich der Kranke nicht an die altbewährten Regeln oder befolgt er nicht die Vorschriften des Arztes, so kann auch ein so harmloses Mittel wie Baldrian Beschwerden verursachen.

Die Pflanzenheilkunde kann natürlich auch Gefahren bergen, wie jede Naturheilmaßnahme, die ohne Fachmann durchgeführt wird:

Nichts ist dagegen zu sagen, wenn eine aufkommende Grippe mit Lindenblütentee bekämpft oder ein verdorbener Magen mit Kamillen beruhigt werden soll. Man soll aber die Grenzen der »Ersten Hilfe« auch in dieser Hinsicht besser zu eng als zu weit ziehen, um sich oder andere vor Schäden zu bewahren.

Lindenblüten sind seit langem als schweißtreibendes Mittel bekannt. Lindenblütentee ist angezeigt bei Erkältungskrankheiten, bei Bronchitis, Nieren- und Blasenkatarrh.

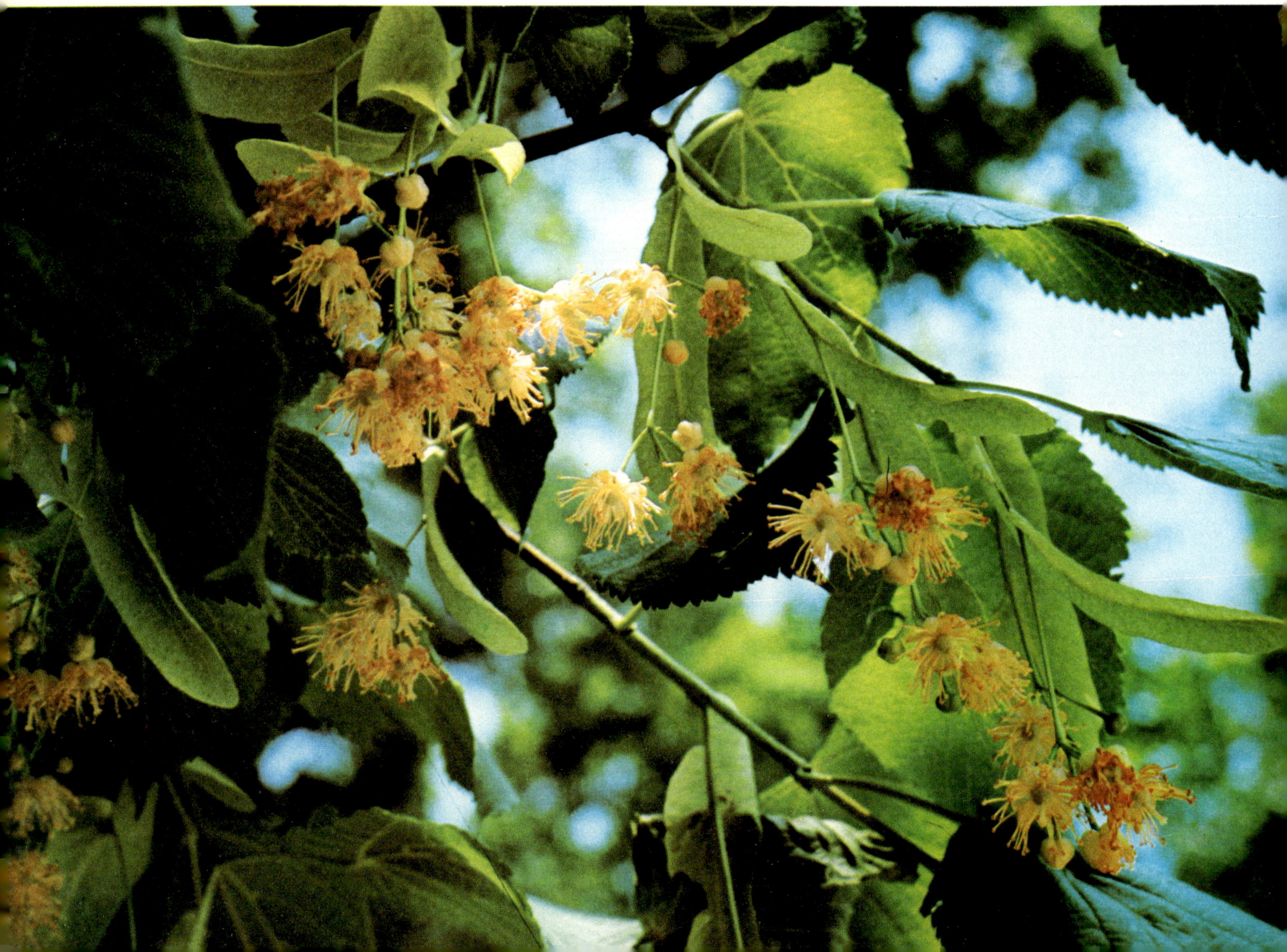

Melisse beruhigt die Nerven

Viel von dem, was der Melisse schon die ältesten Kräuterbücher nachrühmen – ihre beruhigende Wirkung sowohl auf die Nerven wie auch auf die Magen- und Darmschleimhäute, hat auch die moderne Forschung voll und ganz bestätigt. Als Mittel gegen Nerven- und Kopfschmerzen, gegen leichte Migräne, gegen Krämpfe und Beschwerden der Wechseljahre (deshalb auch Frauenkraut) erfreute sich die Melisse über alle Zeiten hinweg besonderer Beliebtheit und war in jeder Hausapotheke zu finden.

Der Melissengeist enthält die blähungswidrigen und nervenberuhigenden ätherischen Öle der Zitronenmelisse (ein bläulichweiß blühender Lippenblütler) in einem alkoholischen Auszug.

Als Beruhigungsmittel ist die Melisse sicher unschädlich und kann – wie viele andere beruhigende Pflanzen (Baldrian, Passionsblume) – monatelang verwendet werden. Für die anderen Heilanzeigen gilt: Zuerst muß der Arzt entscheiden, worum es sich bei den Beschwerden handelt. Es muß erst feststehen, daß ein Erbrechen wirklich nur nervös und nicht die Folge eines Magengeschwürs ist oder daß Unterleibsschmerzen tatsächlich keine ernsthafte Ursache haben.

Der blähungswidrige Effekt der Melisse kann bei Herzbeschwerden, die oft durch einen gasgefüllten Bauch ausgelöst werden, ausgezeichnete Dienste leisten. Zudem ist gerade in diesem Fall auch die beruhigende Wirkung wertvoll.

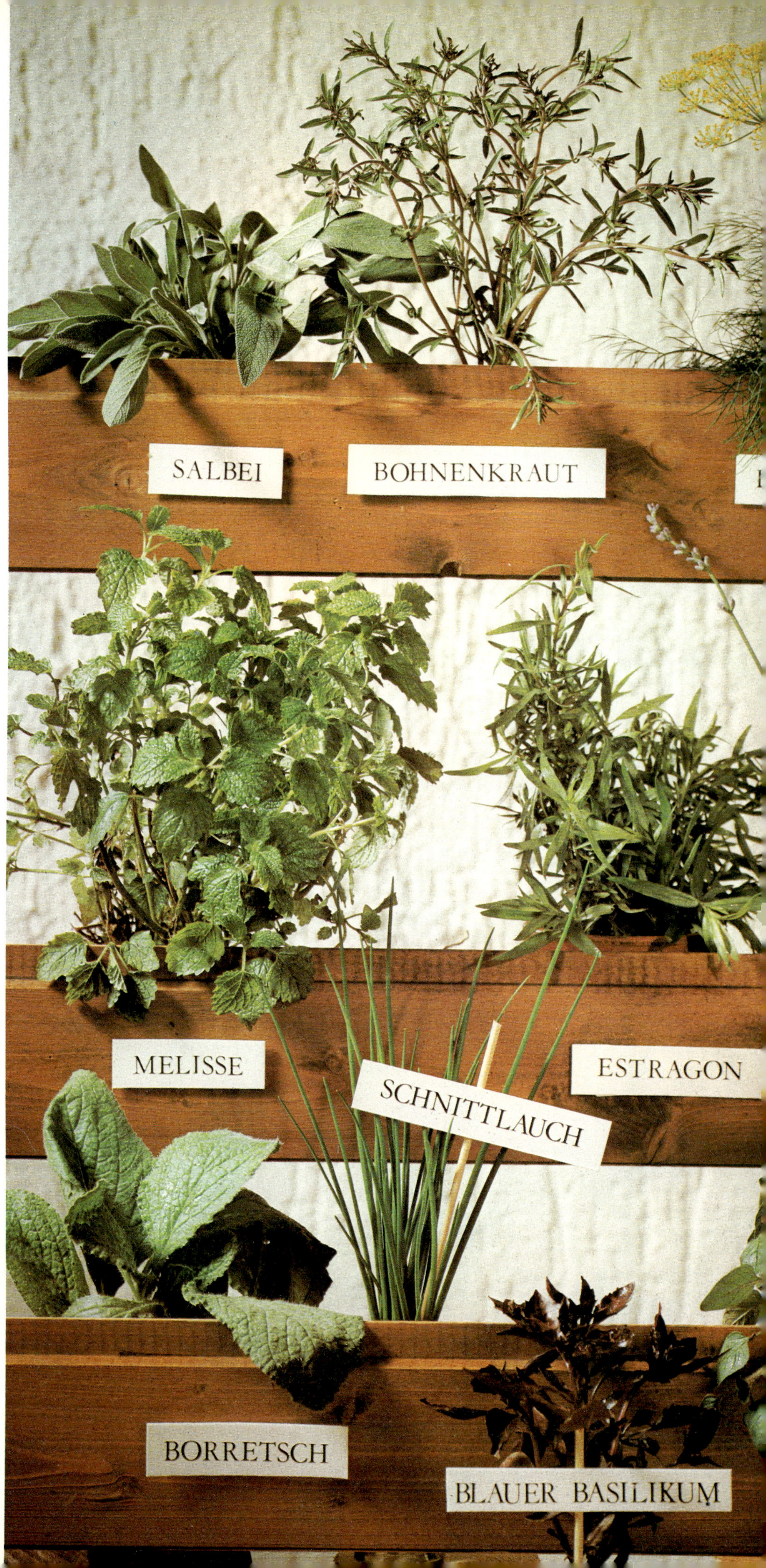

Bei einer Gewürzauswahl für den Hausgebrauch darf Melisse nicht fehlen

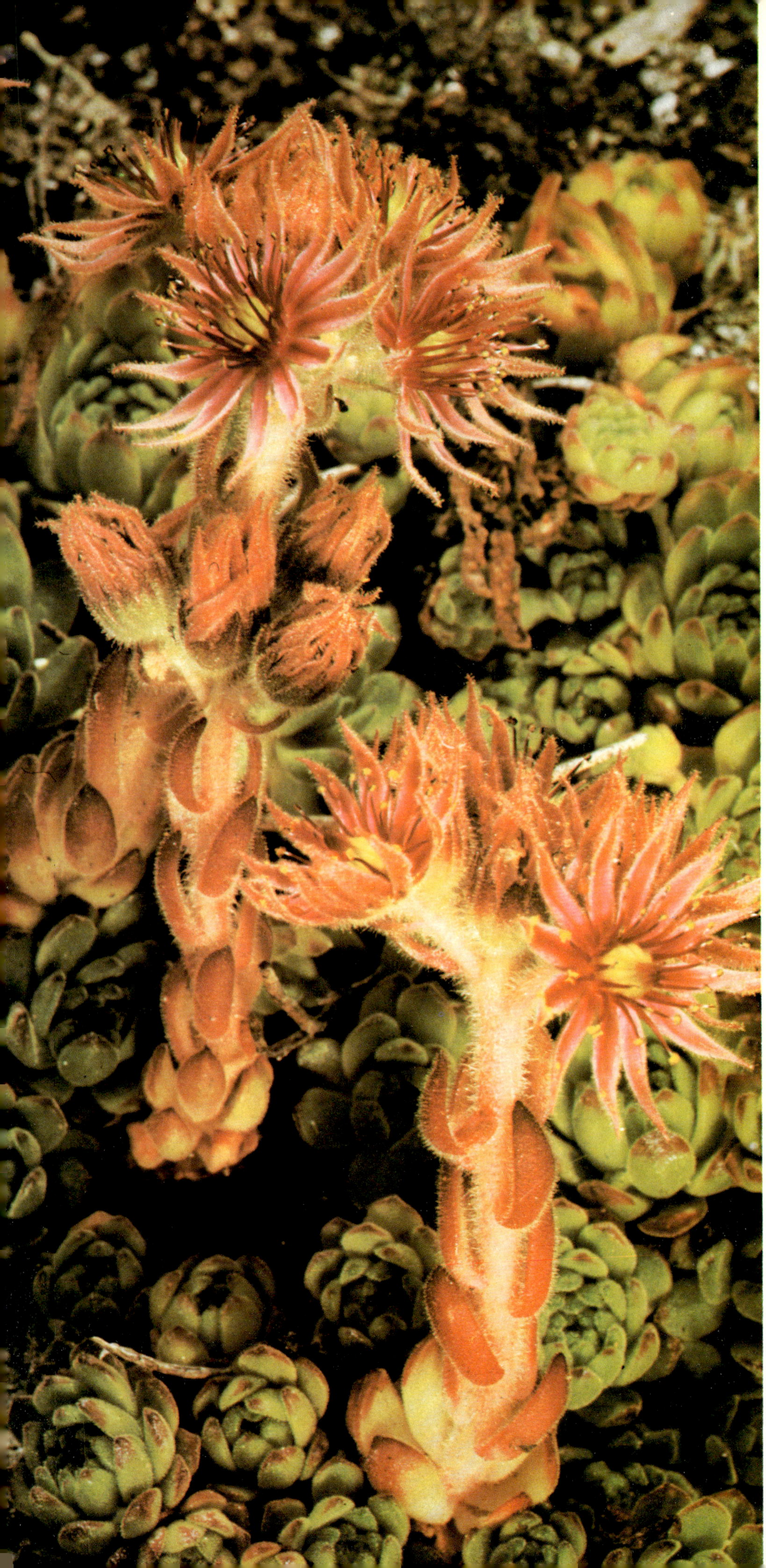

Hauswurz ersetzt eine halbe Hausapotheke. Wer unter rissiger Haut, Pickeln usw. leidet, wer unter Mundgeruch und Halsentzündung leidet, wer Geschwüre, Brandwunden oder Gichtknoten hat: Hauswurz!

Die Alpenanemone wird in der Homöopathie bei funktioneller Schwäche der Eierstöcke angewandt. Bei äußerlicher Anwendung kann es zu starken Hautreizungen kommen. Die Pflanze ist giftig! ▷

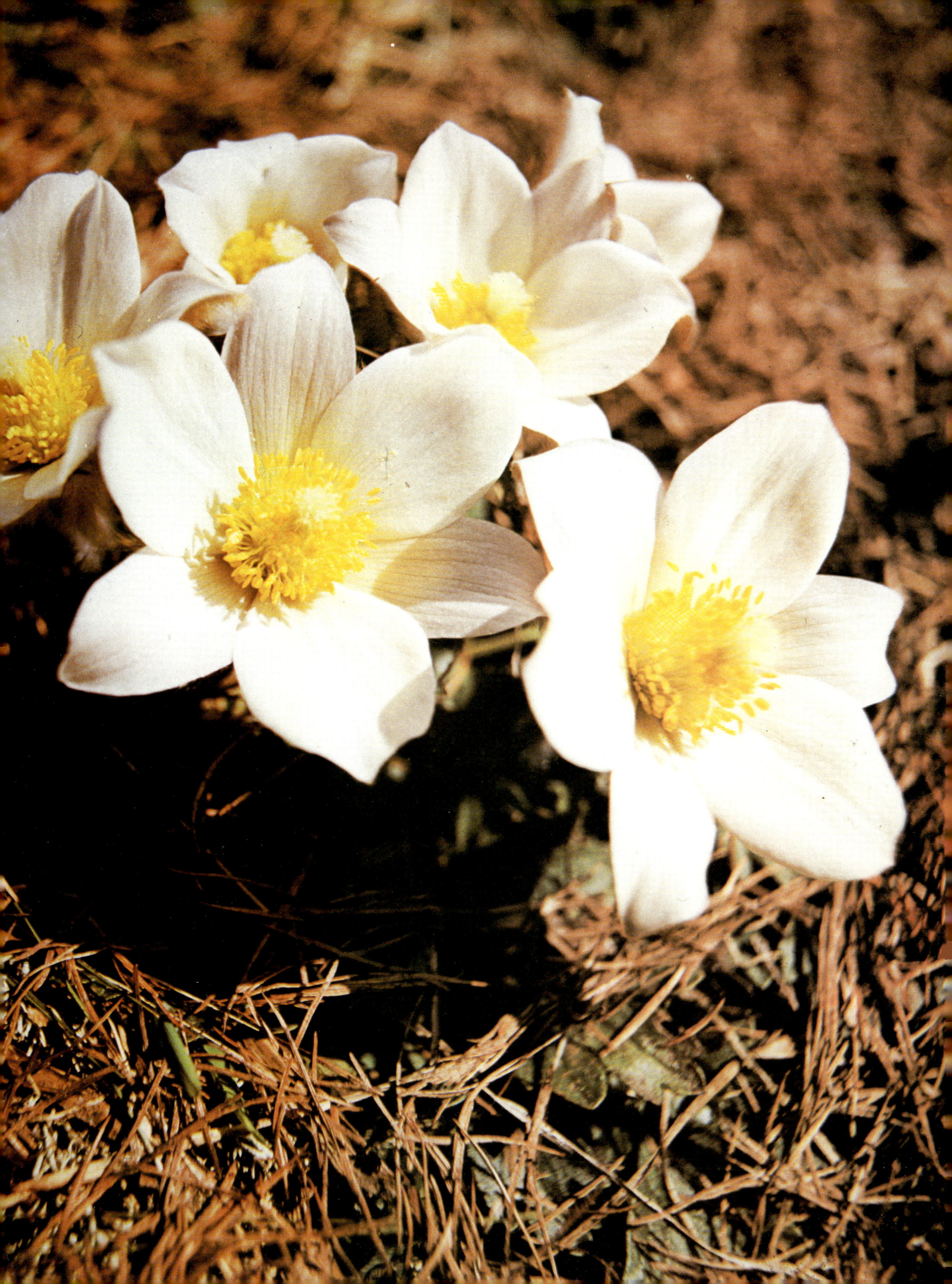

Mit Arnika gegen Blutergüsse

Es gibt kaum eine Krankheit, gegen die nicht zu irgendeiner Zeit die goldgelben Blüten, der Wurzelstock oder die ganze Pflanze der Arnika als Heilmittel empfohlen wurden. Und wie bei so manchem anderen Kraut begann auch gegen die Arnika, als das Zeitalter der Chemie und Technik anbrach, ein regelrechter Feldzug. »Unwirksam!« war der geringste Vorwurf, den man ihr machte. Bald wurde vor Vergiftungen mit Arnikatinktur gewarnt, und zwar mit Recht, wie wir heute wissen. Dennoch darf man in einem Atemzug weitersprechen und sagen, daß die Arnika nach wie vor eine unserer wertvollsten Heilpflanzen ist und daß heute eine Art Wiederentdeckung dieses Gewächses stattfindet. Die Arnika kam ja eben deshalb in Verruf, weil man sie falsch anwandte. Weil man nur ihre guten Eigenschaften aus den Kräuterbüchern herauslas und die Warnungen nicht beachtete. Oder, wie das in den Kräuterbüchern späterer Zeit leider auch vorkam, weil der Verfasser aus den alten Büchern immer nur das dort gesagte Positive abschrieb, ohne die Wirkungen der Pflanze selbst zu kennen. Nur so läßt es sich erklären, daß beispielsweise in einer Verordnung empfohlen wird, die Arnikatinktur einfach unverdünnt auf eine Wunde zu geben. Das muß zu Reizungen, bei längerem Gebrauch oder größeren Wunden sogar zu Vergiftungserscheinungen führen! Daran ist aber nicht die Arnika schuld, sondern der Mißbrauch, die unsachgemäße Anwendung.

Am Beispiel der Arnika haben wir damit die wichtigste Regel der modernen Pflanzenheilkunde kennengelernt: Sie gehört, wie jede andere Behandlung, in die Hand des Arztes, wenn es sich um eine ernstere Erkrankung handelt. Lassen wir diese Vorsicht walten, werden wir in den behutsamen Kuren, die uns die Kräuterheilkunde gestattet, sehr viel Gutes finden.

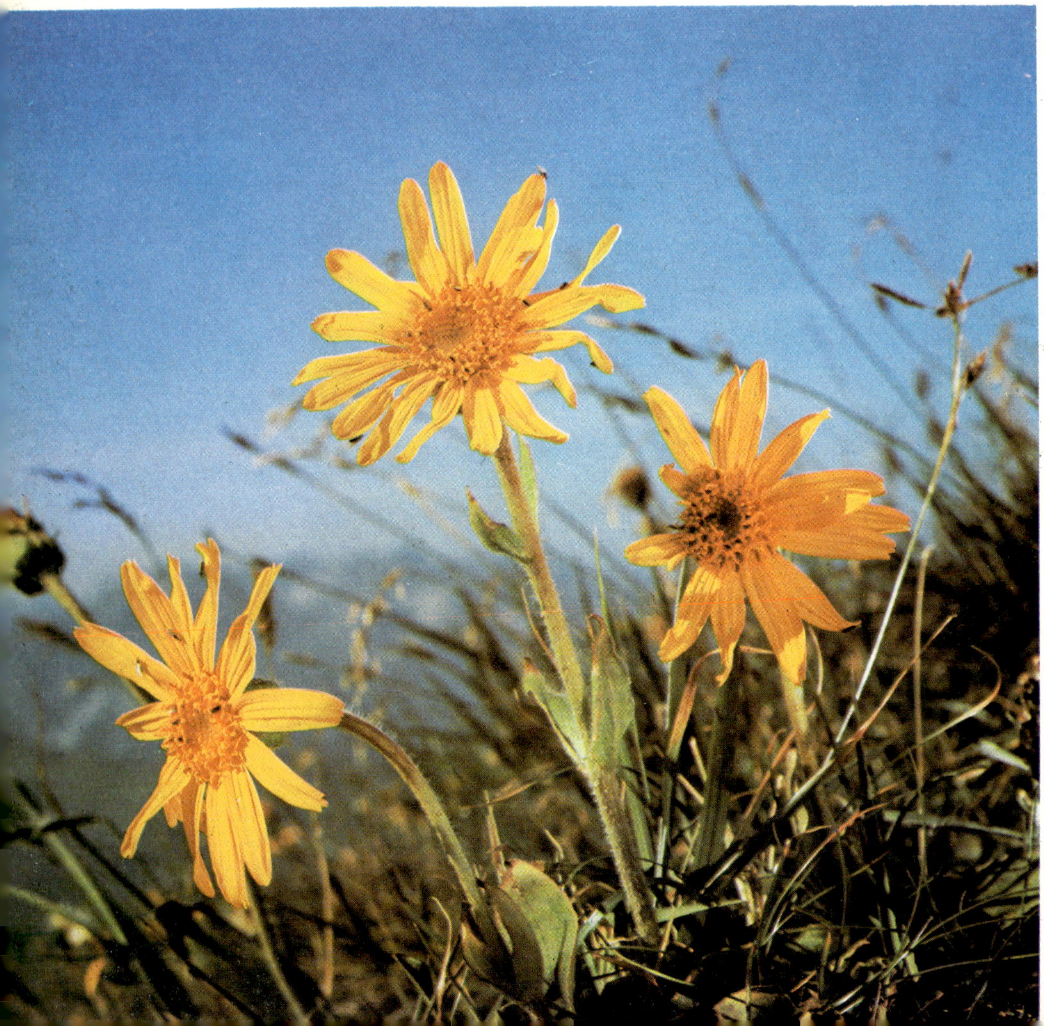

Arnika bringt den Kreislauf in Schwung. Auch bei Schwächezuständen und Ohnmachtsanfällen, beispielsweise nach hohem Blutverlust, hat sich die Arnikatinktur bewährt.

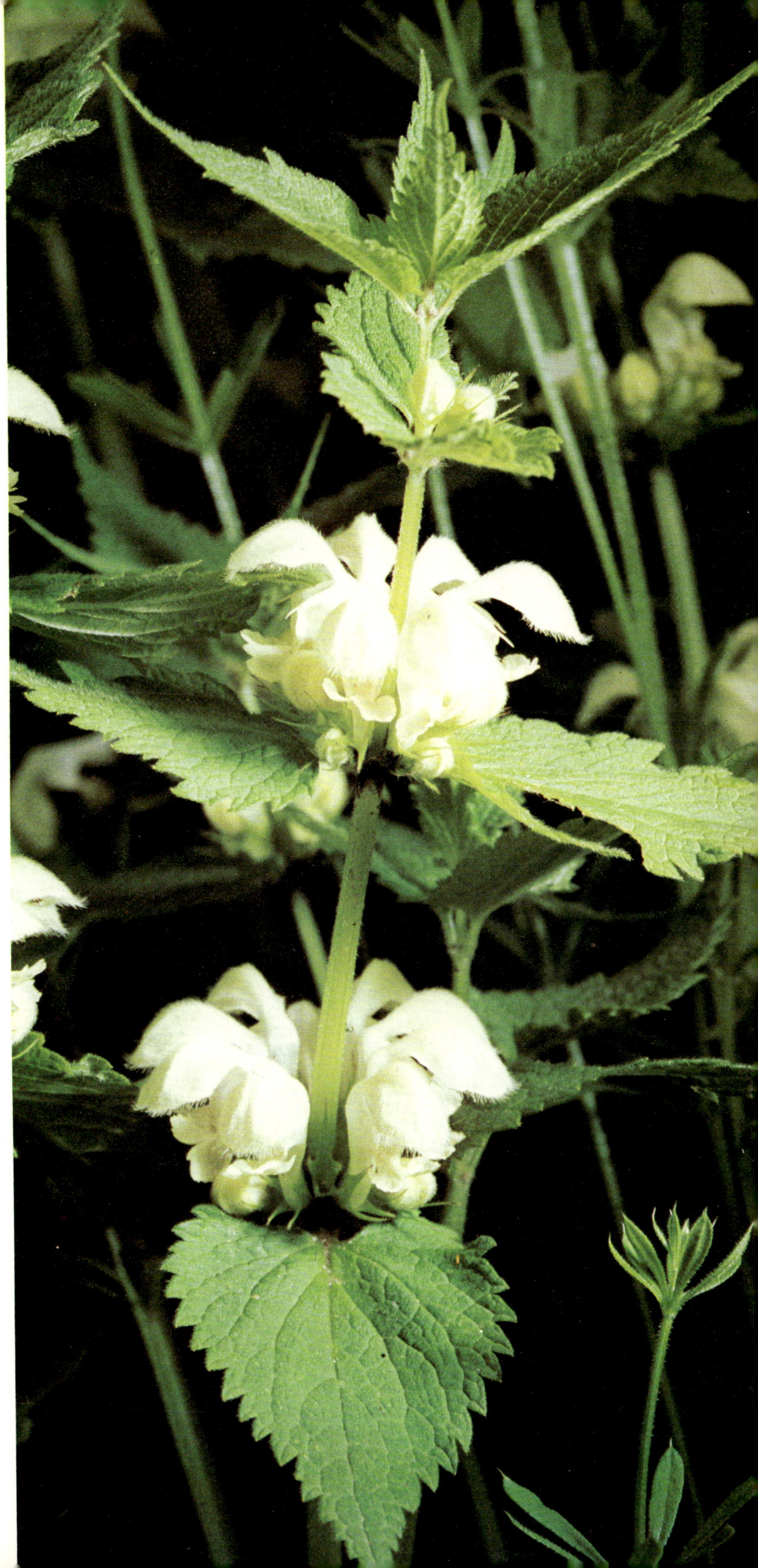

Sowohl die Blüte als auch die Wurzel der Arnika enthalten überaus wertvolle Stoffe. Man kann nicht einfach sagen: »Behandeln Sie diese Wunde oder diese Krankheit mit Arnika!« Es muß sehr genau vorgeschrieben werden, ob es sich um einen Auszug aus den Blüten oder aus dem Wurzelstock handeln soll oder ob Tee aus einem Pflanzenteil herzustellen ist.
Zu Umschlägen auf Blutergüsse oder Verstauchungen soll die Arnikatinktur, die auch schon Kneipp für diesen Zweck als das »beste Mittel« empfohlen hat, stark verdünnt werden, wenn der Arzt nicht ausdrücklich etwas anderes verordnet hat. Zur Wundbehandlung sind manchmal ebenfalls Arnikaumschläge geeignet, vor allem wenn es sich um schlecht heilende Wunden handelt.

Die Weiße Taubnessel beeinflußt die Blutzirkulation im kleinen Becken vorteilhaft und baut daher Menstruationsbeschwerden ab. Gutes Mittel gegen den Weißfluß bei jungen Mädchen.

Das Schöllkraut lindert Schmerzen

Das Schöllkraut – auch Goldwurz, Blutwurz, Gelbwurz oder Goldkraut, Augenkraut, Schwulstkraut, Warzenkraut genannt – gehört zur Familie der Mohngewächse. Die vielen Volksnamen deuten schon auf seine Verwendung in der Volksmedizin hin und wohl auch auf den gelben bis goldgelben Milchsaft, der in allen Organen vorhanden ist und zum Beispiel beim Brechen des Stengels reichlich austritt.

Die Pflanze wird etwa einen Dreiviertelmeter hoch; die dicke Wurzel ist innen orange gefärbt und enthält den Milchsaft besonders reichlich. Die Frucht ist eine bis fünf Zentimeter lange schotenförmige Kapsel und enthält zahlreiche kleine schwarze Samen. In der Volksmedizin ist das Schöllkraut wohlbekannt. Es wird äußerlich als Mittel zum Vertreiben von Warzen empfohlen, wobei diese mit dem frischen Milchsaft zu bestreichen sind. Überhaupt soll der ausgepreßte Saft der frischen Pflanze am besten wirken. Weiterhin wird es bei einer ganzen Reihe von Erkrankungen innerer Organe empfohlen, wobei ganz besonders immer wieder auf die Wirksamkeit bei Gallen- und Leberleiden (Gelbsucht!) hingewiesen wird.

In einem alten Kräuterbuch lesen wir: »...erregt alle Absonderungsorgane, dient als Beförderungsmittel bei Stokkungen innerer Systeme, bei Wassersucht und Dickblütigkeit.« In diesem Sinne wird es besonders bei »langwierigen« Krankheiten der Organe des Unterleibs – wie Leber, Galle, Milz – empfohlen; ferner ist der Volksmedizin wohlbekannt, daß das Schöllkraut Schmerzen lindern kann, also eine leicht analgetische Wirkung hat. Häufig wird es auch in Mischung mit anderen Heilpflanzen angewendet. Die chemische Untersuchung hat gezeigt, daß der Milchsaft in der Tat eine ganze Reihe von Alkaloiden enthält; somit macht das Schöllkraut seiner Familie alle Ehre, zu der ja als prominenteste Giftpflanze der Schlafmohn zählt – Lieferant von Opium und Morphium. Bisher wurden im Milchsaft des Schöllkrautes 14 Alkaloide nachgewiesen.

Das *Chelerythrin* ist das wirksamste Alkaloid; örtlich reizt es und erzeugt innerlich Erbrechen und Durchfall infolge Entzündungen der Magen-Darm-Schleimhaut. Auf das Zentralnervensystem wirkt es lähmend; bei genügend hoher Dosis kann es zum Tod durch Atemlähmung führen. Das *Sanguinarin* wirkt zuerst schwach narkotisch, dann krampferregend, es fördert Speichelfluß und die Darmbewegung und wirkt ebenfalls lokalanästhetisch. Das *Protopin* führt zu Krämpfen, dann zu Lähmungen. Aus Experimenten mit Hunden schloß man, daß es bei geeigneter Dosierung Aufregungszustände verursacht und offenbar auch Halluzinationen erzeugen kann, soweit man solche Schlüsse aus Tierversuchen ziehen kann. *Chelidoxanthin* beziehungsweise *Berberin* ist wenig giftig, es erregt die Darmbewegung, die Uterus- und die Blasenmuskulatur und auch das Atemzentrum. In hohen Dosen führt es zu Krämpfen und Atemlähmung. In geringen Dosen dagegen beeinflußt es den Kreislauf günstig. *Spartein* (das auch im Besenginster vorkommt) schließlich erregt das Zentralnervensystem; in höheren Dosen führt es zu einer aufsteigenden Lähmung, wie wir sie vom Schierlingsgift Koniin kennen; es ist allerdings weniger wirksam als dieses.

Man kann beim Schöllkraut, ganz grob gesprochen, drei Wirkungen erkennen: schwache Beruhigung, Förderung der Galle und Lösung von Krämpfen. Die örtliche Reizung des Milchsaftes, von der immer wieder in der alten Volksmedizin die Rede ist, gilt als fraglich. Ein Extrakt aus frischem Schöllkraut wirkt zentral beruhigend und löst Krämpfe von Bronchien und Darm. Er erregt die Uterusmuskulatur, regt das Herz an, erhöht den Blutdruck, fördert die Gallensekretion und soll auch den Blutzucker senken.

Vergiftungen sind selten, aber möglich. Es wurde über tödliche Vergiftungen bei Kindern berichtet, die das Kraut gegessen hatten. Die Vergiftung soll sich äußerlich in Hautreizung äußern, die bis zur Bildung von Blasen und Geschwüren gehen kann (ein offensichtlicher Widerspruch zur in Frage gestellten äußerlichen Wirkung!). Innerlich kommt es zu einer heftigen Reizung der Schleimhäute von Magen und Darm, verbunden mit Übelkeit, Erbrechen, Kolik, blutigem Durchfall, Harndrang, Bluthamen. Nach Übertritt ins Blut bewirkt das Gift Benommenheit, Kreislaufstörungen und im schlimmsten Fall Tod in tiefer Bewußtlosigkeit.

Neuerdings erinnert sich die Heilkunde wieder des Schöllkrautes. Die pflanzliche Droge oder auch das Reinalkaloid Chelidonin wird empfohlen bei schmerzhaften Krämpfen und anderen Leiden von Magen, Darm, Galle; überhaupt bedient man sich seiner schmerzdämpfenden Wirkung bei solchen Erkrankungen wieder zu-

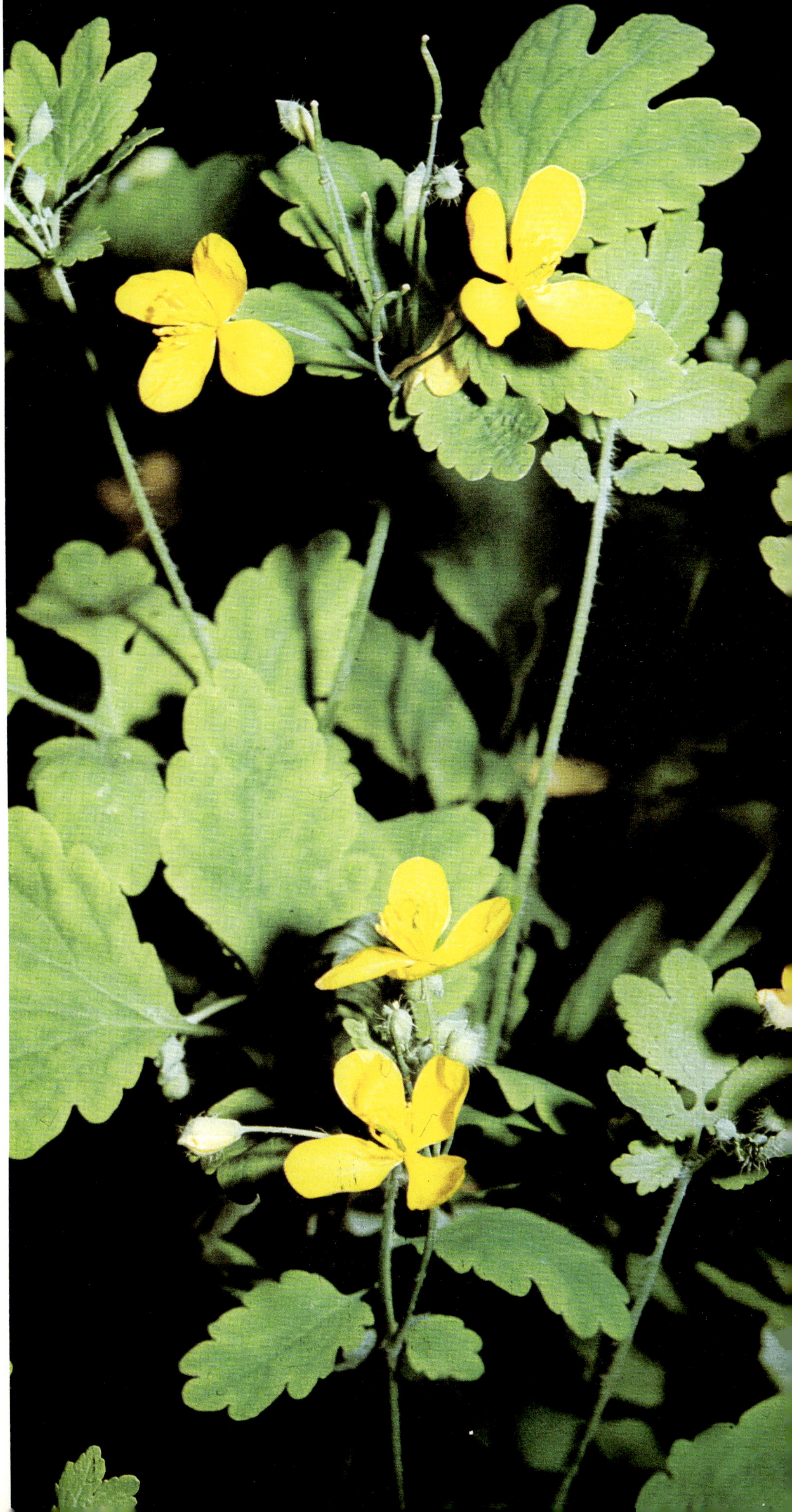

nehmend. Die Homöopathie verwendet eine Essenz aus der Wurzel bei Leber- und Gallenleiden, bei sehr vielen anderen inneren Erkrankungen und auch bei Hautleiden.
Mit dem Schöllkraut haben wir eine Pflanze vorgestellt, die geradezu eine Alkaloidfabrik darstellt. Infolge der Vielzahl von Inhaltsstoffen, deren Wirkungen sich oft sogar widersprechen, ist die Gesamtwirkung nicht leicht zu durchschauen und offenbar auch nicht immer völlig gleichbleibend. Aufgabe der Heilmittelindustrie wäre es, die einzelnen Wirkstoffe zu isolieren und genau zu prüfen; vielleicht könnte man dann die Heilwirkungen des Schöllkrautes in mancher Hinsicht noch steigern!

Schöllkraut wird vor allem gegen Leber- und Gallenleiden eingesetzt. Regt die Herztätigkeit an, senkt den Zuckergehalt des Blutes und erhöht den Blutdruck.

Der Aronstab heilt Wunden

Die Pflanze wird bis 60 cm hoch und kommt aus einer walnußgroßen, weißlichen Wurzelknolle. Auffällig sind die Blütenstände: ein grünlichweißes Blatt ist zu einer Tüte eingerollt und bildet so eine Blütenscheide, aus der der obere Teil des braunen Blütenkolbens ragt. Rund um den Kolben sind die zahlreichen einhäusigen Blüten angeordnet, die sich später in fleischige Beeren verwandeln, die zunächst grün, nach der Reife aber leuchtend rot sind. Der Blütenstand ist eine raffinierte Kesselfalle für Insekten. Die Pflanze kommt in feuchten, schattigen Laubwäldern vor, in Auen und unter Hekken und blüht etwa im Mai.

Die Volksnamen Aronwurzel, Magenwurzel, Zehrwurzel deuten bereits auf ihre Verwendung hin. In der Tat hat eine solche im Volk seit langem stattgefunden; dabei wurde schon sehr bald als wesentlich erkannt, daß die Wirkstoffe beim Trocknen offenbar verlorengehen. Die getrocknete Wurzelknolle schmeckt mehlig und nur noch wenig scharf.

Ganz anders die frische Pflanze: Beim Zerquetschen entströmt ihr ein beißender, zu Tränen reizender Geruch, und sie ist von brennend scharfem Geschmack.

Dementsprechend verwendet die Volksmedizin überwiegend die frische Pflanze oder deren Saft, und zwar äußerlich als Umschlag bei schlecht heilenden Wunden und bei Geschwüren. Von innerlicher Anwendung ist nicht viel bekannt; offenbar sind daran die starken Schwankungen des Wirkstoffgehaltes beim Trocknen schuld.

All das ändert aber nichts daran, daß die frische Pflanze einen kräftigen Wirkstoff enthält und daher als stark giftig bezeichnet werden muß. Den Hauptwirkstoff hat man Aroin genannt, er ist flüchtig und offenbar nicht stabil; chemisch ist er noch nicht erforscht. Er kommt in allen Teilen der Pflanze vor, besonders reichlich in der frischen Knolle. An Nebenwirkstoffen finden wir etwa 1% Saponin und wenig Blausäureglykosid (am meisten in frischen Frühjahrsschößlingen); beide Substanzen scheinen pharmakologisch keine Rolle zu spielen. Die Wurzelknolle ist sehr reich an Stärke, sie enthält davon 70% und muß daher als ausgesprochenes Nahrungsmittel angesprochen werden; freilich erst, wenn alle Giftstoffe entfernt sind! Der Volksname »Zehrwurzel« deutet auf diese Eigenschaft hin!

Aroin übt auf Haut und Schleimhaut eine heftige örtliche Reizung aus, die sich in Brennen, Rötung und Entzündung äußert. Tritt das Gift ins Blut über, so kommt es zunächst zu einer Erregung, dann zu einer Lähmung des Zentralnervensystems. Die Wirksamkeit der frischen Pflanze verschwindet nicht nur beim Trocknen, sondern auch beim Abkochen; man kann dann die Wurzelknollen ohne Schaden verzehren.

Vergiftungen mit dem frischen Kraut kommen immer wieder vor, insbesondere bei Kindern. Meist werden die süßlich schmeckenden Beeren gegessen, aber auch die Blätter, deren Geschmack an Sauerampfer erinnert. Zunächst kommt es zu schmerzhaften Entzündungen der Schleimhäute von Lippen, Mund und Rachen, verbunden mit Brennen, Speichelfluß, Erbrechen sowie heftiger Reizung und Entzündung von Magen und Darm. Nach Übertritt ins Blut bewirkt das Gift eine Beschleunigung sowie Unregelmäßigkeiten des Herzschlages, prickelndes Gefühl, Pupillenerweiterung, schließlich Krämpfe und im Extremfall Tod im Koma. Auch bei Tieren treten schwere, sogar tödliche Vergiftungen auf; das Fleisch von vergifteten Tieren ist selbst giftig.

Die Verwendung des Aronstabs in der Heilkunde ist uralt. Heute wird die Pflanze von der Schulmedizin nicht mehr verwendet. Daran mag die Labilität des Wirkstoffes Aroin sowie unser in jeder Hinsicht unzureichendes Wissen über ihn schuld sein. Die Homöopathie bereitet aus dem Aronstab eine Essenz und verordnet diese bei verschiedenen Leiden, wie Störungen des Nervensystems, Gastritis, Lähmungen; insbesondere auch bei solchen Erkrankungen, die mit einer Schleimhautblutung verbunden sind, wozu auch Zahnfleischblutungen gehören.

Der Aronstab – vor allem seine stärkehaltige Knolle – hilft bei entzündlichen Schleimhauterkrankungen und hartnäckigen Katarrhen der Luftwege. Pflanze und Beeren sind sehr giftig!

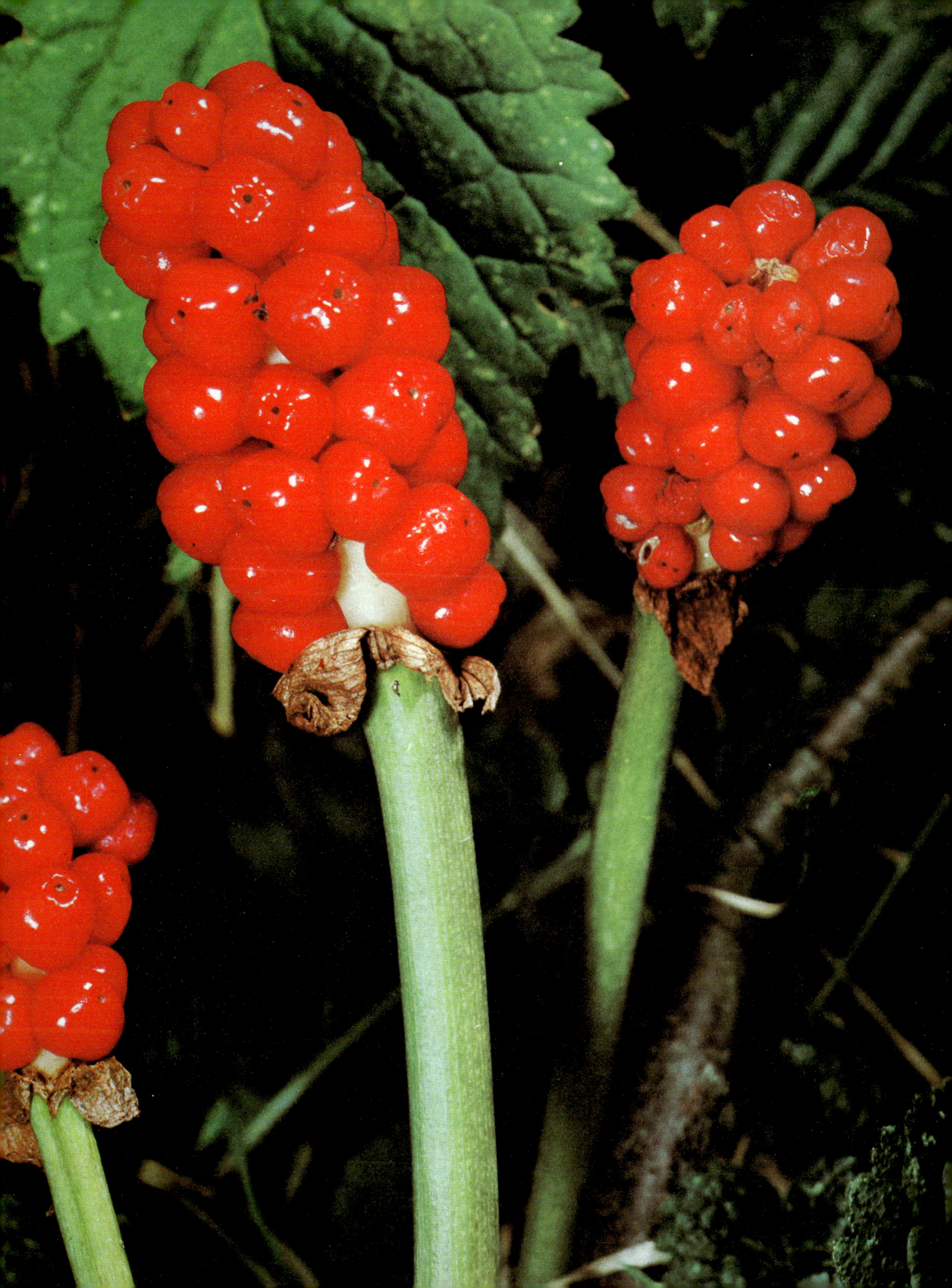

Der Kalmus reinigt die Haut

Der Name »Kalmus« tritt häufig in alkoholischer Zubereitung auf; neben einem recht hochgradigen Schnaps gibt es noch Kalmuslikör, Kalmuswein, Kalmusmost. Alle diese Getränke werden durch Beigabe der Kalmuswurzel hergestellt, der man seit langem besondere Wirkungen nachsagt. Der Kalmus, auch Magenwurzel oder Deutscher Ingwer genannt, ist eine Pflanze mit schwertförmigen, bis 1,5 m hohen Blättern. Im Juli/August blüht er; etwa 700 der kleinen, gelbgrünen Blüten sind zu einem Kolben vereinigt. Der Träger der Wirkungen ist der waagrecht liegende Wurzelstock, der gut daumendick ist und 1,5 m lang werden kann. Der Kalmus findet sich in Sümpfen, Gräben, an Teichrändern und an Ufern von langsam fließenden Flüssen; er pflanzt sich bei uns nur vegetativ fort.

Droge ist die getrocknete Wurzel. Es wird davon meist Tee gemacht. Man setzt zwei Teelöffel der Droge pro Tasse kalt an und kocht nach einer halben Stunde kurz auf. Der Tee läßt sich aber auch kalt zubereiten, dann muß er allerdings etwa zwölf Stunden stehen. Man kann bis zu drei Tassen pro Tag trinken. Übrigens wird auch empfohlen, die Kalmuswurzel zu kauen, ohne sie zu verschlucken.

Der Kalmus ist ein prominenter Bestandteil der Volksmedizin, der weder in alten noch in neuen Kräuterbüchern fehlt (in Deutschland erstmals im 16. Jahrhundert erwähnt). »Die Wurzel wärmet und trucknet«, heißt es zum Beispiel, »eröffnet und macht dünn, ist eine von den besten Magenwurzeln, sonderlich gut dem kalten, schwachen Magen.« Daneben wird von wohltätiger Wirkung auf fast alle inneren Organe berichtet. In der Tat gilt Kalmus als wirksam bei katarrhalischen Leiden von Magen und Darm, er ist verdauungsfördernd sowie beruhigend bei Gärungen und Blähungen, er fördert den Gallenfluß und die Harnbereitung, stärkt die Leber und wirkt als allgemeines inneres Stärkungsmittel.

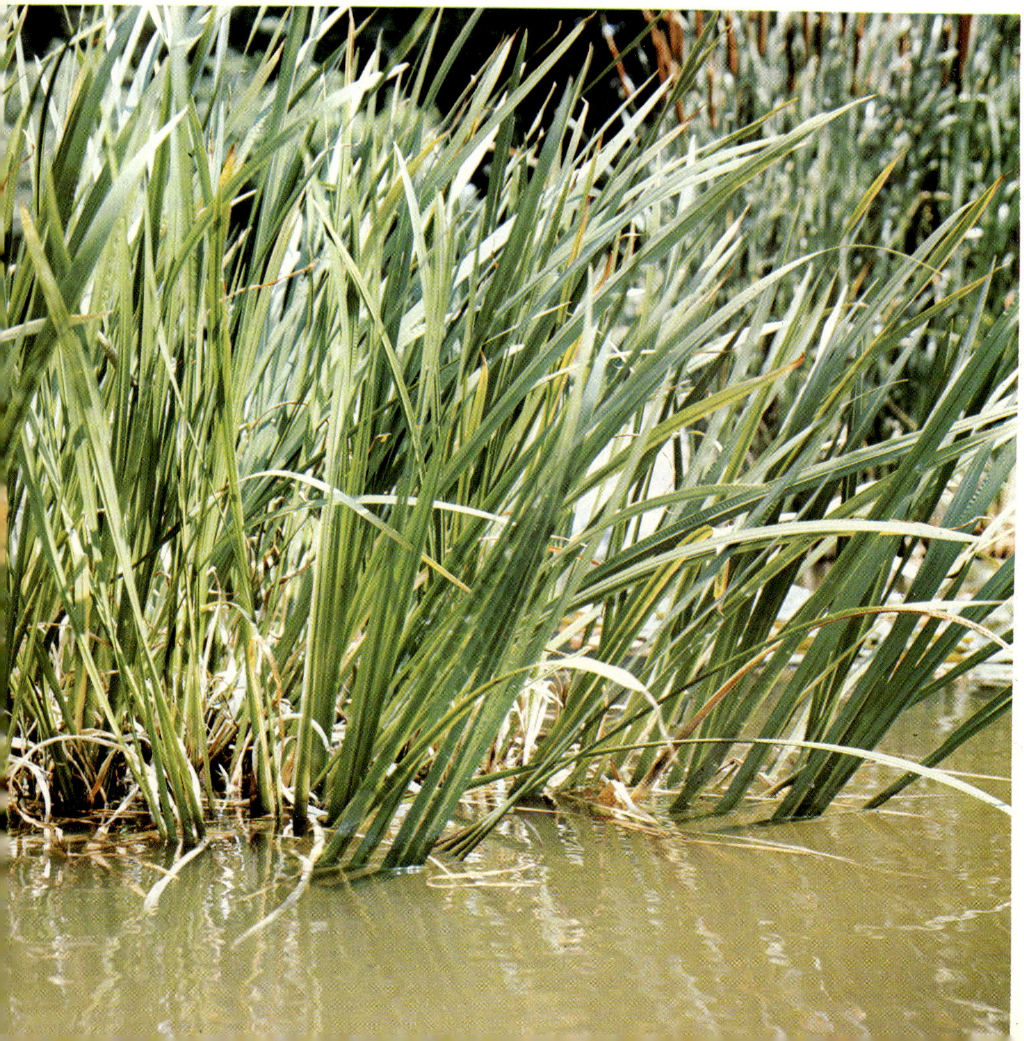

Kalmus wird in Südostasien als Haaröl gerühmt. Der Wurzelstock der Wasserpflanze wird – zerrieben und mit Wasser verrührt – gegen Insekten- und Skorpionstiche verwendet. Anregend und kräftigend.

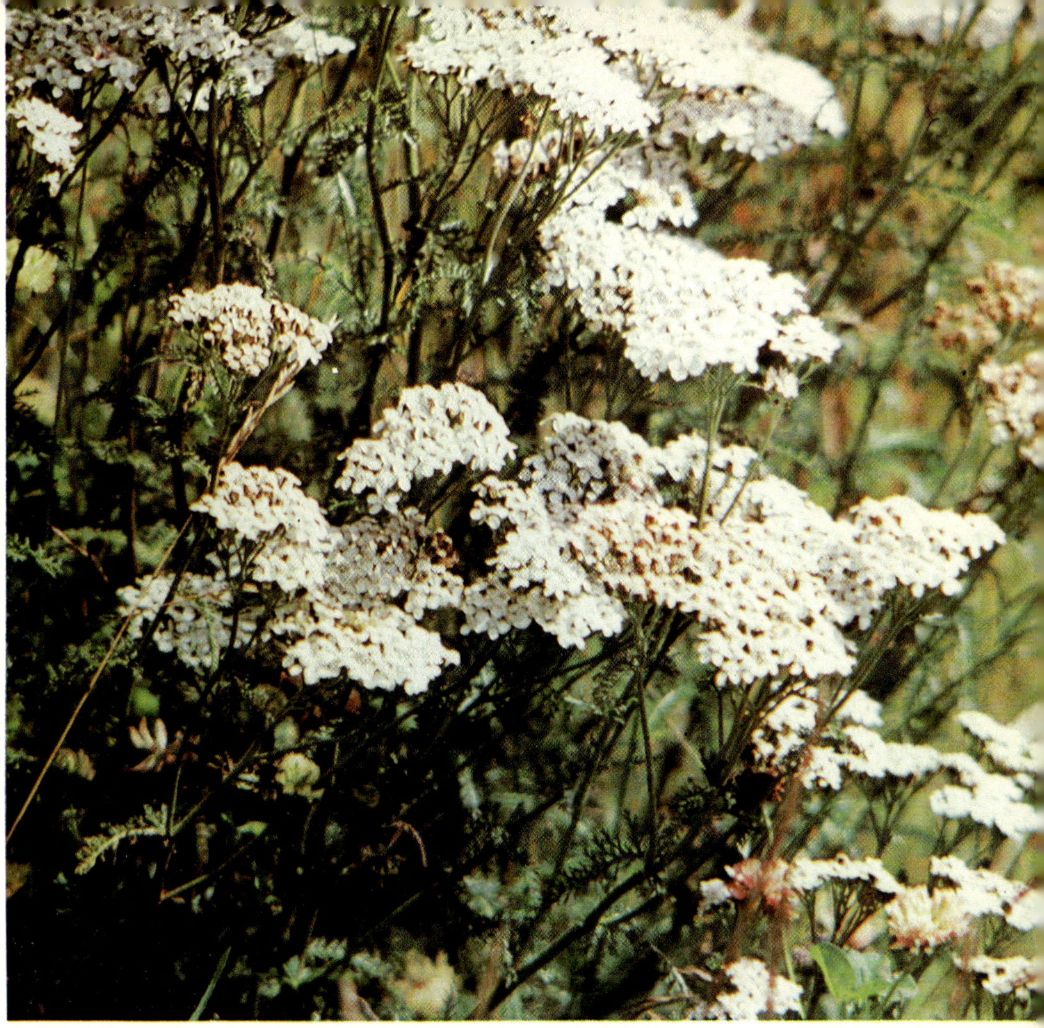

Schafgarbe ist krampflösend und gilt als Stimmungsaufheller. Die Pflanze hat sich vor allem in der Frauenheilkunde einen Namen gemacht und wird von vielen Ärzten empfohlen.

Auch äußerliche Anwendungen sind bekannt. Kalmusöl dient zum Einreiben, Kalmusabkochungen wurden empfohlen bei unreiner Haut, insbesondere bei Skrofulose, und Rachitis. Selbst als Zusatz zu Bädern, für Umschläge, zum Zähneputzen und als Mundwasser wird Kalmus gebraucht. Neben diesen allgemein bekannten Wirkungen werden ihm weitere Fähigkeiten nachgesagt. Kalmustee soll die Potenz stärken; in Arabien und im Iran wird er als Aphrodisiakum verwendet. Wenn man nach übermäßigem Alkoholgenuß vor dem Schlafengehen Kalmustee trinkt, kann man dem zu erwartenden Kater vorbeugen. Hat sich ein Kater eingestellt, so kann man ihn mit Kalmustee wirksam bekämpfen. Zuletzt wird auch von einer positiven Wirkung bei manchen entzündlichen Erkrankungen, wie etwa der Harnorgane, berichtet. Wir sehen: ein Wirkungsspektrum, dessen Breite beachtlich ist!

Der potenteste Wirkstoff der Pflanze ist das Asaron. In konzentrierter Form verursacht es örtlich starke Reizungen, brennt auf der Zunge, erregt die Nieren und strapaziert die Magenschleimhaut so stark, daß es zum Erbrechen kommen kann. Die starke Reizwirkung führt zu einer Überfüllung innerer Organe mit Blut, die einer leichten Entzündung gleicht. Insbesondere sind davon die Nieren und der Uterus betroffen, weswegen Asaron auch als Abortivmittel wirken kann. Ins Blut übergegangen, hat Asaron narkotische Eigenschaften und kann sogar durch zentrale Atemlähmung zum Tod führen.

Im Kalmus treten freilich alle diese Symptome stark modifiziert und abgeschwächt auf. Daran sind die vielen Nebenwirkstoffe schuld sowie die Tatsache, daß das flüchtige Asaron beim Trocknen der Wurzel bedeutend reduziert wird. Was wir somit in der Kalmuswurzel vor uns haben, ist offenbar eine besonders gelungene natürliche Kombination, in der von der heftigen Asaronwirkung gerade so viel übrig ist, daß aus dem Gift ein Heilmittel wird.
Große Bedeutung für das Wirkungsspektrum haben sicher der Bitterstoff sowie die Gerbstoffe und besonders die Schleimstoffe, die dem Asaron direkt entgegenwirken, da sie auf Entzündungen eine beruhigende Wirkung ausüben. Jedenfalls ist die Kalmuswurzel ein sehr gutes Beispiel dafür, wie durch geeignete Dosierung und Mischung aus gefährlichem Gift ein vielseitiges Heilmittel wird! In der Tat sind bisher beim Kalmus keine Vergiftungen bekanntgeworden!
Die überlieferten Heilwirkungen des Kalmus haben der kritischen Überprüfung durch die moderne Medizin vollauf standgehalten. Die Droge gilt als Bittermittel.

Sie fördert den Appetit und regt die Verdauung und alle daran beteiligten Organe, insbesondere die Galle, an. Auch Nieren und Leber werden günstig beeinflußt. Besonders wirksam ist die Droge bei Koliken und Blähungen sowie bei damit zusammenhängenden Krämpfen. Der Wurzelstock wird im Herbst gesammelt. Kräuterhäuser und Apotheken führen die geschnittene und getrocknete Wurzel. Weitere offizielle Pharmaka sind Kalmusöl, Tinktur und Extrakt sowie Pulver. In der Homöopathie verwendet man einen Auszug, der aus dem getrockneten und geschälten Wurzelstock hergestellt wird und die Bezeichnung »Calamus aromaticus« trägt.

Die Kamille hemmt Entzündungen

Man könnte der Meinung sein, über die Kamille sei nicht mehr viel zu berichten. Bei ihrer großen Popularität wird sie leider manchmal nicht mehr recht ernst genommen. Und doch verdient gerade diese alte Arzneipflanze ungeteilte Beachtung, hat man doch erst vor kurzer Zeit entdeckt, daß die Kamille auch in der Lage ist, Bakteriengifte unschädlich zu machen.

Es ist also durchaus etwas »dahinter«. Bei fast allen Krankheiten kann man die Kamille in irgendeiner Form verwenden. Ihren guten Ruf aber verdankt sie ihrer milden, ungefährlichen Wirkung, auf die wir auch heute nicht verzichten können. Die wichtigsten Merkmale ihrer Wirkung sind: schmerzlindernd, entzündungshemmend, krampflösend, beruhigend, schweiß- und blähungstreibend. Daraus geht ohne weiteres hervor, daß die Pflanze in erster Linie ein Arzneimittel für den Bereich Magen-Darm-Galle-Leber ist, also bei allen Verdauungsstörungen in Frage kommt.

Ihr lateinischer Name matricaria ist abgeleitet von matrix = Gebärmutter, Mutterleib. Er deutet darauf hin, daß die Kamille ein altes Frauenmittel ist. Tatsächlich wird sie auch heute noch bei Menstruationsbeschwerden und zu Spülungen bei Scheidenkatarrhen mit bestem Erfolg verwendet. Ferner ist sie in der Behandlung von Hautkrankheiten (Furunkel, Abszesse, Fingernagelbetteiterungen) und entzündlichen Prozessen der Schleimhäute, bei Erregungszuständen, Schlaflosigkeit und allgemeiner Erschöpfung (auch äußerlich in Form von Bädern) ein probates Mittel. Ein sehr empfehlenswertes Anwendungsgebiet sind Zahnbeschwerden der Kinder. Die Kamille kommt wild wachsend als Ackerunkraut vor, oder sie wird angepflanzt. Gesammelt werden die Kamillenblüten, die im Gegensatz zur geruchlosen Kamille einen hohlen, kegelförmigen Blütenboden haben. Sie verdanken ihren angenehmen Geruch dem

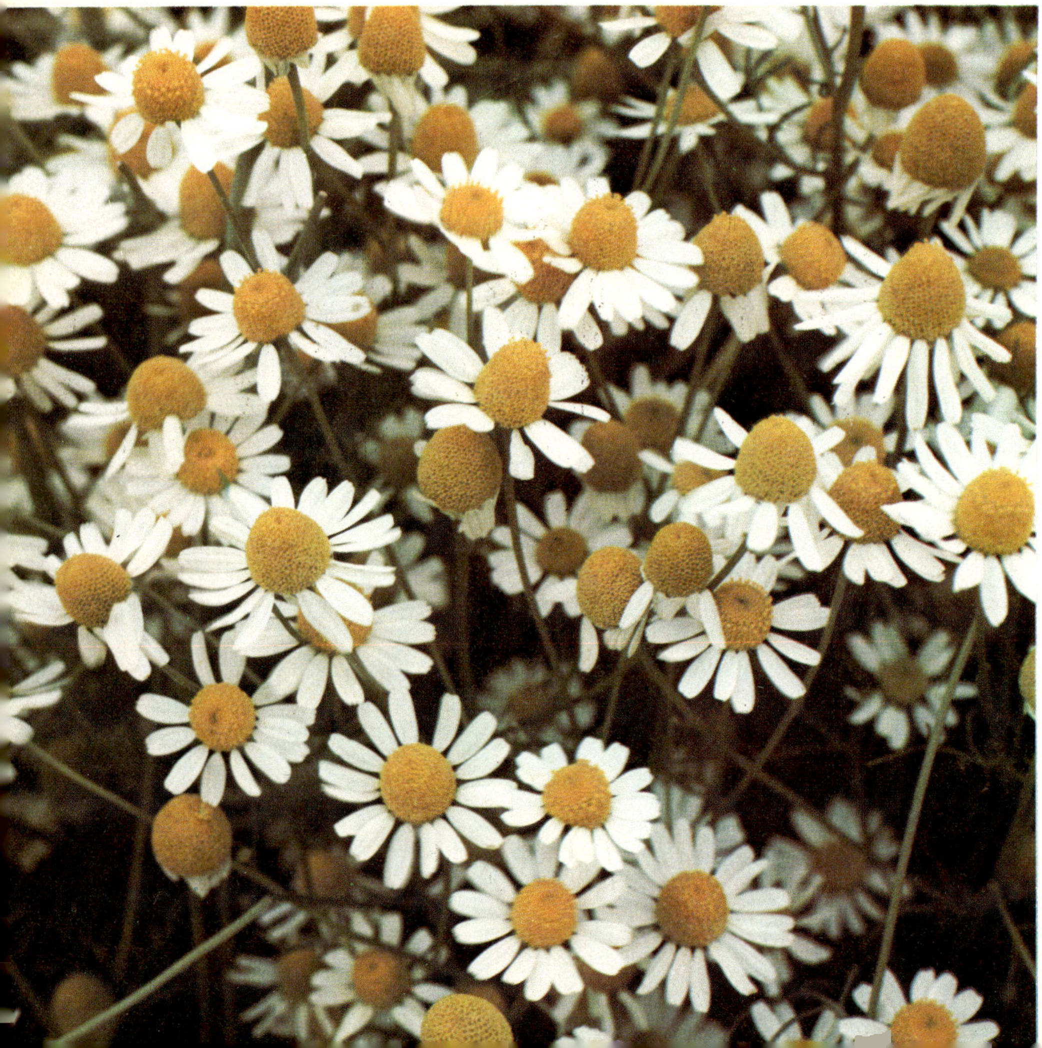

Die Echte Kamille wirkt hemmend auf Entzündungen. Sie löst Krämpfe und wirkt lindernd bei Beschwerden in den kritischen Tagen. Bei Magenkolik oder Durchfall heißen Kamillentee trinken!

Gehalt an ätherischen Ölen, deren wichtigstes das Azulen ist. Kamillenblüten sollen gut getrocknet in dichtgeschlossenen Gefäßen gelagert werden.

Zur Bereitung eines Tees übergießt man etwa 2 Teelöffel Kamillenblüten mit 1/4 Liter kochendem Wasser, läßt 10 Minuten ziehen und seiht durch ein Tuch. Hiermit können auch Spülungen, Umschläge und Einläufe vorgenommen werden. Für ein Vollbad nimmt man einen Aufguß von etwa 1/2 kg Kamillenblüten auf 5 Liter Wasser und fügt diesen dem Badewasser zu. In gleicher Weise werden Sitzbäder bereitet. Kamillentee kann auch als Blutreinigungs- und Haustee getrunken werden. Einige wenige Pfefferminzblätter machen ihn schmackhafter. Bei Erkältungskrankheiten haben sich Kamillendämpfe zur Inhalation gut bewährt; Zubereitung wie bei Tee; man atmet die Dämpfe unter einem Tuch ein.

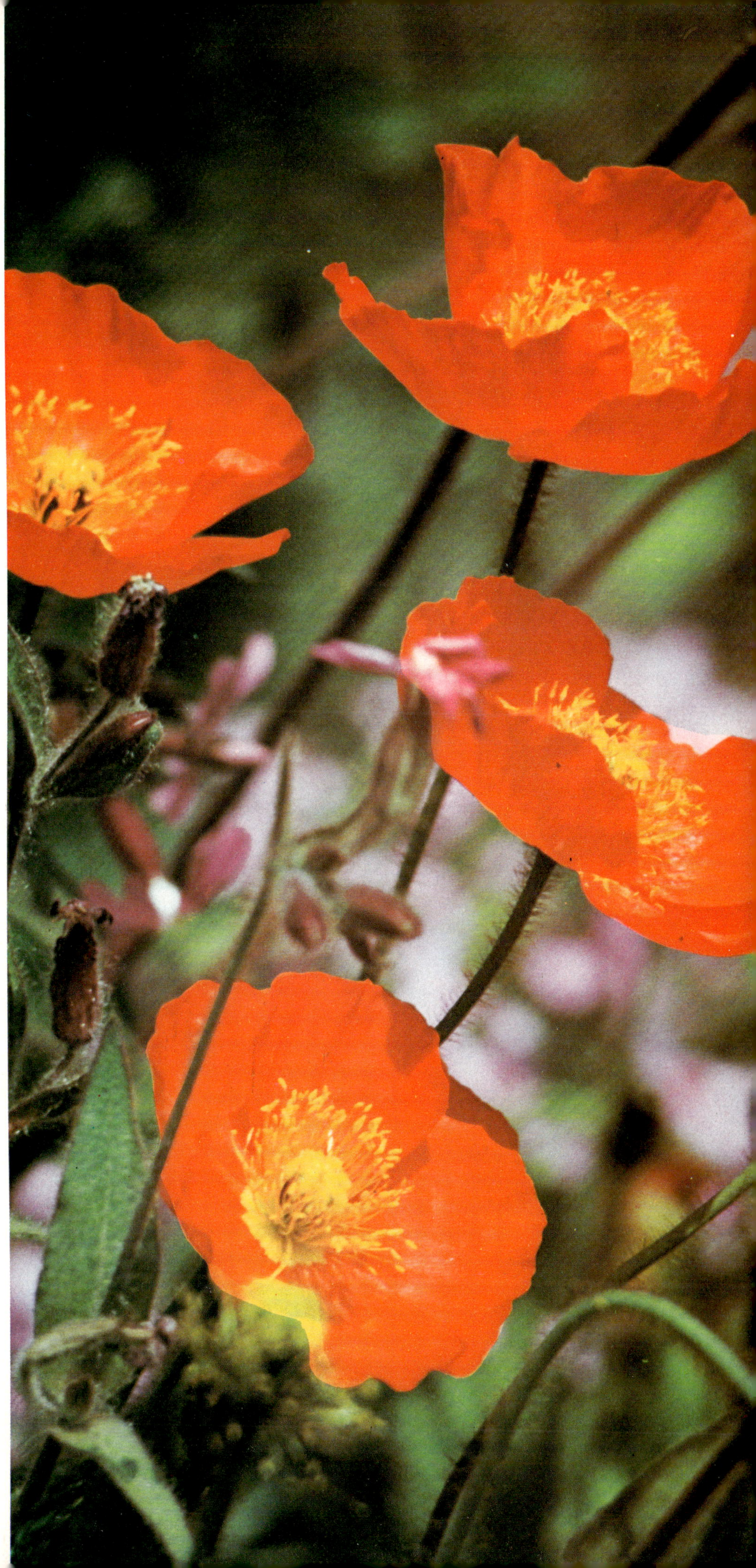

Der Mohn umfaßt etwa 90 verschiedene Arten. Aus dem Schlafmohn wird das Rohopium gewonnen, das wiederum als Grundstoff für Morphium dient. Der Isländische Mohn ist eine nordische Spielart.

Lein hilft dem Darm

Der Lein ist eine der ältesten Kulturpflanzen, deren Anbau wir bis ins dritte Jahrtausend v. Chr. verfolgen können (Ägypten). Schon früh hat der Mensch gelernt, aus den Stengeln der Pflanze Bast- oder Flachsfasern zur Herstellung von Geweben und aus dem Samen Schleim und fettes Öl zu gewinnen. Über seine Heimat ist nichts Sicheres bekannt, da er wildwachsend nicht vorkommt. Wahrscheinlich stammt er aus Südwestasien. In Mitteleuropa wird er seit langem angebaut. Die ersten Berichte über die medizinische Anwendung des Leins (Leinsamen) sind uns von den alten griechischen und römischen Autoren überliefert. Noch heute zählt der Leinsamen zu einem der dankbarsten pflanzlichen Heilmittel, das innerlich und äußerlich genommen vielseitige Anwendung findet. In erster Linie ist die Droge infolge ihrer Gleit- und Quellstoffe als wertvolles und unschädliches Stuhlregulierungsmittel anzusehen, das gleichzeitig die geschwächte Darmbewegung (Peristaltik) zu erhöhter Tätigkeit anregt und damit zu einer Behebung der Ursache der Verstopfung beiträgt.

Die allgemeine entzündungshemmende, einhüllende, krampflösende und schmerzstillende Wirkung des Leinsamens erschließt weitere Anwendungsgebiete, wie Magen-, Darm-, Nieren- und Blasenentzündungen, Hals- und Rachenkatarrh und fieberhafte Bronchitis.

Äußerlich wird der Leinsamen als heißer Breiumschlag bei Geschwüren, Furunkeln, Magenkrämpfen, Menstruationsbeschwerden und anderen Schmerz- und Krampfzuständen aufgelegt. Man verwendet dafür einen Leinenbeutel.

Das aus dem Samen kalt geschlagene Leinöl ist zur Lösung von Gallenkoliken nützlich. Äußerlich gibt Leinöl in einer Mischung mit Kalkwasser ein ausgezeichnetes Mittel gegen Verbrennungen ab. Es bewirkt eine rasche Schmerzlinderung und eine kosmetisch befriedigende Abheilung. Auch werden Leinöl und ähnliche fette Öle bei Ekzemen, Milchschorf und bei Schuppenflechte empfohlen.

Täglich 2–3 Eßlöffel geschrotete Leinsamen nehmen (in Kompott oder Sauermilch) oder mit kaltem Wasser ansetzen (2 Eßlöffel auf 1/2 Tasse), 1 Stunde quellen lassen und einnehmen. Für die Teebereitung benötigt man 1 Eßlöffel Leinsamen auf 1 Tasse Wasser, kocht kurz auf, läßt 10 Minuten ziehen und trinkt den Tee warm. Zu Umschlägen wird ein Leinenbeutel nicht zu voll (Leinsamen quillt stark!) gefüllt, man übergießt diesen in einem Topf mit kaltem Wasser, läßt etwa 5 Stunden stehen, erhitzt im gleichen Wasser bis zum Kochen und läßt 1/4 Stunde ziehen. Vom Leinöl nimmt man durchschnittlich 2 Eßlöffel am Tag. Als Brandmittel mit Kalkwasser zu gleichen Teilen.

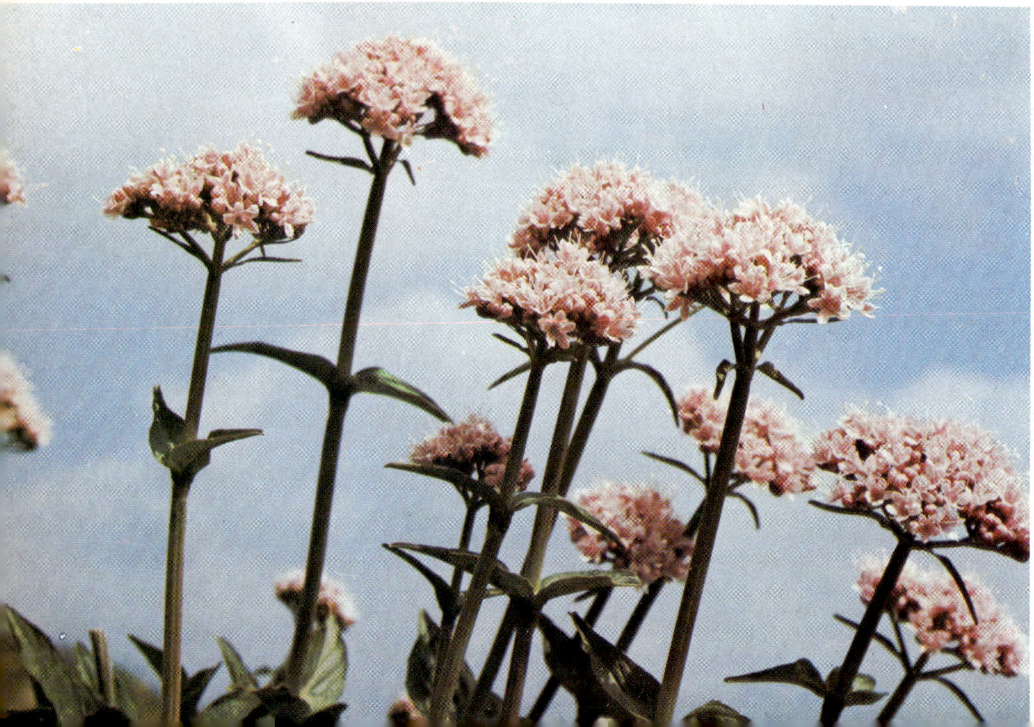

Baldrian ist eines der besten natürlichen Beruhigungsmittel für den nervösen Menschen. Baldriantee, am späten Abend getrunken, schenkt ruhigen Nachtschlaf. Bei längerer Anwendung Suchtgefahr.

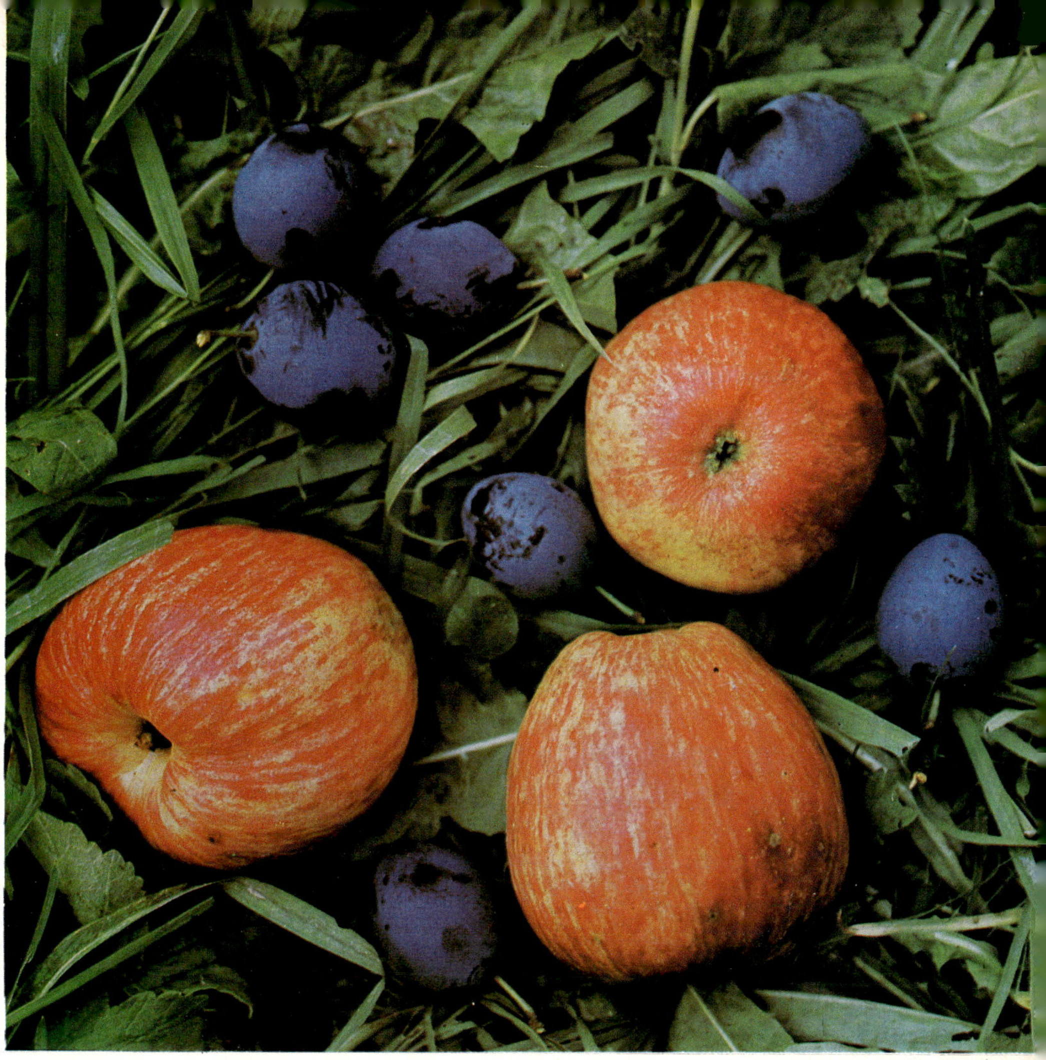

Äpfel helfen kranken Herzen

Es ist schon erstaunlich, was der Apfel alles kann. Er schmeckt uns in jeder Form: als Mus und Marmelade, Kuchen und Kompott, Saft, Wein und Schnaps – oder roh als eine handlich-knackige Erfrischung. Aber auch die Ärzte schätzen ihn als uraltes Heilmittel mit neuen Aspekten. Schon von alters her galt er den Menschen mehr als nur ein Nahrungsmittel unter vielen. Der Apfel war Symbol der Erkenntnis (Adam und Eva), Preis der Schönheit (Urteil des Paris), Sinnbild kaiserlicher Macht (Reichsapfel), Zeichen der Liebe.

Heute sind Äpfel nach den Weintrauben das am meisten produzierte Obst und mit etwa 20000 Sorten über die ganze Welt verbreitet. 1500 Sorten gibt es in der Bundesrepublik, für jeden fünften Einwohner blüht ein Apfelbaum, insgesamt etwa 12 Millionen Stück. Sie liefern 60 Prozent unserer gesamten Obsternte. Damit stehen wir an vierter Stelle der Weltrangliste.

Keine andere Frucht bietet so unterschiedliche Abstufungen des Geschmacks, keine ist so vielseitig verwendbar.

Auch Ernährungswissenschaftler und Diätärzte haben den Apfel wiederentdeckt und mit ihm ganz erstaunliche Heilerfolge erzielt. Schon unsere Großmütter kurierten Durchfälle mit einem ganz einfachen Rezept – mit geriebenen Äpfeln. Äpfel, vor allem die Schalen, sind besonders reich an Pektinen. Dies sind kompliziert gebaute Kohlenhydrate, die als Begleiter der Zellulose in fast allen Früchten vorkommen. In den pflanzlichen Zellen wirken sie als Kittsubstanz. Beim Reifen der Frucht werden sie durch Enzyme wasserlöslich und haben die Fähigkeit, stark zu quellen. In der Küche werden sie als Gelierhilfe verwendet (Opekta, griech. pektos = erstarrt). Sie gehören zu den Ballaststoffen.

Diese praktisch unverdaulichen Stoffe haben die Eigenschaft, im Magen- und Darmtrakt stark aufzuquellen. Dabei räumen sie giftige Zersetzungsprodukte und schädliche Mikroorganismen aus. Sie entgiften also unseren Körper. Der Gehalt an Gerbstoffen und organischen Säuren hilft ihnen dabei.

Amerikanische Forscher machten jetzt die Entdeckung, daß Pektine auch den Cholesterinspiegel senken und so dem Herzinfarkt vorbeugen können. Die Erklärung: Pektine haben die Fähigkeit, Gallensäure so zu binden, daß sie vom Körper nicht wieder verwendet werden kann. Für die Neuproduktion von Gallensäure benötigt die Leber aber Cholesterin, das sie den Körpervorräten entnehmen muß. Ergebnis: Der Blutfettspiegel sinkt und damit auch ein Risikofaktor für den Herzinfarkt.

Der Apfel ist der König der Früchte. Die Apfeldiät gehört zum Heilschatz vieler Ärzte. Empfehlenswertes Beruhigungsmittel! Kräftigende Wirkung zeigt der Apfel auch bei Herzkrankheiten.

Der Vitamin-C-Gehalt der Äpfel wird oft überschätzt. Vor allem die beliebtesten Speiseäpfel haben nur noch sehr wenig davon. Bei der Züchtung neuer Sorten ist das Vitamin oft verlorengegangen.

Der Vitamin-C-Anteil hängt auch vom Standort ab und vom Reifegrad. In der Schale ist fast dreimal soviel Vitamin C wie im Fruchtfleisch, die rote Seite enthält bis zu 25 Prozent mehr als die grüne Seite.

Süße Pflanzen für Diabetiker

Wer Diabetiker ist, sollte die Korbblütler kennen. Alle Pflanzen, die dieser Familie angehören, enthalten nämlich Inulin, einen schwach süßen, kraftspendenden Stoff, der den Blutzuckerspiegel nicht erhöht. Viele davon sind eßbar und wachsen im Garten oder draußen in der freien Natur. Inulin, das keinesfalls verwechselt werden darf mit Insulin (Hormon der Bauchspeicheldrüse), ist ein Kohlehydrat wie Stärke, Zellulose und Pektin. Seinen Namen verdankt das Inulin der bekanntesten Trägerpflanze, dem Alant (Inula helenium). Es wird außerdem Alantin, Dahlin, Helenin, Menyanthin, Synantherin und Sinistrin genannt. Bedeutsam für Diabetiker ist, daß Inulin zu den Zuckerarten gehört, die schwach süß schmecken, sättigen und trotzdem den Blutzuckerspiegel nicht erhöhen.

Die meisten inulinhaltigen Pflanzen sind allerdings ein wenig in Vergessenheit geraten, wie die Dahlienknolle, die Eberdistel, wie Klette, Zichorie, Sonnenblumen, Mariendistel, Wiesenbocksbart, Wolldistel und viele andere. Gefragt und beliebt sind heute, und dies nicht nur bei Diabetikern, die Artischocke und die Topinambur. Auch der Löwenzahnsalat, in Frankreich schon immer eine hochgeschätzte Delikatesse, erfreut sich bei uns größter Beliebtheit.

Bei der *Artischocke* erscheint das Inulin erst in der ausgereiften Frucht. Doch ist es auch in der Wurzel enthalten, aus der man in Frankreich einen würzigen braunen Saft entwickelt, der unter dem Namen »Pianto« im Handel ist. Sein Aroma ist maggiartig, so daß der bei Leber- und Galleleiden hilfreiche Saft auch eine ideale Salatwürze ist.

Eine reiche Inulinquelle bietet die *Dahlienknolle.* Nur wenige Leute wissen, daß man sie essen kann. Dabei ist in China eine Suppe aus Dahlienknollen und Türkenbundzwiebeln eine altbekannte Speise. Im Jahre 1789 wurde sie unter dem Direktor Cervantes in Mexiko in einem botanischen Garten sogar als Nahrungspflanze angebaut. Erst durch die Kartoffel geriet die auch als Georgine bezeichnete Knolle in Vergessenheit. Es gibt mehrere

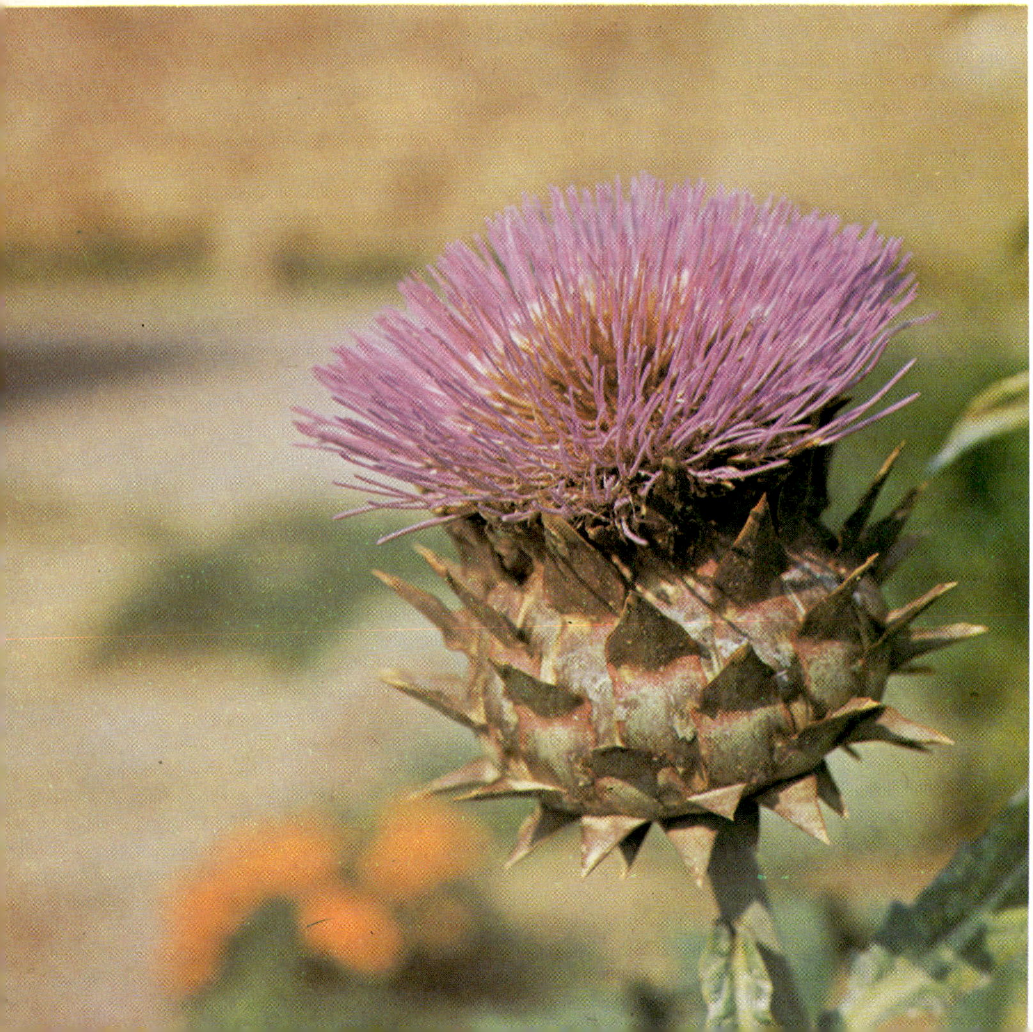

Die Artischocke heilt Leber- und Gallenkrankheiten. Daneben besteht eine anregende Wirkung auf die Nieren, wodurch es zur besseren Wasserausscheidung kommt.

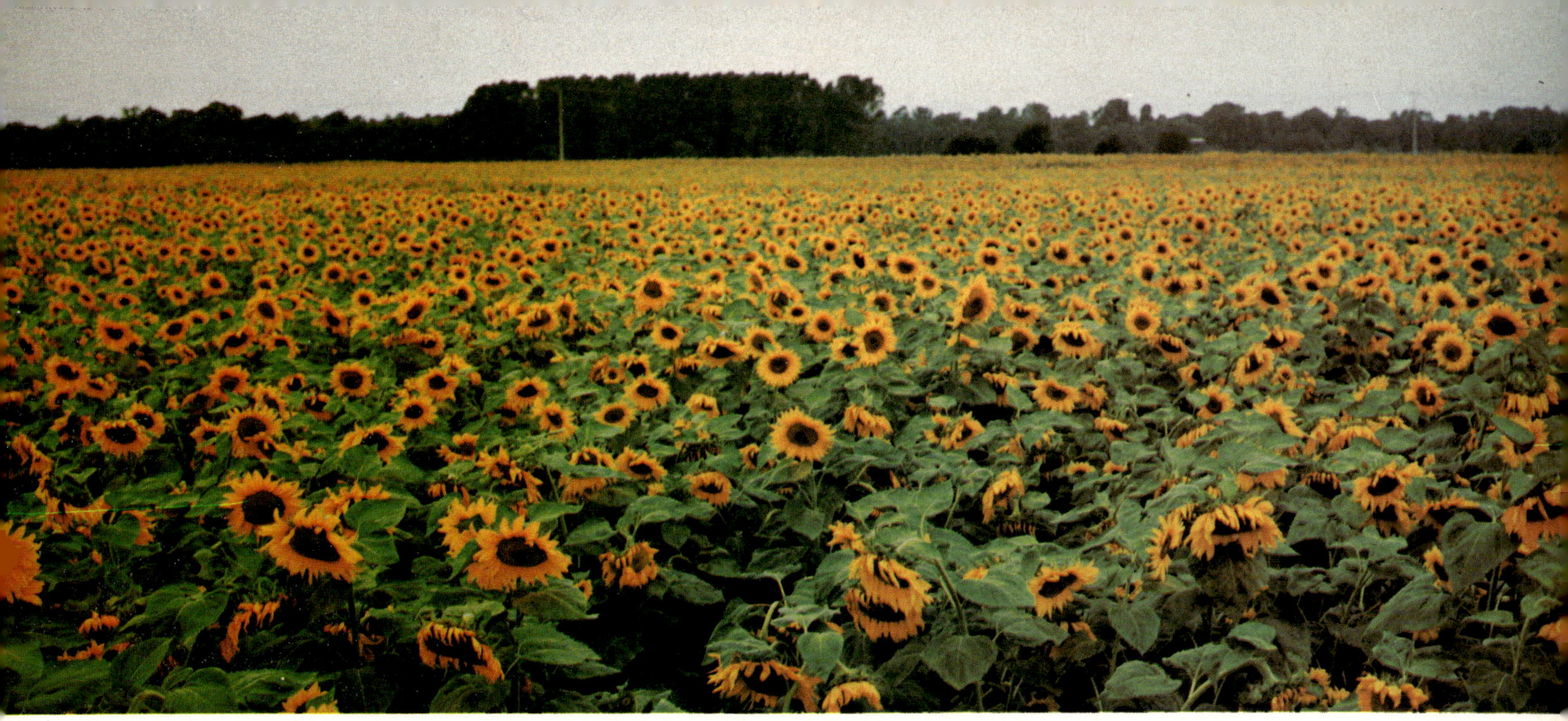

Zubereitungsarten für die Dahlienknolle: in der Asche oder im Backofen gebraten wie die Kartoffel, gekocht als Suppeneinlage oder Bestandteil gratinierter Gerichte. Rohkostfans können sie geschält und fein gerieben in einer mit Zwiebel oder Kräutern gewürzten Salatsoße genießen. Damit sie nicht nachdunkeln, kurz vorher in Essigwasser legen. Das Schälen der Dahlienknollen geht am besten, wenn man sie mit der Schale in reichlich Salzwasser etwa 1 Stunde kochen läßt.

Die *Schwarzwurzel* ist wohl die geläufigste inulinhaltige Pflanze. Ihr Wurzelfleisch enthält viel Eiweiß, dazu das Kohlehydrat Inulin, Phosphorsäure und Eisen in hohem Maß. Die Schwarzwurzel, Scorzonera hispanica, ist übrigens mit der Artischocke verwandt. Sie wird mancherorts »Artefifi« genannt, was ein Mischwort zwischen Artischocke und Salsifis (französische Bezeichnung für Schwarzwurzel) darstellt. Die heute gezogene Art, die Spanische oder Gartenschwarzwurzel, ist nur eine von hundert Arten, die zwischen Spanien und Innerasien vorkommen.

Als wilde Artischocke wird die *Eberdistel,* Carlina acaulis, manchmal bezeichnet. Bereits 1555 beschreibt Conradt Gesner, Zürich, im »Descriptio monti fracti« die Eberdistel als Nahrungspflanze: »Seine fleischigen Köpfe dienten uns nach der Entfernung des Kelches der Blüte und den Samen mit Wasser und Salz als ein treffliches Essen.« Auch Goethe berichtet darüber in seiner »Italienischen Reise« aus dem Jahr 1787: »Mit Verwunderung sahen wir diese beiden ernsthaften Männer mit scharfen Taschenmessern vor einer solchen Distelgruppe stehen und den obersten Teil dieser emporstehenden Pflanze niederhauen. Sie faßten den Stengel und verzehrten das Innere desselben mit Wohlgefallen.«

Tatsächlich läßt sich der Blütenkopf genauso zubereiten wie bei der Artischocke, nur müssen die Dornen vorher ausgezogen werden. Die Eberdistel, in vielen Staudengärtnereien erhältlich, gedeiht auf trockenem, kalkhaltigem Boden. Sie kann durch Wurzelbrut oder durch Samen vermehrt werden. Ihre wilden Vorkommen sind geschützt.

Eine weitere inulinhaltige Pflanze haben wir mit dem *Löwenzahn,* Taraxacum officinale. Seine zarten grünen Blätter ergeben den besten und gesündesten Frühjahrssalat, der sich denken läßt. Beim Löwenzahn interessiert aber vor allem die Wurzel, die bis zu 30 cm lang, 2 cm dick und stielrund ist. Als Pfahlwurzel verjüngt sie sich nach unten und bildet im Herbst reichlich Inulin. Darüber hinaus enthält sie Vitamine, Gerbstoffe, Schleim, Harz, Saponine, Cholin, Taraxacerin und viele Mineralstoffe, wie das wassertreibende Kalium und die für Haarwuchs und Zähne wertvolle Kieselsäure. In den Monaten August und September ist die Wurzel besonders bitter, und man sollte darum die geschälte Wurzel zur Entbitterung erst einmal 2–5 Stunden in abgekochtes Wasser legen. Danach kann sie gekocht, geschmort, gebraten oder als Suppeneinlage verwendet werden. Wird der Löwenzahn in Gärten oder zwischen den Weinbergen angebaut, so dürfen die Pflanzen nicht zu dicht stehen (Abstand 10 cm). Will man die Wurzeln verwerten, so läßt man sie nicht zur Blüte kommen. Die Blätter werden vor der Blüte gesammelt, die Wurzeln erst im Herbst.

Als typisches Wintergemüse ist allen die *Chicorée* ein Begriff. Sie ist eine züchterisch veredelte Abart der Kaffeezichorie. Beide tragen den gleichen botanischen Namen Cichorium intibus, die Gemüsechicorée jedoch zusätzlich die Varietätenbezeichnung »foliosum«, die Kaffeezichorie »sativum«. Andere Schwesternarten der Kaffezichorie sind der kraus geschlitzte Endiviensalat, Cichorium endivia, sowie eine aus Italien angebotene Spezialität, Kapuzinerbart genannt. Weil die Bitterstoffe in diesem Gemüse sehr gesund für Leber und Galle sind, sollte man sie durch Einlegen in warmes Wasser nicht auslaugen.

Sonnenblumen liefern ein vorzügliches Speiseöl, das durch seinen hohen Vitamin-B-Gehalt bevorzugt in der Ernährung und Diätetik Verwendung findet. Hilfreich vor allem bei Hauterkrankungen.

Vom Arzneitrank zum Medikament

Die Geschichte der Digitalis gehört zu den aufregendsten in der Entwicklung der Pharmakologie. Diese Droge war lange Zeit ein Hausmittel; von einem Arzt wurde sie zum erstenmal vor etwa 200 Jahren gegen Herzbeschwerden verordnet. Dennoch verstrichen 150 Jahre, ehe Wirkung und genaue Anwendung erkannt waren. Die schleppende Entwicklung der Digitalis vom Arzneitrank zum modernen Medikament veranschaulicht, wie sehr mangelhafte Kenntnisse in der Pharmakologie den Wert selbst einer wirksamen Droge zunichte machen können.

Im Jahre 1775 sollte ein englischer Arzt namens William Withering seine Meinung über ein volkstümliches Heilmittel äußern, das nicht als Herzmittel, sondern als Mittel gegen Wassersucht geschätzt wurde. Das Rezept, so sagte man ihm, »war lange das Geheimnis einer alten Frau in Shropshire, die gelegentlich Heilung erzielte, nachdem reguläre Ärzte versagt hatten«. Diese Medizin war, wie so viele ihrer Zeit, ein kompliziertes Gebräu aus mehr als 20 verschiedenen Ingredienzen. Withering besaß Scharfsinn genug, um zu erkennen, daß viele dieser Bestandteile bloß Hokuspokus waren. Seine botanischen Kenntnisse ließen ihn vermuten, daß die Hauptwirkung der Mixtur nur von einem einzigen Bestandteil ausging – den Blättern des Fingerhuts, dessen hübsche lila Blüten im Frühjahr die englischen Gärten beleben. Daraufhin behandelte er wassersüchtige Patienten mit einem Tee aus den Blättern des Fingerhuts. In vielen Fällen wurden sie durch exzessive Urinausscheidung von überschüssigem Wasser befreit.

Withering beschäftigte sich zehn Jahre mit der Droge. Er stellte fest, daß er Blätter von einheitlicher Heilkraft erhielt, wenn er sie in einem bestimmten Wachstumsstadium der Pflanze sammelte, und er bestimmte die wirkungsvollste Dosierung. 1785 veröffentlichte er seine Beobachtungen. Sein Buch ›An Account of the Foxglove and Some of its Medical Uses‹ (zu deutsch: Eine Darstellung des Fingerhuts und einiger seiner medizinischen Anwendungen) ist ein klassisches Beispiel für sorgfältige wissenschaftliche Untersuchung.

Doch leider war das Buch seiner Zeit weit voraus. Einen grundlegenden Fehler hatte es mit vielen anderen Studien gemein: das Fehlen von Informationen darüber, was die Droge im Körper eigentlich bewirkte. Withering hatte sorgfältig die meisten äußerlich erkennbaren Wirkungen des Fingerhuts zusammengestellt: erhöhte Urinausscheidung, Übelkeit, regen Stuhlgang, Sehstörungen und verlangsamten Puls. (»Fingerhut«, merkte er an, »hat eine Macht über die Herztätigkeit, wie sie in dem Maße noch bei keinem Medikament beobachtet wurde.«) Doch weder er noch seine Nachfolger in späteren Generationen hatten das Wissen oder die Möglichkeit, die Wirkung der Droge innerhalb des Körpers zu bestimmen – und damit die Krankheiten, bei denen man sie am besten anwenden konnte.

Von der harntreibenden Wirkung der Droge leitet Withering eine Wirkung auf die Nieren ab – obzwar er klarstellte, daß sie nicht unter allen Umständen wassertreibend wirkt. Einige Ärzte nach ihm waren weniger vorsichtig: Sie verwendeten Digitalis, wie die Droge bald genannt wurde, als ein Allheilmittel für alle Formen des Ödems, manchmal auch in Fällen, die gar nichts damit zu tun hatten – entsprechend der einstigen Gepflogenheit von Ärzten und Laien, mit einem guten Mittel zu übertreiben. Derart wahllos angewandt, zeigte Digitalis so ungewisse Wirkungen, daß viele Ärzte es überhaupt nicht mehr verordneten.

Um 1855 endlich wurde eine Grundtatsache klar: Digitalis wirkte nicht direkt auf die Nieren ein; welche Vorzüge es auch hatte, sie lagen in dem, was Withering »seine Macht über das Herz« genannt hatte. Ein französischer Physiologe, Edme Vulpian, glaubte das Wesen dieser Macht zu kennen: Digitalis, so meinte er, sei nützlich für Patienten mit Herzerweiterung, da es den Herzmuskeltonus verbessere – das heißt die Kontraktionsfähigkeit steigere – und damit die Größe des Herzens vermindere. Daraus schloß er, daß die Droge nach erfolgter Herzerweiterung anzuwenden sei – aber das war so, als wenn man den Brunnen abdeckt, nachdem das Kind hineingefallen ist. Vulpian verwechselte Ursache und Wirkung. Bei der Herzinsuffizienz ist das Herz nicht leistungsschwach, weil es erweitert ist, sondern es erweitert sich, weil es schwach ist.

Hausapotheke in Truhenform mit verschiedenen Arzneibriefchen und Flakons für Pestessig und Nußwasser, kleine Messinglampe und Arzneilöffel, 18. Jahrhundert

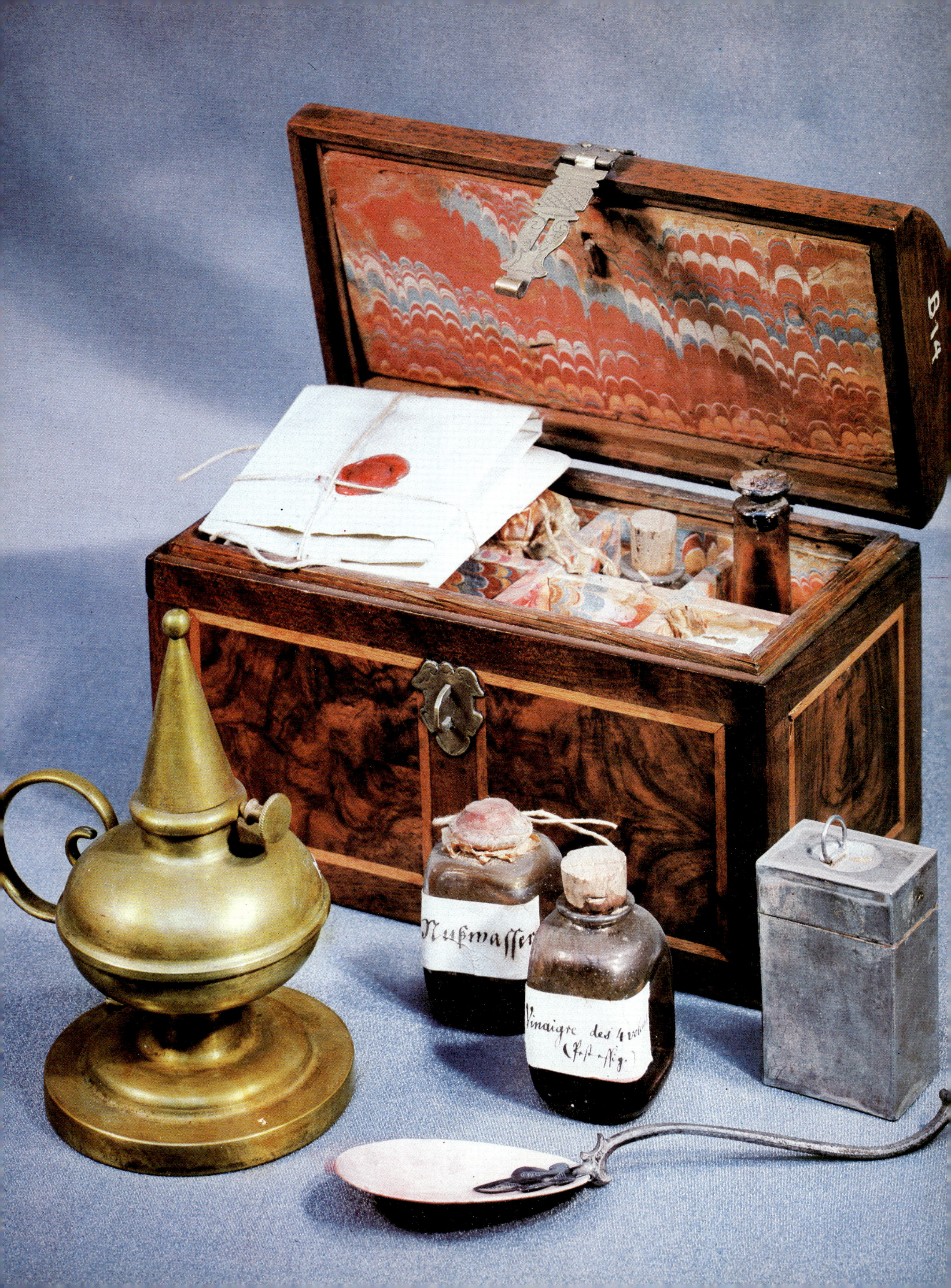
B 14
Nußwasser

Erst in den dreißiger Jahren unseres Jahrhunderts begann sich das eigentliche Geheimnis der Wirkung von Digitalis zu enthüllen. In jenen Jahren zeigten Experimente an Tieren und an losgelösten Herzmuskelstücken, daß die Droge in erster Linie direkt auf den Herzmuskel einwirkt. Sie treibt den Muskel zu verstärkter Kontraktion und damit zu einer stärkeren Pumpleistung an. Diese Entdeckung erklärte alle Beobachtungen, die zuvor das Bild verwischt hatten. Je kräftiger ein Herz ist, desto langsamer schlägt es, weil jeder Schlag einen höheren Wirkungsgrad besitzt. Wenn genügend Blut durch die Nieren fließt, wird Natrium – und damit Wasser – in größerer Menge ausgeschieden. Wenn das Herz dann nicht mehr überlastet ist, hat es die Möglichkeit, sich zu seiner normalen Größe zurückzuentwickeln.

Die Erklärung, wie Digitalis im Körper wirkt, gab der Droge auch den richtigen Platz im Arzneischrank des Arztes: Sie ist jetzt das spezifische Medikament in allen Fällen von Herzinsuffizienz. Nach vielen Irrwegen machte die Medizin den richtigen Gebrauch von dem genialen Einfall Witherings, den er der Gewitztheit der namenlosen alten Frau in Shorpshire verdankte.

Digitalis erhöht lediglich die Kraft des Herzmuskels; diese Veränderung allein bedeutet noch keine Besserung bei jedem Herzschaden. Um zum Beispiel eine gute Pumparbeit zu leisten, muß sich das Herz nicht nur kräftig, sondern auch rhythmisch zusammenziehen. Der Rhythmus ist wesentlich, weil das Herz eine ungeheure Arbeitslast zu tragen hat. Es kann sie nur bewältigen, wenn jede seiner Kammern und jede Faser seiner Muskeln sich genau in der richtigen Abfolge und zur richtigen Zeit zusammenziehen, so wie eine Gruppe von Männern ein schweres Gewicht nur dann hochhieven kann, wenn sie gleichzeitig am Tau zieht. Ziehen einzelne Männer nicht im Takt, so leistet die Gruppe erheblich weniger. Das gleiche geschieht, wenn das Herz »unrhythmisch« schlägt, das heißt, wenn sich einzelne Teile nicht in der richtigen Reihenfolge zusammenziehen. Dieser Zustand, Herzarhythmie genannt, kann eine harmlose Störung sein oder aber die Leistung des Herzens derart herabmindern, daß sie binnen weniger Minuten zum Tode führt.

Lange bevor der Mechanismus des Herzrhythmus im einzelnen erkannt war, wurden dessen Störungen bereits wirkungsvoll mit Arzneien behandelt. Digitalis, das älteste Herzmittel, vermag die Schnelligkeit eines unregelmäßig schlagenden Herzens zu verlangsamen, aber es kann einen unregelmäßigen Herzschlag nicht regelmäßig machen. In den meisten Fällen ist die dafür geeignete Arznei Chinidin, das ganz anders wirkt. Es senkt die elektrische Aktivität und Reizbarkeit des Herzmuskels und vermindert dadurch die Nebenimpulse, die das Herz in Aufruhr versetzen, oder beseitigt sie ganz.

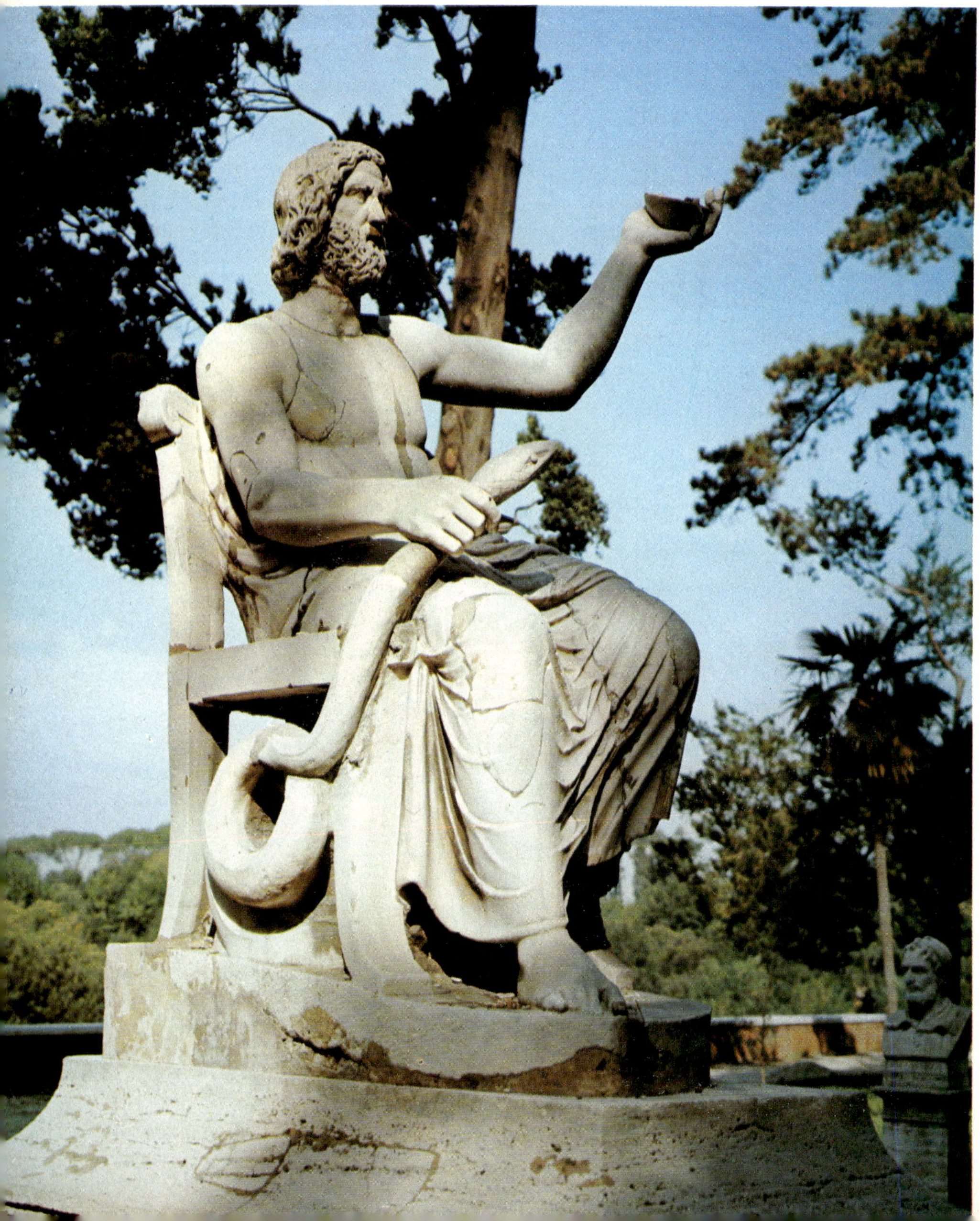

Thronender Asklepios auf dem Monte Pincio in Rom, Marmorkopie einer griechischen Skulptur aus dem 2. Jahrhundert.

Gemahlene Borke gegen »Herzklopfen«

Genau wie Digitalis wurde Chinidin schon vor Jahrhunderten angewendet, doch wurde seine Wirkung lange mißverstanden, ehe es die ihm zustehende Rolle in der Medizin erhielt. Wie der Name sagt, ist Chinidin mit Chinin verwandt. Beide Drogen stammen vom Chinarindenbaum aus der Gattung der Cinchona, beide sind chemisch ähnlich.

Schon 1749 berichtete ein Pariser Arzt namens Jean-Baptiste de Sénac, daß er zerstoßene Chinarinde zur Heilung von »rebellischem Herzschlag« verwendet habe, doch blieb sein Bericht unbeachtet. Dennoch geriet die Droge nicht in Vergessenheit. Etwa ein Jahrhundert später konnten die Chemiker Chinidin herstellen und es von Chinin trennen, das man bei Malaria anwandte.

Das Verdienst, die antiarhythmische (rhythmussteuernde) Wirkung dieser Droge wiederentdeckt zu haben, liegt wahrscheinlich nicht bei einem Arzt, sondern einem Laien, der ebenso anonym geblieben ist wie Witherings alte Frau aus Shropshire. Im Jahre 1912 erschien in der Wiener Praxis von Dr. Karl Wenckebach eines Tages ein Patient, dessen Name in der medizinischen Literatur nicht auftaucht, und beklagte sich über abnormen Herzschlag. Wenckebach untersuchte ihn und meinte, daß er ihm keine Heilung versprechen könne. Darauf erklärte der Patient glattweg, daß er sich selbst heilen könne.

Als Wenckebach seine Ungläubigkeit ausdrückte, kündigte der Mann an, daß er am nächsten Tag »mit regelmäßigem Puls« wiederkommen werde. Und er kam.

Durch seine Fragen erfuhr der Arzt, daß der Patient eine Dosis Chinin genommen hatte. Später verglichen experimentierende Wissenschaftler die Wirkung von Chinin mit der seines Zwillingsbruders Chinidin. Das zweite erwies sich als das bessere von beiden – es ist schon in kleinen Dosen wirksam und hat deshalb weniger Nebenwirkungen.

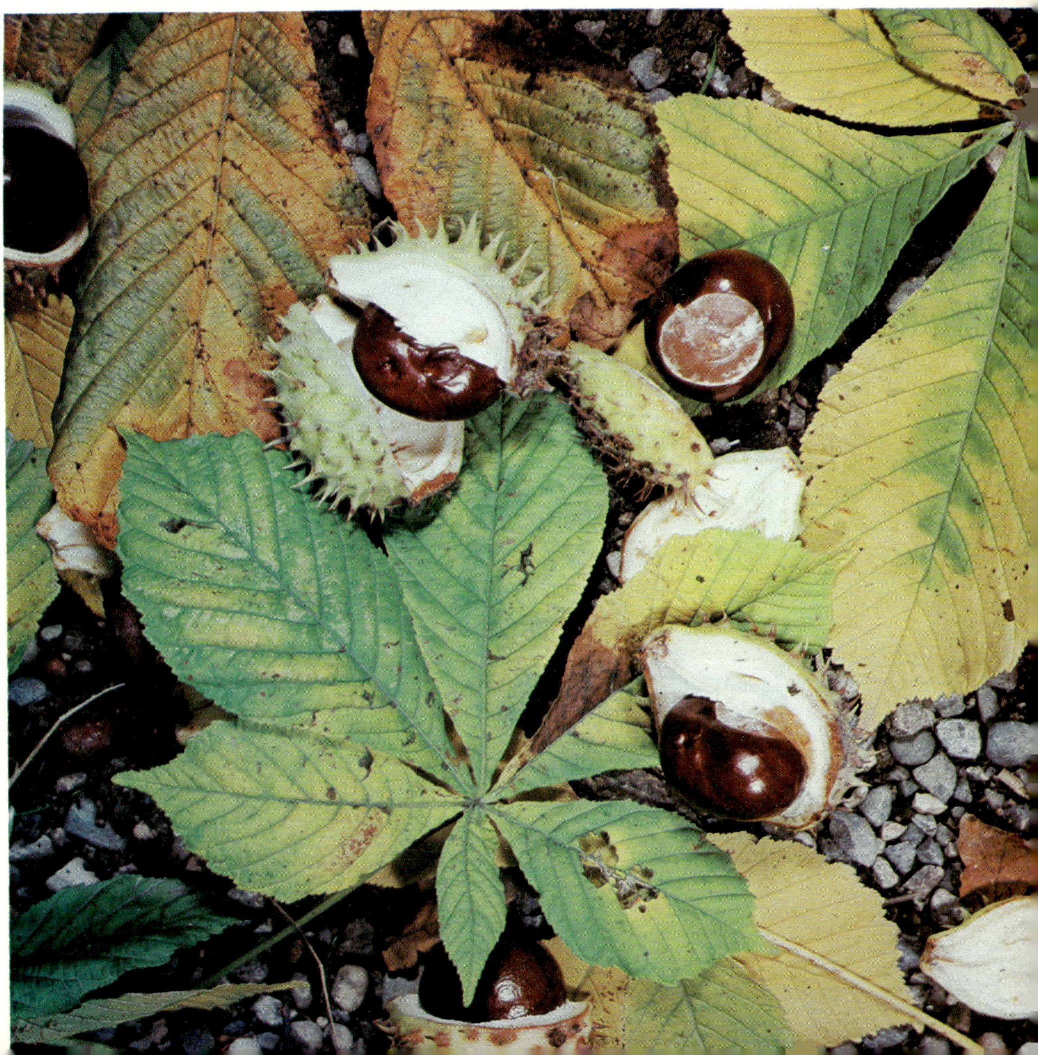

Die Roßkastanie heilt kranke Venen. Der hohe Gerbstoffgehalt wirkt außerdem bei Erkrankungen der Schleimhäute und auf verschiedene Hautkrankheiten.

Von Schweigrohr, Keuschlamm und Steinsamen

Dumb-Cane heißt die Pflanze in ihrer westindischen Heimat. Sie gehört zu der auch bei uns so sehr beliebten Gattung der Arazeen, der Aronstabgewächse, deren große tütenförmige weiße, gelbe oder grüne Blütenscheiden uns immer wieder beglücken. Dumb-Cane – Schweigrohr – trägt allerdings ihren Namen nicht darum, weil ihre Schönheit uns die Sprache verschlägt, sondern aus einem sehr viel prosaischeren Grunde: Der Saft ihrer Knolle ist so scharf, daß man es nicht wagen dürfte, sie in den Mund zu nehmen. Unter furchtbaren Schmerzen würden die inneren Mundteile so sehr anschwellen, daß wir tagelang nicht sprechen könnten. Früher stand die Pflanze wegen dieser Eigenschaft im Dienst einer recht ungewöhnlichen kolonialen Rechtspflege. Schwatzhaften Negern wurde ein Stück davon auf den Mund gebunden. Auf diese Weise waren sie gezwungen, für geraume Zeit zu schweigen.

Auch im tropischen Südamerika kommt die Pflanze vor. Die brasilianischen Indianer gebrauchen sie als eine gefürchtete Waffe gegen ihre Feinde. Es geht ihnen jedoch nicht so sehr darum, den Feind damit zum Schweigen zu bringen. Sie zerstört vielmehr bei Männern die Zeugungsfähigkeit, bei Frauen die Fruchtbarkeit.

Solche Beobachtungen – oder waren es nur vom Aberglauben diktierte Sagen? – gaben verständlicherweise den Reisenden zu denken. Sie berichteten darüber in die Heimat. Forscher nahmen sich vor, dem sonderbaren Geheimnis dieser Pflanze auf den Grund zu gehen. Zu diesem Zweck verabreichten sie einen Extrakt an Ratten – teils als Zusatz zur Nahrung, teils in der Form von Spritzen unter die Haut.

Dann warteten sie ab.

Nach Ablauf eines Vierteljahres wußten sie Bescheid. Nach durchschnittlich 40 bis 90 Behandlungstagen waren die Rattenmännchen zeugungsunfähig geworden. Bei den Weibchen ging es noch schneller. Schon nach 30–50 Tagen konnten sie nicht mehr empfangen. Sowohl die Verabreichung durch die Spritze wie die Fütterung hatten in ungefähr gleicher Weise gewirkt. An den Effekten konnte darum kein Zweifel bestehen.

Wie aber ist die Wirkung zu verstehen?

Bei der Sektion fiel schon beim Betrachten auf, daß bei den Männchen der ganze Geschlechtsapparat verkleinert und geschrumpft war. Das Mikroskop gab weitere Aufschlüsse: Die Ratten hatten die Fähigkeit, Samen zu erzeugen, völlig verloren. Das umgrenzende Zellgewebe des Samenleiters, der Vorsteherdrüse und der Samenblase war zurückgebildet, das für die Erzeugung von Samen bestimmte Gewebe weitgehend vernichtet. Alle diese Erscheinungen zeigen eine große Ähnlichkeit mit den Entartungen, wie sie sich sonst nach Kastrationen einzustellen pflegen. Nur war diesmal die Hypophyse weniger stark angesprochen. Bei den weiblichen Tieren waren die Eierstöcke in der gleichen Weise wie sonst unter dem Einfluß von Gelbkörperhormon verändert: Die Menstruation hörte auf. Östrogenes Hormon und Progestin hatten sich entwickelt, als ob sie eine Schwangerschaft vorbereiten und aufrechterhalten wollten. Die Follikelbildung war geringer geworden.

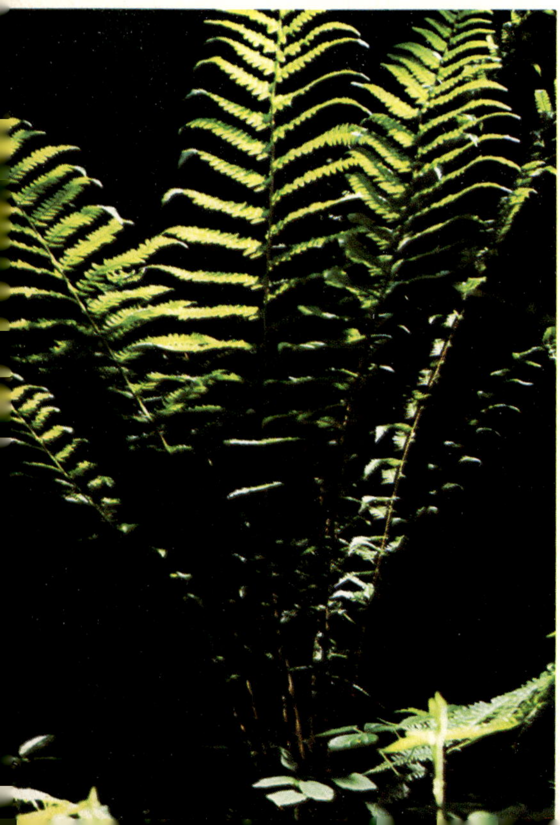

Der Wurmfarn besitzt in seinem Wurzelstock ein giftiges Öl, das als eines der stärksten Wurmmittel gilt. Der Wurmfarnextrakt untersteht der ärztlichen Verordnung und ist rezeptpflichtig.

Ginseng-Amulette aus Korea, 18. Jahrhundert ▷

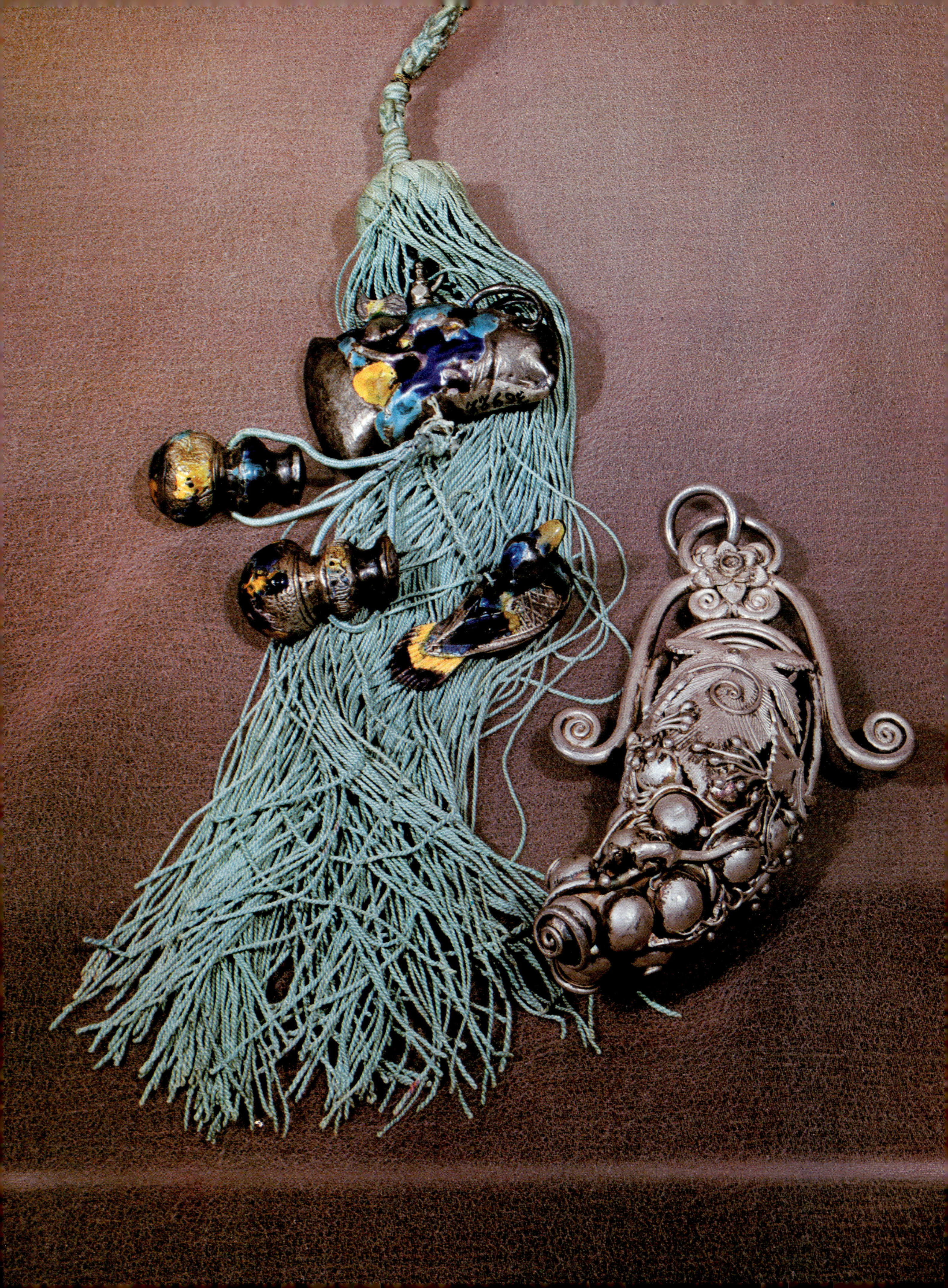

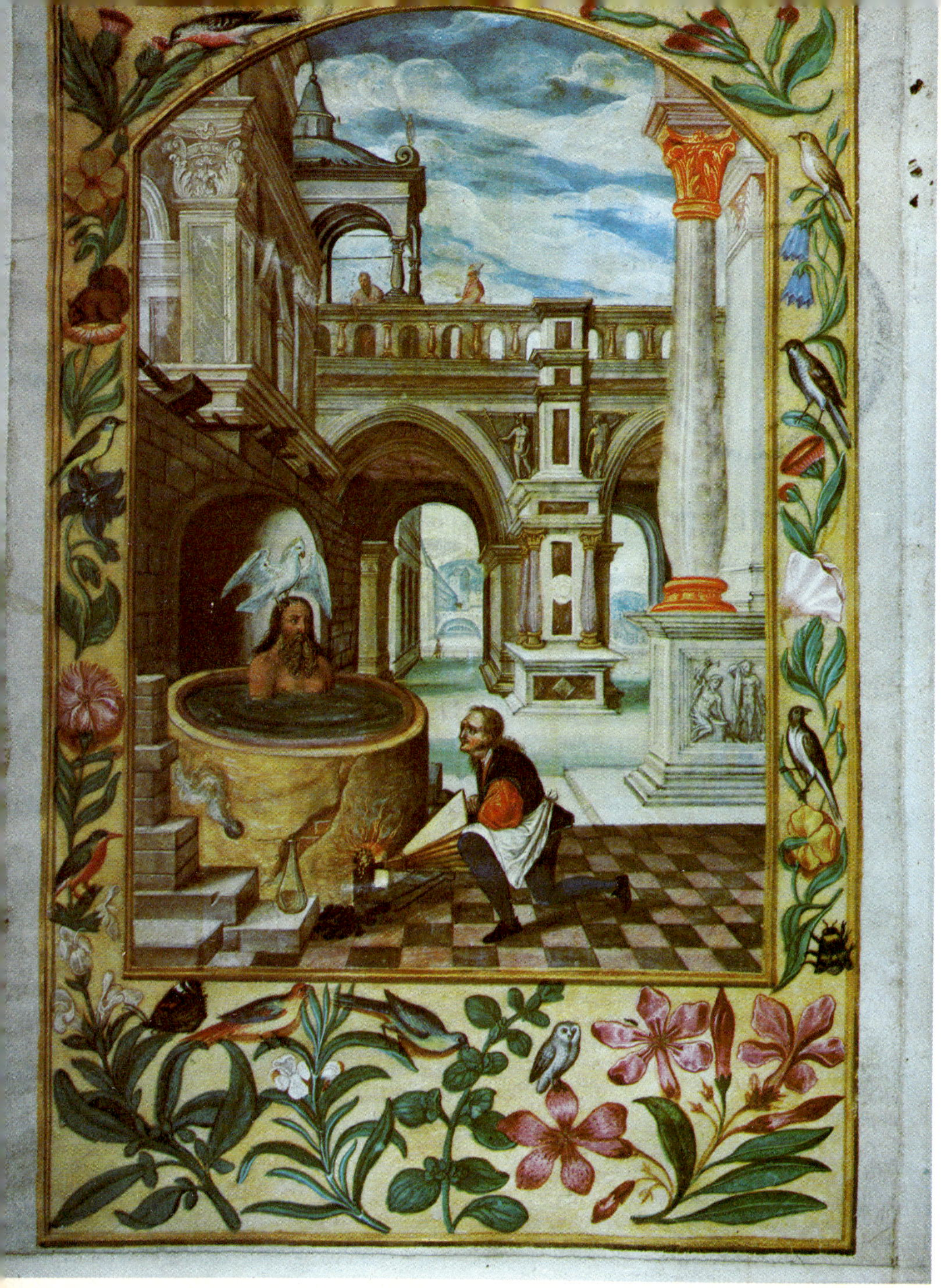

Der alte König wird im Kräuterbad verjüngt; alchemistische Miniatur aus der Augsburger Prunkhandschrift »Splendor Solis« um 1600

Was steckt dahinter? Wie bringt die Pflanze es fertig, solche Umwandlungen hervorzurufen? Die medizinischen Forscher können diese Frage nicht beantworten.

Eine Sage aus der Zeit der Kreuzzüge – oder ist es eine Sage, die zur Zeit der Kreuzzüge nach Europa drang? – berichtet von einer ungewöhnlichen Pflanze jenseits des Kaspischen Meeres. Sie wächst in der Form einer Melone. Plötzlich ereignet sich mit ihr ein Wunder: Aus der Melone tritt ein Lamm heraus.

Die Geschichte ist für die Menschen jener Zeit so erregend, daß sie sich mit dem ersten Mirakel nicht zufriedengeben. Sie brauchen noch ein zweites, in dem sich das erste deutet, erfüllt und erhöht. Ist das Lamm nicht ein Sinnbild des Erlösers Jesus Christus? so fragen sie. Hat nicht Jesus Christus von sich gesagt, daß er das Lamm sei, das die Sünden der Welt trägt? In immer neuen Variationen erzählte man sich von dieser Wunderpflanze: Inmitten von Kräutern steht, halb liegend, ein niedriger Baumfarn – nicht größer als ein Unterarm lang ist. Aber er ist nicht von Rinde bedeckt, sondern der Stamm dieser Pflanze ist in glänzende, goldgelbe Haare eingehüllt. Dieser Baumfarn trägt wohl eine Frucht. Indes ist sie anders als bei jeder anderen Pflanze: An einem langen Stiel hängt ein Lamm! Und dieses Lamm ist lebendig; denn es bewegt sich. Ringsherum weidet es die Kräuter ab. Dann, als es gesättigt ist, senkt es den Kopf und stirbt.

Während diese Sagen von Mund zu Mund gehen, stehen auf den Märkten javanischer Städte die braunhäutigen Händler und bieten Drogen an, die dadurch die Aufmerksamkeit der Käufer erregen, daß sie wie kleine goldbraune Tiere geformt sind. Sie sind anderthalb Hände lang, dick und fleischig. Ihr Saft ist rot. Er wirkt blutstillend. Das macht ihn den Käufern nicht nur wertvoll, sondern verleiht ihm zugleich den Reiz des Geheimnisvollen. Penghawar nennt man diese Arzneitierchen oder auch Baranetz oder Barometz.

Natürlich ist dieser Baumfarn auch den Botanikern bekannt. *Agnus scythicus* heißt er bei ihnen: skythisches Lamm.

Am Meeresstrand und in den Niederungen Südeuropas und des Nahen Ostens wächst gleichfalls eine Pflanze, ein 2–3 m hoher buschiger Strauch, der dadurch auffällt, daß seine graugrünen Blätter behaart sind. Auch sie erinnern an das Fell eines Lammes. »Keuschlamm« heißt sie deswegen. Wurzeln, Blätter, Samen schmecken wie ein scharfer, bitterer Pfeffer. Der Geruch erinnert an Gewürz.

Hera – die Enkelin der Erdgöttin, die zuerst sich selbst und dann jungfräulich auch ihren späteren Gatten Uranos gebären wird – wurde unter solch einem Strauch geboren. Wer mit der Symbolik der Antike vertraut ist, weiß aus diesen Hinweisen zu deuten, daß nach der Meinung der Alten der Strauch besondere Beziehungen zur Keuschheit und zur Jungfräulichkeit gehabt haben muß.

Wenn in Athen nach Abschluß der herbstlichen Vegetationsperiode und nach Bestellung der Wintersaat die Frauen alle Männer weggeschickt hatten, um das uralte, mit dunklen, mystischen Vorstellungen verbundene Fest des Thesmophorien zu begehen, dann versammelten sie sich nahe dem Tempel der Göttin Demeter. Hier wuchs auch der Strauch Keuschlamm. Die Frauen brachen von ihm die schwankenden Ruten, nahmen sie mit heim, bestreuten damit ihre Sitze und legten sie in ihre Betten. Auf diese Weise glaubten sie Schutz zu finden gegenüber jeder Bedrohung ihrer weiblichen Ehre.

Der Zauber muß ganz vorzüglich gewirkt haben. Denn auch in Rom fand der Brauch in veränderter Form seine Verehrerinnen. Hier trugen die Priesterinnen der keuschen Göttin Vesta die gleichen Zweige als ein Beschwörungsmittel in den Händen und sicherten so ihre Jungfräulichkeit gegen die Künste der Verführer. So tief wurzelte der Brauch im Volksempfinden, daß Jahrtausende hindurch die magischen Vorstellungen von dieser Pflanze lebendig blieben. Noch heute streut man in Italien den jungen Mädchen, die Mitglieder eines christlichen Ordens werden wollen und sich für die Probezeit rüsten, auf dem Weg zum Kloster Blüten des Strauchs.

Zu dem Lammfarn Ostasiens hat diese Pflanze sicher kulturgeschichtliche Beziehungen, botanisch ist sie jedoch nicht mit ihm verwandt. Sie gehört in die Gattung der Verbenen. *Vitex agnus castus* ist ihr botanischer Name – Keuschlamm, Keuschbaum, Mönchspfeffer oder Abrahamsbaum heißt sie im Deutschen. Alle diese Bezeichnungen lassen uns aufhorchen. Sie erklären die Verehrung, die der Strauch in der Antike fand. Das lateinische Wort castus bezeichnet den Keuschen oder den Kinderlosen. Tatsächlich ist es die besondere Wirkung dieser Pflanze, daß sie den Geschlechtstrieb mindert. Darum also war der Strauch bereits der Hera heilig. Darum diente er den athenischen und römischen Frauen, und aus dem gleichen Grunde war er im Altertum so geschätzt. Pausanias weiß von einem Tempel des Heilsgottes mit einer Statue des Äskulap zu berichten, die aus dem Holz dieses Strauches geschnitzt worden war. War ihm diese Ehrung allein als Sinnbild der Keuschheit und wegen seiner Eignung als Anaphrodisiakum – als Mittel gegen den Geschlechtstrieb – zuteil geworden?

Oder hatte der antike Priesterarzt womöglich noch mehr von den medizinischen Wirkungen dieser ungewöhnlichen Pflanze erfahren? Wahrscheinlich. Denn Hippokrates, Plinius und Galen sprechen ausdrücklich von ihren Arzneiwirkungen, und Dioskurides weiß sogar, daß ihr Same erwärmende, zusammenziehende Kraft hat. Er ist gut gegen den Biß wilder Tiere und für Milz- und Wassersüchtige. Abkochungen von Samen und Kraut helfen, in Sitzbädern angewandt, bei Krankheiten der Gebärmutter und bei Entzündungen.

Eine Pflanze mit so vielseitigen Eigenschaften mußte auch dem Arzt der späteren, der nachantiken Zeit wichtig werden. Immer mehr findet sie bevorzugte Anwendung im Bereich der Geschlechtsorgane. Drei Aufgaben sind es vor allem, denen sie dient: Die Blätter wirken als Mittel gegen den Geschlechtstrieb. Sie fördern den Eintritt der Regel. Sie erleichtern und vermehren die Milchabsonderung der Wöchnerin.

Waldstorchschnabel, auch Gichtkraut, Gottesgnadkraut oder Rotlaufkraut genannt, soll legendäre Heilkräfte in sich bergen. Außer bei Gicht und Rheuma soll er bei Mittelohrentzündungen helfen.

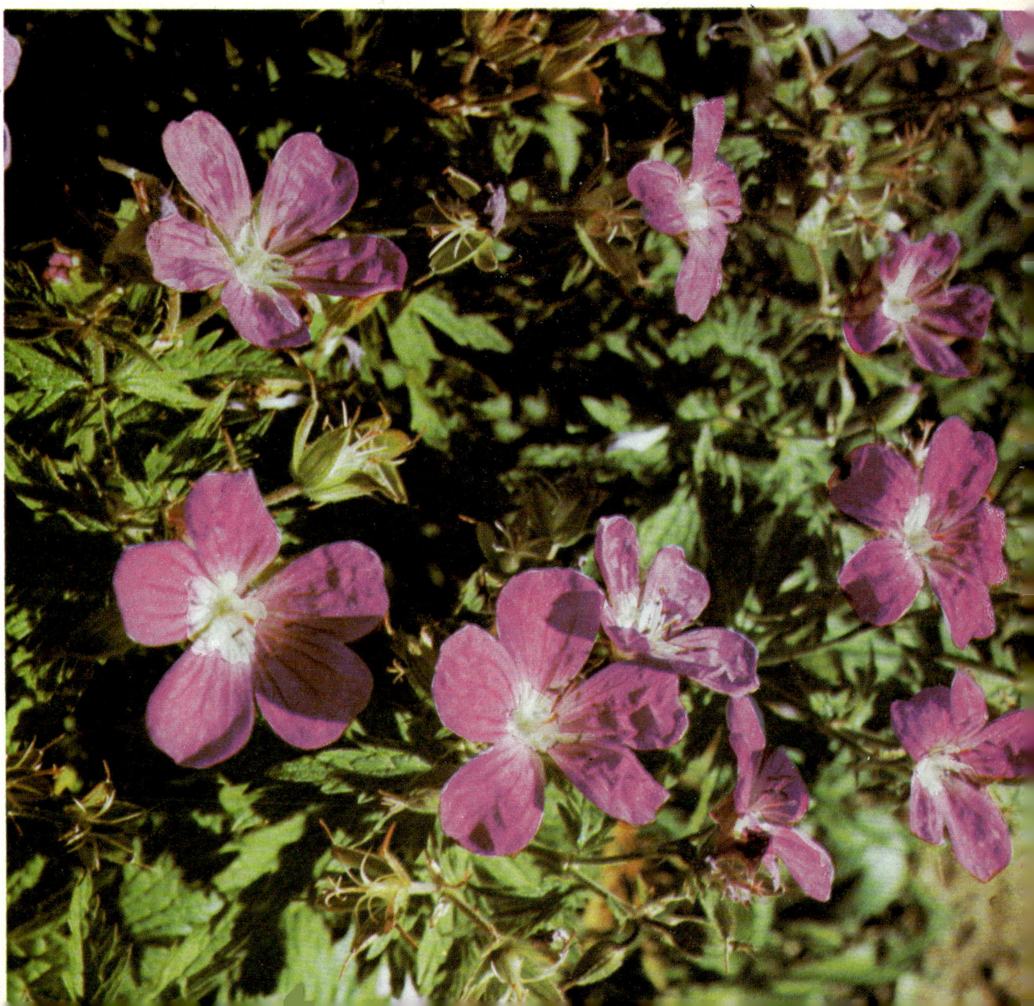

Nektar und Ambrosia

In Baden-Baden tagte im Jahre 1956 der Internationale Kongreß für Biogenetik. Auf ihm begegnen sich regelmäßig jene Gelehrten, die von der Tatsache der Biogenese überzeugt sind: Leben kann nur von Leben erzeugt werden. Ein Thema ist es vor allem, das die Wissenschaftler auf dieser Tagung beschäftigte. Seit einiger Zeit macht ein uralter Heilstoff – einer der ältesten, den die Menschheit überhaupt kennt – von sich reden. Wenn nur ein winziger Teil von dem zutrifft, was ihm nachgerühmt wird, dann muß es sich um eine der großartigsten und wunderbarsten Substanzen handeln. Ungewöhnliche Heilungen werden von ihr berichtet, Heilwunder, die nicht nur die Gemüter der Patienten erregen, sondern auch die kühleren, wägenden Gedanken der Ärzte anregen, kühne Überlegungen und Erwartungen wecken, allerdings auch zu ernster Skepsis und vorsichtiger Kritik Anlaß geben.

Professor Ricardo Galeazzi-Lisi, Mitglied der Päpstlichen Akademie und Leibarzt des Papstes Pius XII., erinnerte daran, daß der Heilige Vater von seiner letzten Krankheit vielleicht nur darum genesen konnte, weil ihm die biologische Kraft des Bienensekretes half. Und der über achtzigjährige Senior der Tagung, Dr. de Pomiade, ein Franzose, warf die Frage auf, ob nicht Inder, Griechen und Römer der Antike an das gleiche dachten, wenn sie in ihren Sagen von der Götterspeise Nektar und Ambrosia sprachen und in ihnen die Quelle ewiger Jugend und Unsterblichkeit erkannten.

Damit war der Gegenstand berührt, der die Wissenschaftler auf dieser Tagung immer wieder in seinen Bann zog. Es geht um das Gelee Royal – um die »Königinnengallerte«. Man versteht darunter einen Stoff, den die Bienen ausscheiden, um damit – man muß es schon so ausdrücken – den Palast der zukünftigen Königin ihres Volkes auszustatten.

Um verständlich zu machen, um was es hierbei geht, muß zuerst ein wenig vom Bienenstaat selber, von seiner Arbeit und seinen Aufgaben berichtet werden. Es gibt in ihm die männlichen Tiere, die Drohnen, die zu nichts anderem da sind, als zu fressen und sich für den späteren Hochzeitsflug mit der Königin vorzubereiten. Dann gibt es den zahlenmäßig größeren Schwarm unfruchtbarer weiblicher Bienen, jener freundlichen, von Volksliedern oftmals besungenen summenden Arbeiterinnen, die uns von den ersten Blütentagen des Frühlings an bis zum ausgehenden Herbst auf allen Blütenbeeten, blühenden Sträuchern und Bäumen in unentwegtem Fleiß schwirrend und schaffend begegnen.

Viele dieser – wenn man so sagen will – jungen Bienenmädchen sind im Bienenstaat als Architekten beschäftigt und zu Bauleuten bestimmt. Ihre Aufgabe besteht darin, den Baustoff der Bienenstadt, das Wachs zu erzeugen. Das gelingt ihnen mit Hilfe von besonderen Körperdrüsen. Diese Wachsproduktion stellt an die winzigen Körper der Bienen gewaltige Anforderungen. Um ein einziges Gramm Wachs bereiten und ausscheiden zu können, müssen die Wachsmacherinnen vorher eine Art Mastkur machen und das Sieben-, das Zehn-, manchmal das Dreizehnfache dieser Gewichtsmenge an Honig und Pollen verzehren. Selbst dann ist manche von ihnen der Arbeit nicht gewachsen. Mitten im Schaffen beginnt sie zu taumeln, läßt die Flügel sinken und flattert verendend auf den Boden.

Ihre Schwestern aber haben keine Zeit, von solchen sich allstündlich wiederholenden Unfällen auch nur Notiz zu nehmen. Sie drängen zu einer dichten Traube

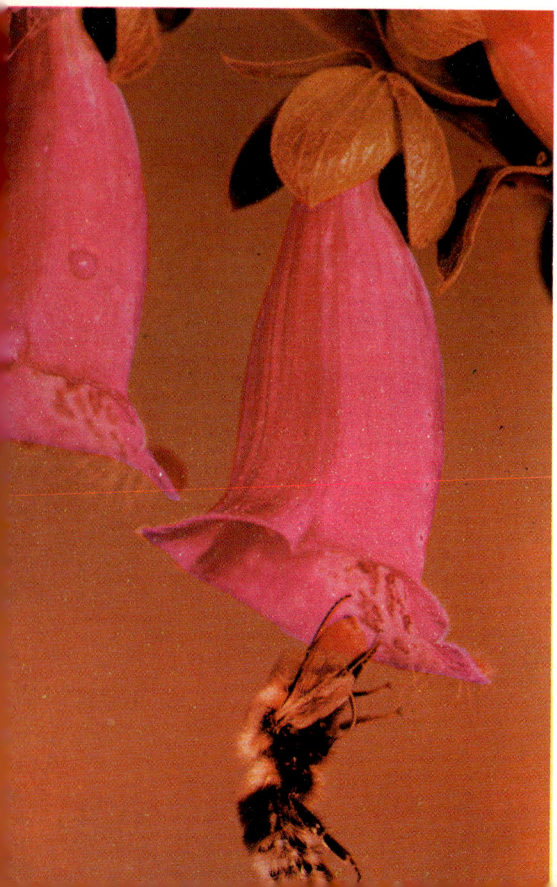

Blütenpollen, wie sie zum Beispiel von Bienen gesammelt werden, enthalten zahlreiche Nährstoffe: Eiweiß, Zucker, Mineralstoffe, Vitamine, Antibiotika, Fett usw. Als »Jungbrunnen« empfohlen.

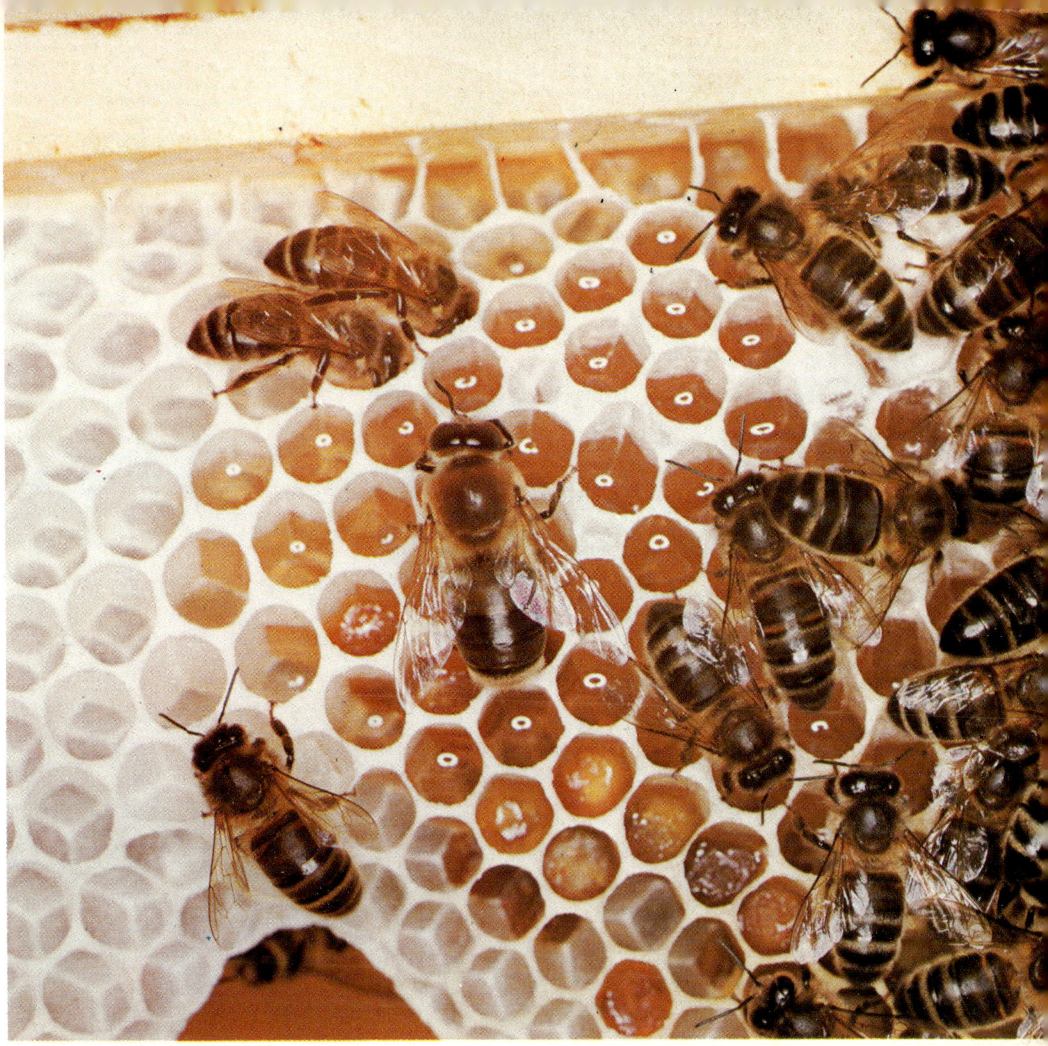

aus lebendigen Bienenleibern zusammen. Dadurch entsteht eine Überwärmung der »Baustelle«, eine Überwärmung auch der Bienenleiber. An ihren Bäuchen tragen die Bienen im Schutz allerkleinster Schuppen vier feine »Spiegel«-Häutchen. In ihnen wird das Wachs gebildet, und hier ist es auch gespeichert.

Plötzlich beginnen diese, leise fächerartig zu erbeben und zu schwingen. Dann geht es wie ein wohliger Schrecken durch die Traube, und ein dünner, hauchfeiner Regen von länglich runden Wachsblättern rieselt nieder. Und schon gleich danach setzt die Bauarbeit ein. Eine senkrecht gestellte Mittelrippe bildet Grundstein und Fundament. Von ihm aus setzen nach rechts und links die Zellen an. Bald werden die Honigbienen kommen dürfen und sie füllen. Damit der Honig nicht davonfließen kann, sind die Zellen ein wenig nach innen geneigt. Jede von ihnen hat sechs Wände, ist auf einem viertel Quadratzentimeter Fläche so genau, so glatt, so blank, so fehlerlos und auf den Bruchteil eines Millimeters passend hingebaut, daß sie manchem menschlichen Handwerker als unerreichbares Vorbild erscheinen möchte. In jede von ihnen wird dann später die Königin ein Ei legen. Tausende, Vieltausende, eine Million von Eiern. Und aus jedem davon wird nach genau zwanzig Tagen ein Bienenmädchen schlüpfen. Von dem Honig, der in der Wabenzelle bereitgestellt ist, wird es sich nähren und unfruchtbar und nur für die Arbeit geeignet sein wie die Schwestern. Wenn also einmal die Gebärkraft der Königin erschöpft wäre, dann würde bald danach der ganze Staat aussterben müssen, wenn er allein auf diese Bienenmädchen angewiesen wäre.

Damit dies nicht geschieht, ist im Innern des Bienenstaates ein zweites, noch größeres Wunderwerk angelegt. Hier haben besonders ausgelesene Architekturkünstlerinnen die Königinnenburg errichtet. Wie spitze Fingerhüte hängen die Geburtskammern der zukünftigen Königinnen goldgelb von der Wabe herab. Wieder sieht eine so aus wie die andere. Die Wände sind gewölbt, aber im Verhältnis zu den Geburtszellen der Arbeitsbienen sind sie riesengroß: 2 Zentimeter hoch »ragen« sie empor. Eines Tages wird die Königin an ihnen vorbeischlüpfen – mit genau der gleichen rastlosen Schnelligkeit, wie dies eben noch bei den Arbeitsbienenzellen geschah und gleich wieder geschehen wird – und sie wird dabei in jede der Zellen ein Ei legen, ein Ei, das in jeder Beziehung – in Form, Größe und biologischer Struktur – genauso beschaffen ist wie die Eier, aus denen unfruchtbare Bauleute und Honigträgerinnen schlüpfen, genauso auch – jedoch mit einem winzigen Unterschied in der Chromosomenanlage – wie die Eier, aus denen die Drohnen kommen. Für die »gerechte« Verteilung der Geschlechter sorgt die Königin höchstpersönlich, sie kann nämlich die Eier nach Belieben mit dem beim Hochzeitsflug aufgenommenen Samen befruchten oder kann es lassen. Aus unbefruchteten Eiern entwickeln sich innerhalb von 24 Tagen paradoxerweise die männlichen fruchtbaren Drohnen, aus den befruchteten innerhalb von 20 Tagen die weiblichen unfruchtbaren Arbeiterinnen. Aber irgendein biologisches Gesetz fügt es, daß aus dem Ei in der Königinkammer schon nach 16 Tagen – also vier bzw. acht Tage früher als bei den anderen Eiern – eine künftige Königin schlüpft. Sie allein unter den sechzigtausend und mehr Bewohnern des Bienenstaates wird ein fruchtbares Weibchen werden. Nicht nur

Bienenhonig ist eines der köstlichsten Naturheilmittel. Gesundheits- und Schönheitsrezepte vor zehntausend Jahren enthielten bereits Hinweise auf die wunderbaren Heilkräfte des Honigs.

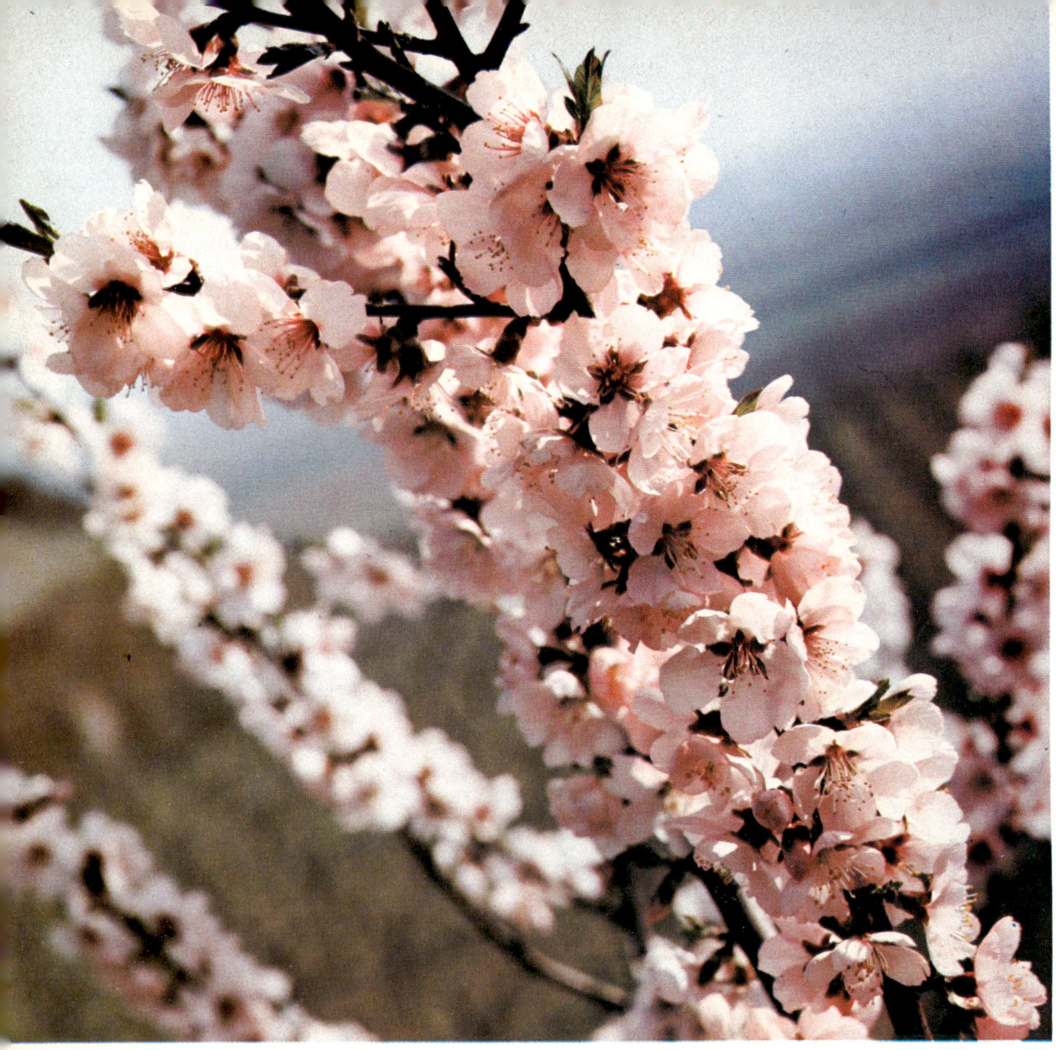

Pfirsichblüten und -blätter zeigen – als Tee getrunken – eine lindernde Wirkung bei Nierenkrankheiten. Die Pfirsichfrucht hat einen hohen Vitamin-A-Gehalt und wirkt appetitanregend.

eine Riesin wird sie sein, die alle übrigen Tiere im Staat an Wuchs und Gestalt überragt, sondern sie wird – nach den Zeitmaßen der Bienen gemessen – ein beinahe ewiges Leben führen; denn den Drohnen ist eine Existenz von Mai bis August, also von drei bis vier Monaten, den Arbeitsbienen im Sommer eine solche von gewöhnlich nur sechs Wochen geschenkt. Die Königin aber lebt drei, vier manchmal sogar fünf Jahre. Dabei ist sie dazu ausersehen, alljährlich viele Monate lang täglich bis dreitausend Eier zu legen, trotzdem noch 15 Stunden täglich Ruhezeit zu finden und mit dieser wohlorganisierten Zeiteinteilung und Körperleistung ihrem Bienenstaat Leben und Fortgedeihen zu sichern.

Was ist es, das dieses bisher von der Wissenschaft noch immer ungenügend gedeutete geheimnisvolle Ereignis ermöglicht? In der Beschaffenheit der Eier kann die Erklärung nicht gesucht werden. Denn man hat die Eier aus den Bienenmädchenwaben gegen solche in den Königinnenzellen ausgetauscht und damit erreicht, daß man auch Arbeiterinnen- und Königinnenschicksal gegeneinander auswechselte. Hierdurch war die nächstliegende Erklärung, die von einer Verschiedenheit der Erbanlagen ausging, widerlegt. Auch die Größe der Geburtskammern gab keine ausreichende Begründung für das rätselhafte Phänomen.

Die Forschung gab sich jedoch mit solchen Antworten nicht zufrieden. Sie beobachtete weiter und entdeckte dabei etwas, das bisher unbeachtet geblieben war: Nachdem die Königin das Ei in die Königinkammer gelegt hat, bleibt diese noch anderthalb Tage lang offen. Erst dann wird sie verschlossen. In der Zwischenzeit tragen die Arbeitsbienen das Futter für die künftige Königin heran. Das ist jenes Gelee Royal, die Königinspeise, mit dem sich die Besucher des Internationalen Kongresses für Biogenetik in Baden-Baden beschäftigten. Woraus sie besteht und wie sie entsteht, das weiß mit Sicherheit niemand zu sagen. Allen Versuchen, sie genau zu analysieren, hat sie bisher widerstanden. Das eine allerdings ist wohl sicher, daß ihre Bestandteile von den Nektargefäßen der Pflanzenblüten draußen auf den blühenden Wiesen, Hekken und Bäumen zusammengetragen werden.

Nektarien sind die Honigdrüsen, die entweder auf dem Grunde der Blüten oder auch außerhalb derselben stehen und einen zuckerhaltigen Saft ausscheiden, mit dem die Insekten angelockt werden. Nektar aber kommt entweder aus dem Griechischen, wo es Nicht-tot-sein bedeuten würde, oder aus dem Lateinischen, wo es wahrscheinlich aus necem avertens (den Tod abwendend) zusammengezogen ist. In beiden antiken Sprachen wird die Substanz als Todesüberwinder bezeichnet – und nun erscheint sie im Leben der Bienenkönigin wirklich als Vermittler des »ewigen« Lebens. Geht es hier um ein Spiel des Zufalls? Oder steckt mehr, steckt eine frühe Menschheitsahnung, ein frühes Menschheitserlebnis dahinter? Man weiß es nicht. Auch die antiken Mythen geben keine exakte Antwort, sondern führen uns nur noch tiefer in das Helldunkel eines alten Geheimnisses, das die Priester und Dichter als etwas Heiliges, als ein Mystikum deuteten.

Bei dem Aufbau des Gelee Royal werden vermutlich außer dem Nektariensaft auch die Pollen der Pflanzen einen wichtigen – möglicherweise den wichtigsten – Bestandteil bilden. Der Pollen ist das zeugende Element in der Pflanzenwelt. Wenn eine Blüte Frucht tragen soll, muß vorher dieser männliche Blütenstaub auf die Narbe oder auf die sonst für die Empfängnis bestimmte Oberflächenstelle der weiblichen Blütenorgane gebracht werden. Und kaum ist dies geschehen, dann regt sich auch schon das neue Leben. Auf der Narbe sprießt als das erste Zeichen ei-

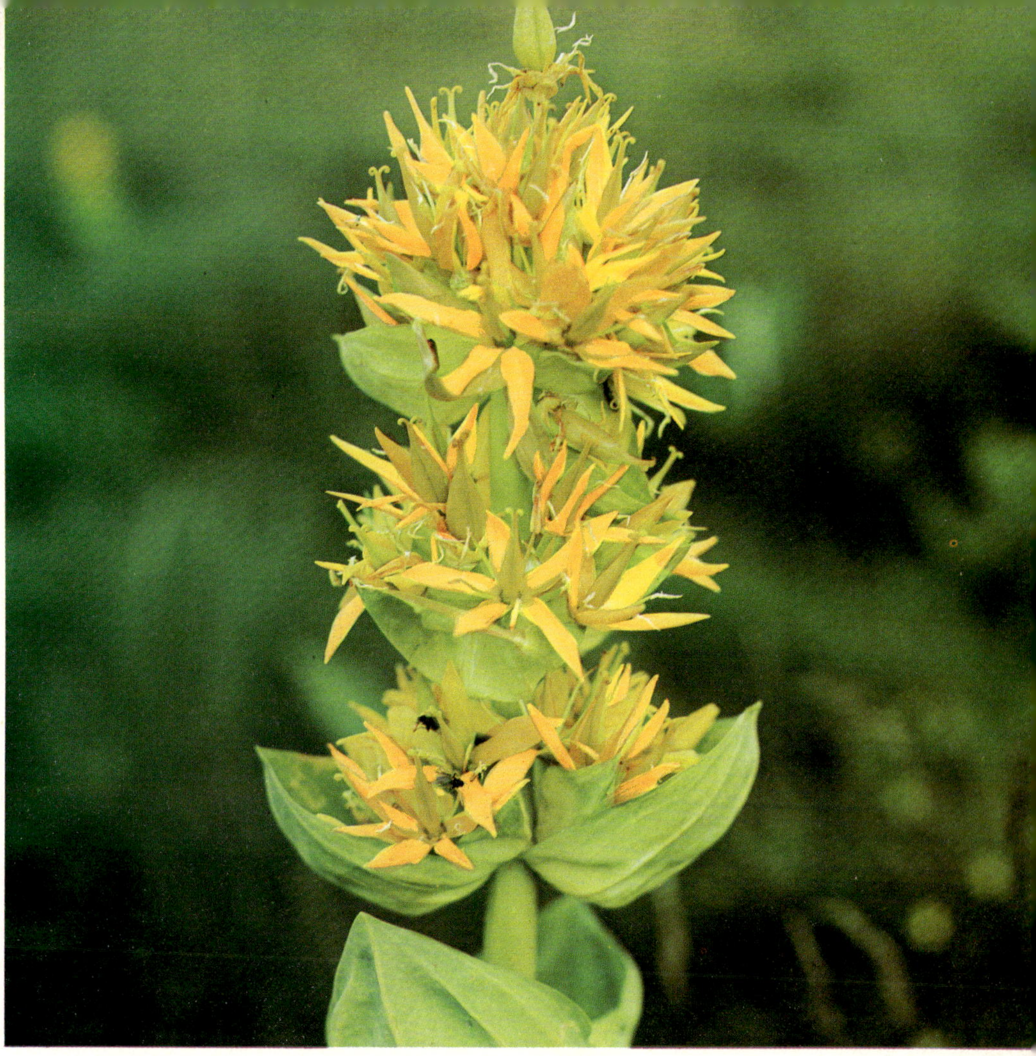

ner späteren Frucht ein Röhrchen, fein wie ein Haar, in das am Blütenboden eingebaute Gewebe des Fruchtknotens und der von ihm eingeschlossenen Eizellen hinab.

Wenn wir hören, daß ein Tröpfchen des Gelee Royal die junge, höchstens drei Tage alte Larve einer ursprünglich zu einem unfruchtbaren Dasein angelegten Arbeitsbiene in eine junge Königin verwandeln kann, die eine millionenreiche Nachkommenschaft haben wird, so glauben wir, die Zauberwirkungen des Bienenstoffes etwas besser verstehen zu können.

Das Verständnis wird jedoch andererseits wieder erschwert, wenn wir erfahren, daß es mit dem Gelee Royal allein noch nicht getan ist. Denn das Experiment der Verwandlung eines unfruchtbaren Bienenmädchens in eine fruchtbare Königin gelingt nur in einer echten Königinnengeburtskammer. Man muß also annehmen, daß es mit dieser noch etwas Besonderes auf sich hat. Sind etwa in ihre Wände weitere Substanzen eingebaut, die zu dem Ergebnis entscheidend beitragen? Wirken sie als Nahrungsbeigaben, als Katalysatoren, als Ionenträger? Wir wissen es leider noch nicht.

So sind wir gezwungen, die Frage zu stellen: Wo liegt die Hauptwirkung – in der Nahrung oder im Geburtshäuschen? Wieder können wir keine Antwort geben.

Ein Experiment hilft uns jedoch weiter und lehrt wieder etwas zunächst Unbegreifliches: Wenn wir eine sterile Ratte mit einer kleinen Menge Königinnengallerte füttern, dann wird sie fortpflanzungsfähig wie ein gesundes Tier.

Ähnliche Wirkungen sind uns längst nicht mehr neu. Wir kennen sie aus den Jahren, in denen mit Hilfe von weiblichen oder männlichen Hormonen bei sterilen Tieren solche Effekte erzielt wurden. Wir können deshalb wohl, ohne wesentliche Fehler zu begehen, folgern, daß sich in den Wachswänden der Königinkammer Substanzen von ähnlichem Charakter befinden müssen. Und es bleibt uns kaum eine andere Möglichkeit als die Annahme, daß sie von den Nektarien oder Pollen der Pflanzen stammen müssen, die vorher von Bienen beflogen worden waren. Die gleichen Wirkstoffe, die da draußen auf den blühenden Wiesen, in Feld, Wald und Busch dafür sorgen, daß das Leben nicht aufhört, sondern sich stetig erneuert, haben auch ihre Erfolge bei den Tieren.

Im Durchschnitt sind es zweitausend bis viertausend Eier, die eine Bienenkönigin alltäglich von Februar bis September legt. Diese tägliche Produktionsmenge kommt ihrem eigenen Körpergewicht annähernd gleich. Wieder suchen wir nach einer Erklärung dieser ungeheuren Leistung, und da wir keine bessere Erklärung kennen, glauben wir, dieses großartige Geschehen mit der Wirkung von Hormonen – vielleicht der eines »Überhormons« in Verbindung bringen zu müssen. Nirgendwo in der Natur konnte bisher etwas Gleiches, etwas auch nur entfernt Ähnliches beobachtet werden. Alle Maße, mit denen sonst biologische Vorgänge – Vorgänge der Lebensentwicklung, der Lebensdauer und der geschlechtlichen Leistung – gemessen werden, verlieren hier ihre Geltung. Wir stehen einem Phänomen gegenüber, das – sofern es nicht zahllose Male genau kontrolliert worden wäre – unglaubhaft erscheinen müßte.

Manche haben den Grund dieser alle biologischen Erfahrungen überschreitenden Lebensenergien in den Eigenschaften des Honigs zu erkennen geglaubt. Tatsächlich wußte man ja schon vor Jahrtausenden von seiner ungewöhnlichen Heilkraft. Darum überrascht kaum noch die Feststellung Tschitschins, eines namhaften russischen Forschers der Gegenwart, daß er unter seinen Landsleuten, die über einhundert Jahre alt wurden, nicht weniger als 120 Imker fand, die täglich Honig aßen.

Der Gelbe Enzian ist das älteste Magenmittel der Welt. Schon vor der Römerzeit kannten ihn die Ureinwohner Europas. Am heilkräftigsten sind die Wurzelstöcke des gelben Gebirgsenzians.

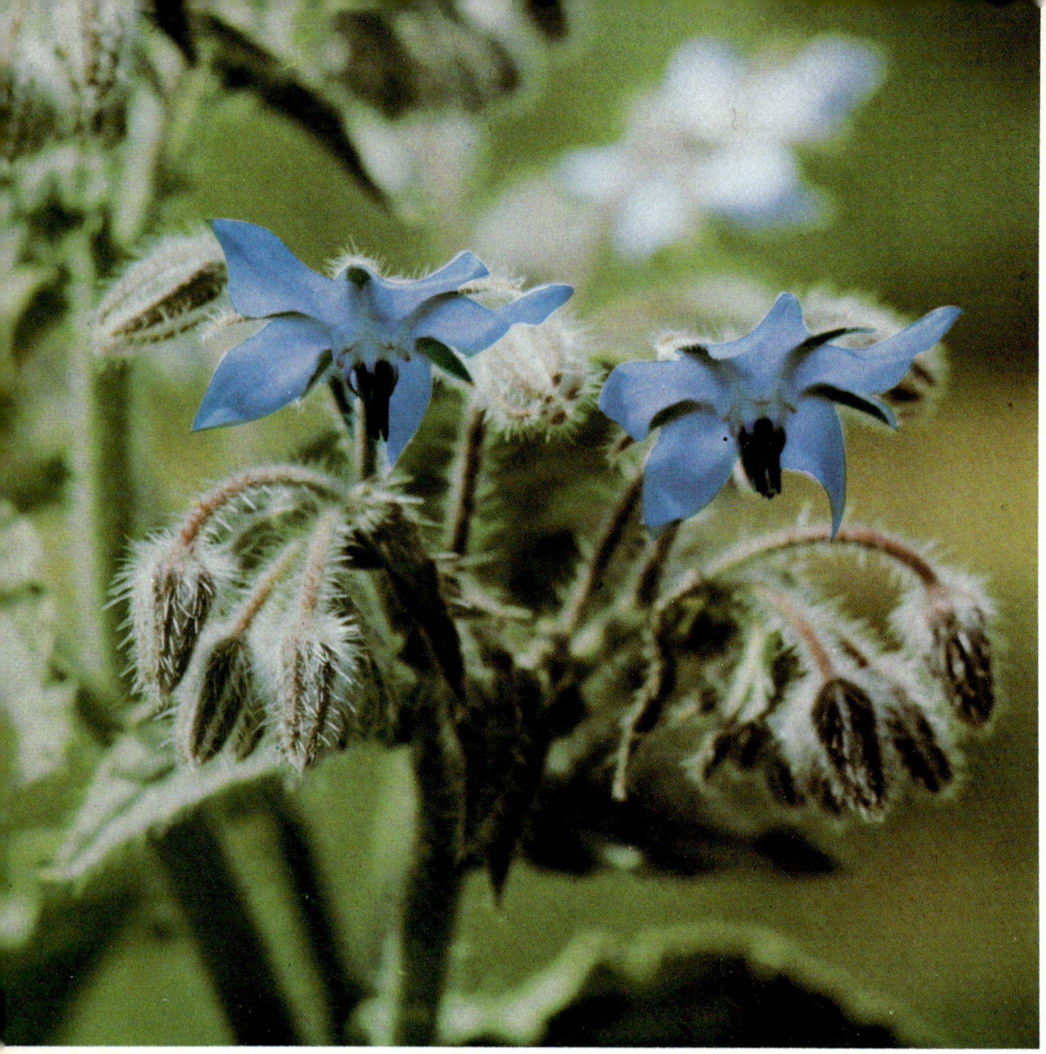

Borretsch ist als Salat- und Gemüsepflanze bekannt geworden. Beliebt ist er auch als Gewürz (gurkenähnlicher Geschmack). Als Heilmittel wird er auch bei Herzbeschwerden verabreicht.

Manche von ihnen, denen ihre Armut eine solche Verschwendung nicht gestattete und die ihren Honig verkaufen mußten, ohne davon für sich einen Teil zurückbehalten zu dürfen, verspeisten zumindest den »Abfall« auf dem Boden ihrer Honigbeuten.

Trotz dieser scheinbar überzeugenden Beweise kann für das Königinnen»wunder« der Honigverzehr allein nicht ausschlaggebend sein; denn auch Drohnen und Arbeitsbienen nähren sich davon. Trotzdem sterben sie jung, die letzteren werden in den Sommermonaten nicht älter als nur 45 Tage. Darum bleibt offenbar keine andere Möglichkeit der Erklärung als die, daß der Königinnenfuttersaft dieser wahre Lebenssaft sei. Tatsächlich ist er einer der rätselhaftesten Stoffe, die wir kennen. Nur die »Ammen« – d. h. die drei bis zehn Tage alten Pflegebienen – verstehen ihn zu bereiten. Ihre Rohstoffe sind vor allem Nektar und Pollen. Dazu kommen kleinere Mengen Honig, den sie selber durch Verdauung im Mitteldarm und im Blut erzeugen. Bevor sie ihn durch ihre Hals- und Schlunddrüsen wieder ausscheiden, hat die Nahrung offenbar eine geheimnisvolle Umwandlung erfahren. Der Stoff ist gelblich, salbenartig-dickflüssig und enthält nur 24% Wasser, daneben jedoch hochwirksame Substanzen von hoher Empfindlichkeit. Bei Wärme, ja schon bei Lichteinwirkung und winzigem Einfluß von Alkalien, zerfällt er.

Verständlicherweise haben die Biochemiker sich seit langem eingehend mit ihm beschäftigt. Die Analyse der Königinnengallerte lieferte Kohlenhydrate, Lipoide und Proteine einschließlich aller wichtigen Aminosäuren. Dazu kamen Muskelzucker, Fermente, Acetylcholin und schließlich verschiedene Spurenelemente. Sie alle zusammengenommen waren längst bekannt. Biologische Wunder waren und sind bestimmt von keinem von ihnen zu erwarten.

Wo also kann die Ursache für die geheimnisvollen biologischen Vorgänge stecken, die sich alltäglich im Bienenstock ereignen?

Die Antwort hat im Prinzip schon vor langem Hans von Euler-Chelpin gegeben, als er von den Hormonen und Vitaminen als den Katalysatoren der Natur sprach. Unter den Inhaltsstoffen fanden sich gerade die Vitamine in reichlicher Anzahl. Vornehmlich waren es solche der B-Gruppe und unter diesen wieder Mengen von Vitamin B 12.

Doch selbst damit ist – wahrscheinlich – die Antwort auf unsere Frage noch nicht gegeben. Vielmehr scheint es so, als ob sich die entscheidenden Wirkstoffe – die »Katalysatoren des Wunders« – in einem Substanzrest befinden. Er macht nicht mehr als nur drei Prozent aus. Woraus er besteht, weiß man nicht. Bisher hat er jeglicher Erforschung widerstanden. Keine der noch so raffinierten Methoden chemischer, technischer oder biologischer Erforschung hat Klarheit schaffen können.

Soviel allerdings weiß man inzwischen schon, daß der Stoff hochempfindliche Enzyme und Katalysatoren enthält. Ist es zu kühn, anzunehmen, ja zu folgern, daß sich in diesen drei Prozent auch jene Pflanzenhormone befinden, die mit den Pollen und dem Saft der Nektarien durch die Arbeitsbienen von den Blüten gesammelt wurden? Ihre Menge ist ungeheuer winzig. Ihre chemische Struktur ist weitgehend unbekannt. Im übrigen dürfte sie möglicherweise im Verdauungsapparat der Bienen verwandelt worden sein. Irgendwo müssen sich diese zusammen mit Pollen und Nektar aufgehobenen Hormone ja befinden. In jenen bekannten 97% der analysierten Königinnennahrung konnten sie nicht entdeckt werden. So liegt die Schlußfolgerung nahe, daß sie sich in dem Rest verborgen halten und von ihm her zunächst bei der Bienenkönigin wirksam werden und dann vermutlich auch in Anwendung beim Menschen.

Bisher waren es vornehmlich amerikanische, französische und italienische Forscher, die sich mit dem rätselhaften Saft näher befaßten. Übereinstimmend erkannten sie eine ungewöhnliche Wirkung auf die Erneuerung von Geweben. Übereinstimmend sprechen sie von einer ihm innewohnenden Verjüngungskraft. Dabei verwahren sie sich gegen den Vorwurf, daß sie etwas übertreiben.
Kanadier, Franzosen, Italiener und Mexikaner haben überdies einen Faktor gefunden, der Verwandtschaft mit Geschlechtsfunktionencharakter zeigt. Frauen, die ihn anwandten, konnten die Erfahrung machen, daß sich ihre Brüste festigten und daß sie wuchsen. Darüber hinaus wurde das gesamte Körpergewebe belebt, Ermüdungszutände wurden überwunden. Gedanken wurden angeregt, und der Ideenreichtum wuchs. Alle diese Tatsachen gaben den Wissenschaftlern in Baden-Baden immer wieder zu denken.
Sie erinnerten sich an die uralte Verwendung des Honigs als Heil- und Genußmittel. Hatte nicht schon vor 15000 Jahren und früher ein Steinzeitkünstler das Bild eines Mannes an die Höhlenwand gezeichnet und gezeigt, wie dieser den Honig eines Bienennestes ausplünderte? Es muß ihm sehr wichtig gewesen sein, solch ein Bild zu schaffen, von dem er sich zugleich Beschwörung und Zauber versprochen haben kann. Als Herodes die wegen angeblicher Untreue von ihm getötete Mariamne trotz aller Reue und Verzweiflung nicht wiedererwecken konnte, da ließ er den Leichnam der so unglücklich Geliebten in eine Truhe mit Honig senken, um ihrem Leibe ewige Jugend und Unvergänglichkeit zu sichern. Auf die gleiche Weise hatte der tote Alexander der

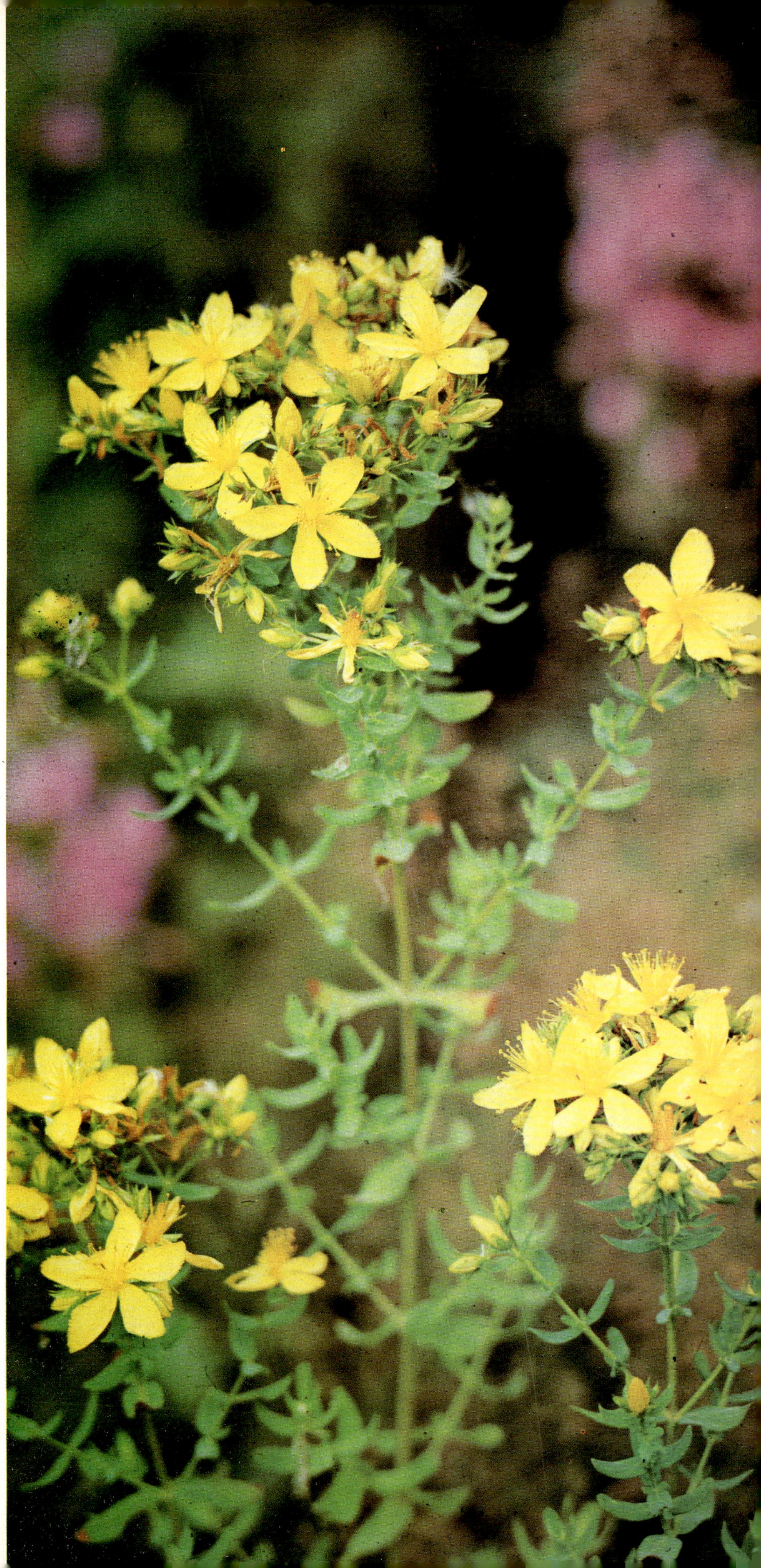

Johanniskraut wirkt dämpfend bei Angst- und Unruhezuständen im Klimakterium. Kopfschmerzen und Menstruationsbeschwerden lassen sich von ihm vertreiben. Hilft auch bettnässenden Kindern.

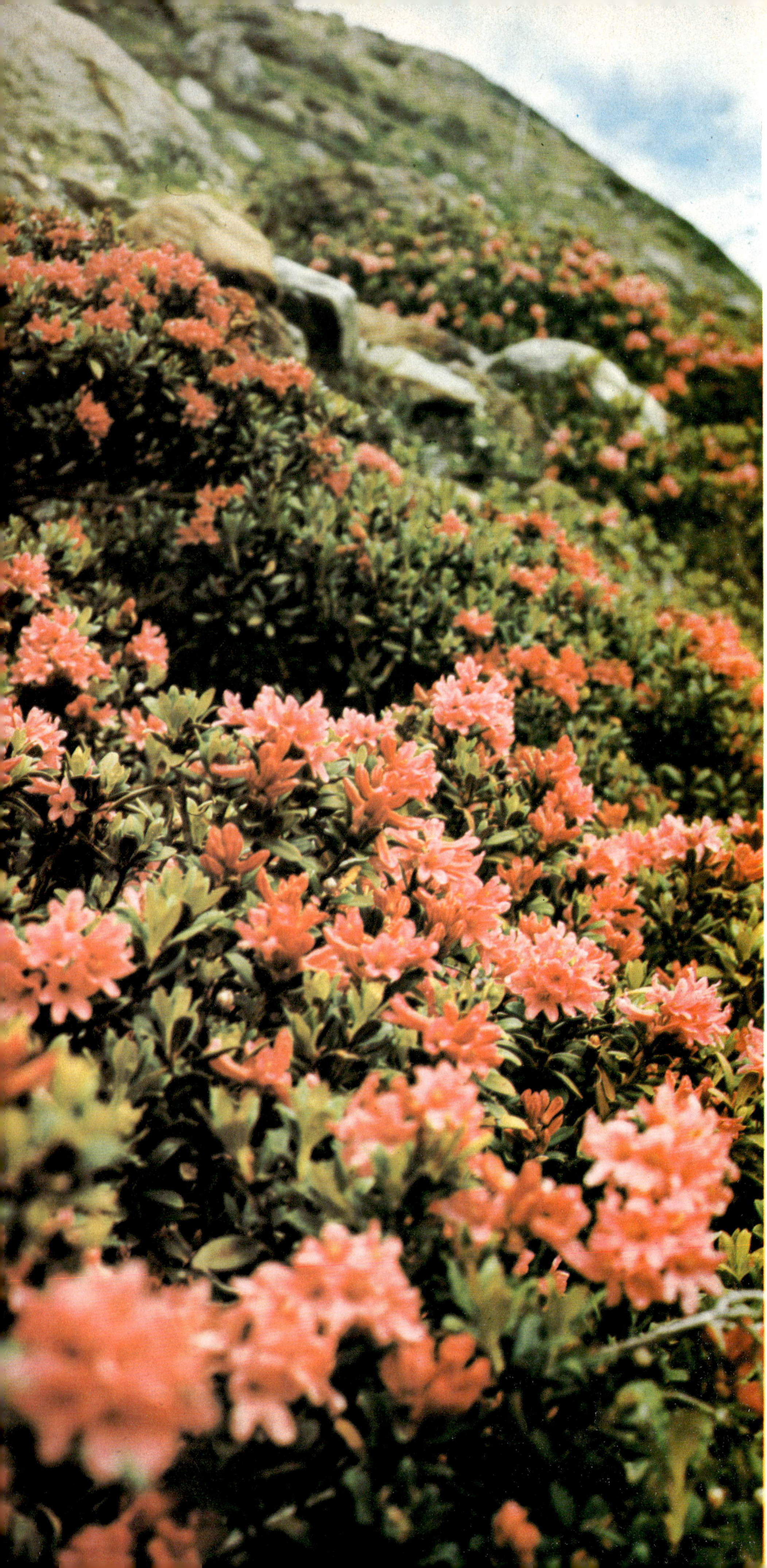

Große einst den letzten Weg von Babylon nach Memphis angetreten.
Ewige Jugend und Unsterblichkeit! Solange die Menschen ihr Leben überdacht und aus Geburt, Altern, Vergehen und Tod ihre Schlüsse gezogen haben, scheinen die beiden Begriffe Inhalt ihrer Sehnsucht gewesen zu sein. Jene siebzig oder achtzig Jahre, von denen der Psalmist als dem Höchstmaß des Menschenlebens spricht, sind trotzdem nur selten überschritten worden.
Nur die Götter der Antike entgingen dieser Vergänglichkeit. Doch auch sie gewannen die ewige Lebenskraft nicht aus sich selbst, sondern aus einer Götterspeise, die ihnen Jugend und Unsterblichkeit schenkte. Ambrosia und Nektar hieß sie bei den Griechen. Tauben ernteten diese geheimnisvolle Nahrung irgendwo und brachten sie Zeus, der sie zunächst für sich selbst verwandte, aber auch den anderen Göttern davon zukommen ließ. Sogar Menschen, wie Tantalus oder Achill, konnte sie als Göttergeschenk gereicht werden.
Was unter Nektar und Ambrosia wirklich zu verstehen sei, das wußten auch die Alten nicht. Wahrscheinlich aber verbanden sie Vorstellungen, die nicht allein von der Phantasie der Dichter gezeugt waren. Nicht umsonst – so scheint es – bezeichneten sie mit Nektar auch jenen süßen Saft, der von den Nektarien – den Honigwerkstätten – der Blüten ausgeschieden wird, die Bienen anlockt und so mit der Bestäubung, der Befruchtung und der Verjüngung der Pflanze in einem lebendigen Verhältnis steht. Gewiß – Unsterblichkeit verleiht er nicht; dennoch trägt er zu allen Zeiten dazu bei, dem Menschen die Leistungsfähigkeit zu sichern und ihm jugendliche Energien zu bewahren.

Die Rostblättrige Alpenrose ist seit Jahrhunderten als heilkräftiges Mittel gegen Gicht, Rheuma und Steinbeschwerden bekannt. Das Kraut, als Almrausch berühmt geworden, kann Schwindel verursachen.

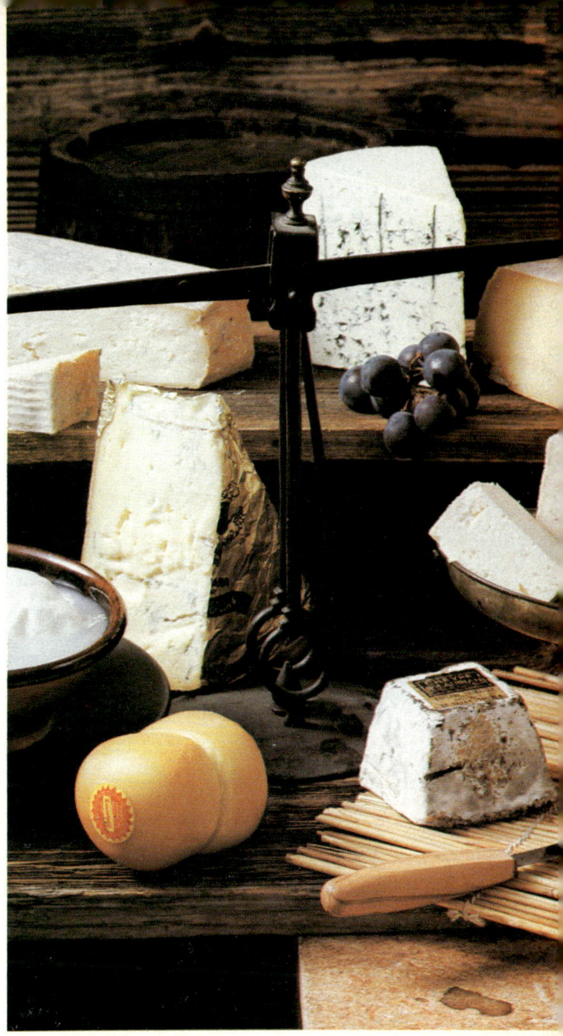

Im Schimmelkäse steckt mehr als nur verdauungsfördernde Kraft

Schimmelkäse als Medizin

Käse schließt den Magen, sagen viele Menschen, schneiden sich nach dem Essen noch ein Stück Camembert oder Emmentaler ab und schwören darauf, daß dieser Schlußhappen ihrem vollen Magen besonders gut tut. Einbildung? Durchaus nicht. Die Medizin weiß, daß Käse die Verdauung fördert. Die alte Volksweisheit, wonach man eine Mahlzeit mit Käse abschließen sollte, besteht also absolut zu recht.

Doch im Käse steckt mehr als verdauungsfördernde Kraft. Käse wird aus Milch gemacht, und bei diesem Umwandlungsprozeß bringen Säurebakterien etwas Erstaunliches zustande: Sie vermehren die Vitalstoffe in der Milch, jene für uns so wertvollen Substanzen, wie Vitamine, bestimmte Amino- und Fettsäuren sowie Mineralien, die unser Körper nicht selbst erzeugen kann und deshalb ständig aufnehmen muß. Außerdem normalisieren die Milchsäure-Gärungsprodukte das oft gestörte Säure-Basen-Verhältnis im Körper und steigern dadurch die Abwehrkraft gegen Krankheiten. Gesäuerte Milch enthält zudem Orotsäure, einen Wirkstoff, der Wachstumsvorgänge aktiviert und im besonderen die Leber vor Infektionen und anderen Erkrankungen schützt.

Die Milchwirtschaft wendet nun einen Kunstgriff an, um den Anteil dieser wertvollen Stoffe im Käse hochzuschrauben: Sie setzt den Milcherzeugnissen Schimmelpilze zu. Das Ergebnis solcher verfeinerten Produktionsverfahren sind Käsesorten wie Roquefort und Camembert, deren Gehalt an lebensnotwendigen Substanzen den der Milch beträchtlich übertrifft. Einige vergleichende Beispiele zeigen das:

100 Gramm Milch enthalten 0,07 Milligramm des für die Erhaltung der Sehkraft wichtigen Vitamins A, 100 Gramm Camembert oder Edelpilzkäse dagegen 0,4 Milligramm. 100 Gramm Milch enthalten 0,05 Milligramm Vitamin B 6, das für die reibungslose Funktion des Zentralnervensystems sorgt, 100 Gramm Edelpilzkäse dagegen 0,1 Milligramm. 100 Gramm Milch enthalten 116 Milligramm Kalzium, einen für den Knochenbau unentbehrlichen Stoff, 100 Gramm Käse dagegen 1440 Milligramm. 100 Gramm Milch enthalten 350 Milligramm Eisen, das zur Blutbildung notwendig ist, 100 Gramm Käse dagegen bis zu 13300 Milligramm.

Was hier exakt in Milligramm ausgedrückt steht, berechnet von Chemikern und Ärzten des 20. Jahrhunderts, ahnten viele Mediziner schon im großen und ganzen vor Jahrtausenden. Die alten Ägypter beispielsweise wußten um die Heilwirkung des Schimmels, wie er auch in manchen Käsesorten enthalten ist. Das geht aus Papyri hervor, auf denen das medizinische Erfahrungsgut der damaligen Zeit zusammengestellt ist. Dort finden sich auch ausführliche Berichte über die Behandlung mitt verschimmeltem Weizenbrot bei Eiterungen, Sepsis, Lepra und Darmstörungen. Schon damals wurde also ein »Natur-Penicillin« verwendet. In unserem Jahrhundert fand das Antibiotikum dann Eingang in die Schulmedizin und leitete eine neue Ära der Heilkunde ein. Penicillin hat heute vielen Infektionskrankheiten und Seuchen ihre Schrecken genommen.

Von Schimmel, der außerhalb chemischer Laboratorien gedieh, sprach lange Zeit niemand mehr. Erst in jüngster Zeit beschäftigten sich Wissenschaftler dann mit der Entwicklung von genießbaren Schimmelprodukten. Manche von ihnen schreiben dem Schimmel heute erstaunliche Fähigkeiten zu. So verwendet ein deutscher Arzt ein sogenanntes milchsaures Schimmelmüsli, das auf Grund seines Schimmel- und Milchsäuregehalts zellatmungsfördernd und zellgenerierend wirken soll. Das Müsli besteht aus vollwertigem, grob geschrotetem Getreide aus biologischem Anbau. Es wird mit Wasser überschüttet und gemischt, in einer Glasschale mit Fliegengaze abgedeckt und an einem feuchtwarmen Ort bei 20 bis 25 Grad Celsius fünf Tage lang aufbewahrt. Am Morgen des sechsten Tages wird der trocken gewordene Schimmelschrot zerkleinert und mit Gemüsesäften oder Quark, geriebenen Äpfeln und Honig vermischt. Das Schimmelmüsli muß im fertigen Zustand nach moosig-pilzigem Waldboden riechen. Es ist wegen seines Wirkstoff- und Vitalstoffreichtums ein biologisch wertvolles Produkt, das die gestörten Zellfunktionen bei Strahlenschäden, Krebs und Alterungsprozessen normalisieren kann. Der Appetit nimmt zu, die Durchblutung bessert sich, Lebensfreude kehrt zurück, wie sich bei Patienten zeigte, und die Sehkraft wird gestärkt. Außerdem verschwinden das störende Völlegefühl und der Druck im Bauch ebenso wie – merkwürdigerweise – Warzen.

Durch seine Vitalstoffe, besonders Fermente, vermindert Schimmel nach Ansicht von Ärzten auch Strahlenschädigungen und wirkt möglicher radioaktiver Verseuchung des Körpers entgegen. Man hat folgende Experimente gemacht: Mäusen wurden eine Viertelstunde vor Bestrahlungen Schimmelprodukte gegeben. Sie vertrugen – ohne Schaden zu nehmen – größere Strahlenmengen als Tiere, die unvorbereitet in die Tests gingen. Der bekannte japanische Forscher Professor Higochi hat einen Weg aufgezeigt: Er gab jahrelang seinen Patienten, die längeren Bestrahlungen ausgesetzt werden mußten, täglich 250 Gramm Joghurt zu essen.

Schimmelprodukte scheinen darüber hinaus allgemein die Abwehrkräfte des Körpers gegen Krankheiten zu steigern, und das hat seinen Grund: Sie erzeugen, wie neuere Forschungen ergeben haben, sämtliche nötigen Fermente, führen dem Körper lebenswichtige Eiweiße zu, die er dann als Nährstoffe verwerten kann, und bilden außerdem viele Vitamine. Besonders Schimmelkäse, aber auch andere Milchprodukte und selbst Milchtrockenpulver können beispielsweise einen großen Teil der lebensnotwendigen Aminosäuren liefern. Und die Aminosäuren sind für die normale Arbeit der Körperzellen unentbehrlich.

Diese bisher wenig bekannten Vitalstoffquellen stehen nun nicht nur dem einzelnen Menschen für den Eigenbedarf offen, sondern werden auch industriell ausgeschöpft. So stellen chemische Werke heute mit Hilfe von Schimmelpilzen viele Vitamine billiger und schneller her als auf herkömmliche Art. Der »Aspergillus niger« zum Beispiel liefert die wichtige Zitronensäure, der »Ashya gossypii« das Vitamin B6. Dazu kommt, daß die meisten Schimmelpilze östrogenähnliche Stoffe bilden, die – so haben Untersuchungen ergeben – nur die positiven Eigenschaften der Östrogene besitzen. Daraus erklärt sich auch die Tatsache, daß durch den Genuß von Schimmelprodukten Alterungsprozesse aufgehalten werden können. Bekannt für diese Wirkung sind die Joghurtgetränke auf dem Balkan. Sie haben zudem den Vorteil, daß sie den Körper entgiften.

Schimmelprodukte haben sich weiterhin als wirkungsvoll erwiesen bei Verstopfung und Verdauungsstörungen. Schimmel, besonders wie er im Käse vorkommt, scheint gerade heute als Bestandteil unserer Nahrung von großer Bedeutung zu sein. Wir brauchen – mehr als je zuvor – neue Vitalstoffquellen, weil der Verlust dieser lebenswichtigen Substanzen in unserer Zeit besonders groß ist. Vitalstoffe werden durch chemische und radioaktive Gifte schnell vernichtet. Einmal sind Schädlingsbekämpfungsmittel, die wir ständig mit der Nahrung aufnehmen, an diesem Zerstörungswerk beteiligt. Es ist daher zu begrüßen, daß mehr und mehr Lebensmittelhändler die Forderung an die Landwirtschaft stellen, Rohprodukte sollten biologisch behandelt werden und damit frei von Pestiziden sein. Zum anderen: Man hört von Plänen, daß in Zukunft Kartoffeln durch Kobaltstrahlung keimunfähig gemacht werden sollen. Doch durch solche Bestrahlungen werden wichtige Vitalstoffe geschädigt, wie Untersuchungen britischer und sowjetischer Wissenschaftler gezeigt haben.

Der Verlust oder die Schädigung unserer Vitalstoffe aber kann ein Ansteigen der Krebserkrankungen zur Folge haben. Der deutsche Nobelpreisträger Professor Warburg erklärte nicht umsonst, daß Schädigungen der Zellatmungsfermente Ursachen für die Enstehung von Krebs sein können. Und gerade die Vitalstoffe verbessern die Zellatmung.

Käse kann – mag das auch manchem zunächst banal erscheinen – so etwas wie Medizin sein. Die Vitalstoffquellen, die in verschiedenen Käsesorten wie Camembert, Emmentaler, Edelpilzkäse, und Joghurt sind, sollten wir nicht ungenutzt lassen.

Tausendgüldenkraut steigert die Magensaftproduktion und wirkt appetitfördernd. Die Bitterstoffe der Pflanze regen die Arbeit der Verdauungsdrüsen an.

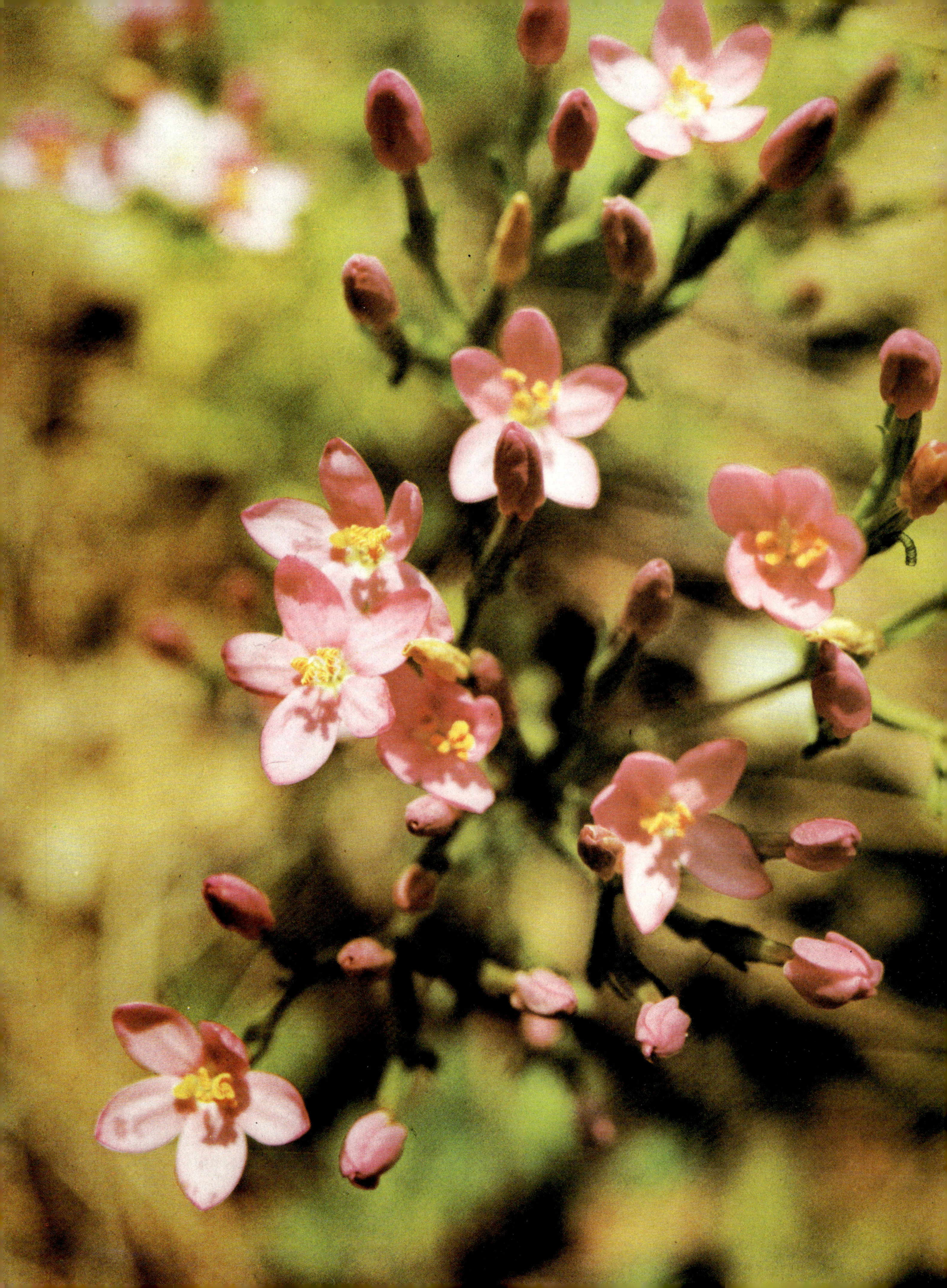

Alkohol - die älteste Droge der Welt

Der am weitesten verbreitete Wirkstoff auf Erden ist nicht Aspirin, nicht Penicillin noch irgendeine andere Substanz, die von den Ärzten verschrieben wird. Es ist ein Stoff von nur geringer medizinischer Bedeutung, der doch von Millionen und Abermillionen Menschen, manchmal in gefährlichen Mengen, täglich konsumiert wird und von weiteren Hunderten von Millionen Menschen gelegentlich. Ja, die große Mehrheit der Weltbevölkerung hat diesen Stoff irgendwann einmal zu sich genommen oder wird ihn zu irgendeiner Zeit ihres Lebens zu sich nehmen.

Dieser Stoff ist eine farblose, sich rasch verflüchtigende Flüssigkeit, den Chemikern als Äthanol oder Äthylalkohol bekannt, jedem anderen Menschen aber einfach als Alkohol. Wegen seines weitverbreiteten Gebrauchs – und Mißbrauchs – ist Alkohol ein Objekt intensiver Erforschung durch die Wissenschaft. Diese umfassende Forschung ermöglicht es, ein Gesamtbild der Droge zu entwerfen, das als Muster dafür dienen kann, wie eine Droge überhaupt wissenschaftlich untersucht wird.

Aus mehreren Gründen gebührt dem Alkohol der erste Platz, wo immer man von Wirkstoffen redet. Er ist nicht nur der gebräuchlichste, sondern er ist auch besser erfaßt als die meisten anderen. Fast mit Sicherheit ist Alkohol die älteste Droge und wahrscheinlich die wichtigste.

Der Mensch hat Alkohol schon vor Anbruch der historischen Zeit hergestellt und konsumiert. Jedes zivilisierte oder unzivilisierte Volk auf Erden, das Ackerbau betreibt, stellt alkoholische Getränke in irgendeiner Form her. Ein solcher Trunk wird aus Getreide (Bier, Whisky, Kornschnaps), aus Kartoffeln (Wodka), Fruchtsaft (Wein, Apfelwein), Honig (Met) und einem halben Dutzend anderer, exotischer Stoffe gegoren. Selbst Stämme auf der Kulturstufe des Nahrungssammelns gären alkoholische Getränke, und einige Anthropologen vermuten sogar, daß die Einführung des Ackerbaus durch das Verlangen nach Alkohol nicht minder vorangetrieben worden sein könnte als von der Notwendigkeit reicherer Nahrung.

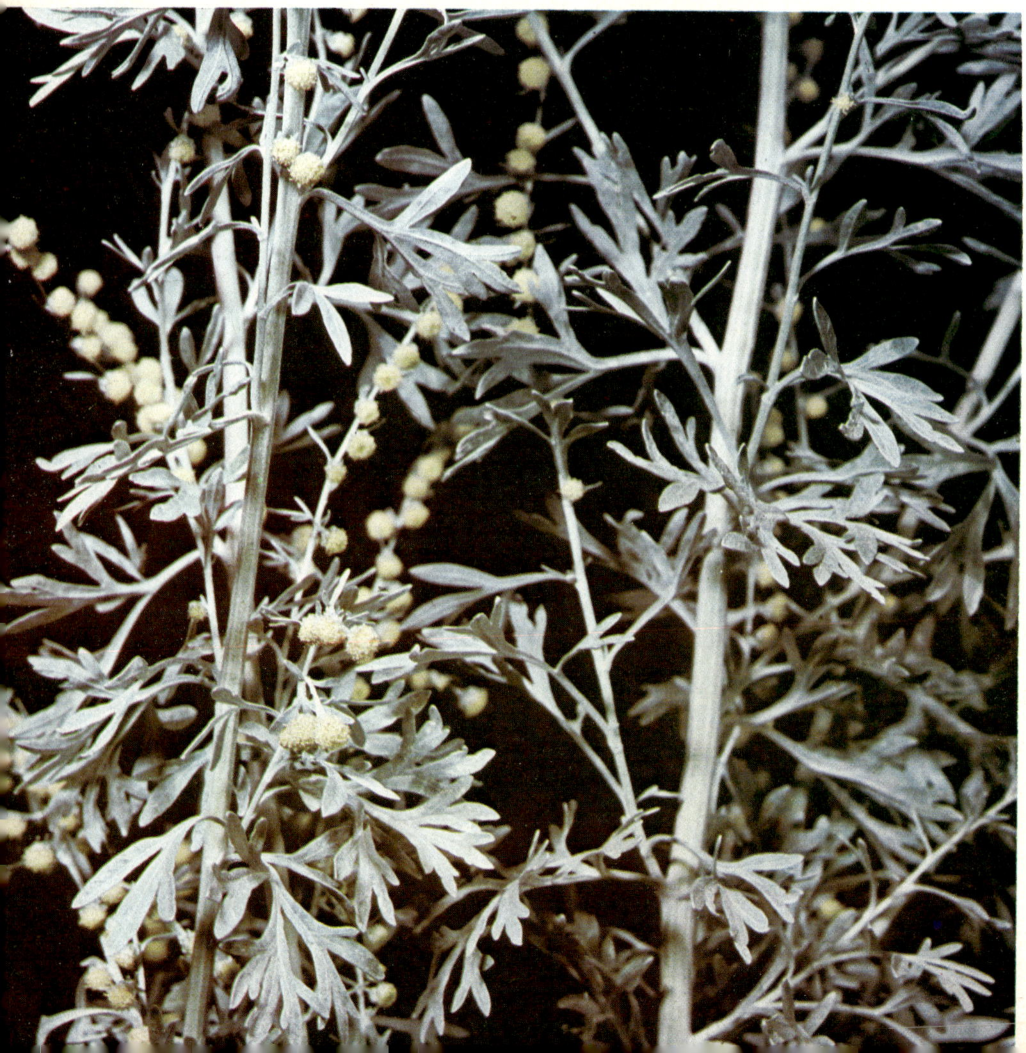

Wermut wirkt appetitanregend. Die Pflanze ist vielleicht das beste und sicher auch eines der ältesten Gallenmittel. Wermuttee stets warm und schluckweise trinken! Und stets nach dem Essen.

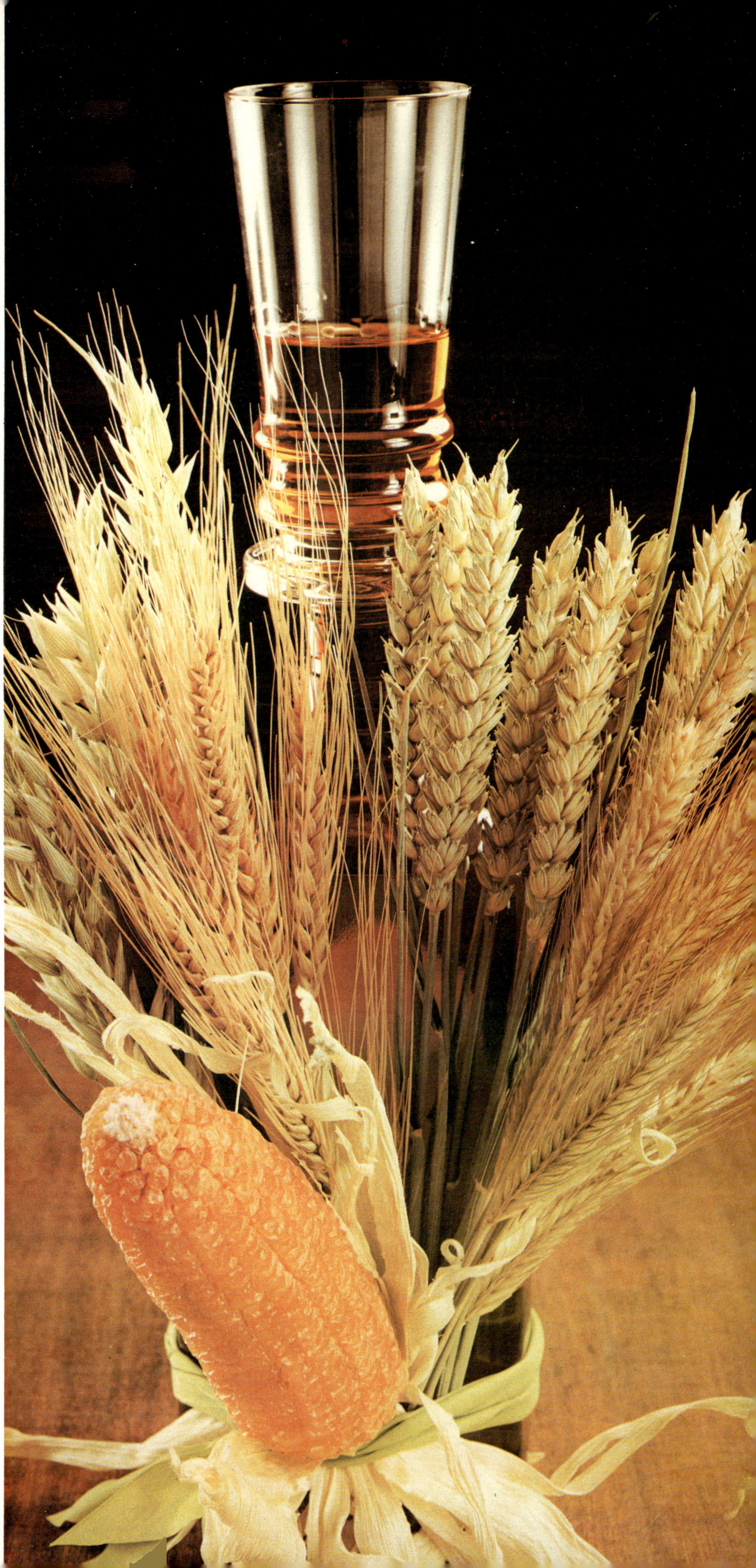

Bestimmt hat Alkohol in den ersten Kulturen einen kaum niedrigeren Platz eingenommen als die Grundnahrung, das Brot. Die ersten schriftlichen Zeugnisse überhaupt, eine Sammlung von Tontafeln, die in Mesopotamien ausgegraben wurden und etwa auf das Jahr 2100 v. Chr. zurückgeht, führen Alkohol auf einer Lohnliste auf: Neben einer Kolonne von, wie man annimmt, Eigennamen steht der Vermerk »Brot und Bier für einen Tag«. Vornehme Ägypter brüsteten sich in ihren Grabinschriften am häufigsten mit Taten wie: »Ich gab Brot den Hungrigen und Bier den Durstigen...«

Die alten Kulturen genauso wie ihre barbarischen Nachbarn erfreuten sich des Alkohols – oftmals bis zum Exzeß. Schon im 1. Jahrhundert n. Chr. registrierte der römische Naturforscher Plinius der Ältere mit Erbitterung, daß man »in keinem Teil der Erde lange nach Trunkenheit suchen muß«. Spätere Forschungsreisende erweiterten zwar den Umfang der bekannten Welt gegenüber Plinius ungeheuer, stießen jedoch am Ende ihrer Reise fast immer auf den Alkohol.

Im 16. Jahrhundert schrieb Bernal Díaz del Castillo, ein Begleiter von Cortés bei der Eroberung Mexikos durch die Spanier, über dieses Land, es sei voll von Agaven (einer großen Pflanze mit fleischigen Blättern), »aus denen sie ihren Wein machen«. Noch heute konsumieren die Mexikaner den Agaven-»Wein«, den sie Pulque nennen, in großen Mengen, außerdem daraus gebrannte Schnäpse, wie Tequila.

Ungefähr 250 Jahre nach Cortés segelte Kapitän Cook in die Südsee und sah die

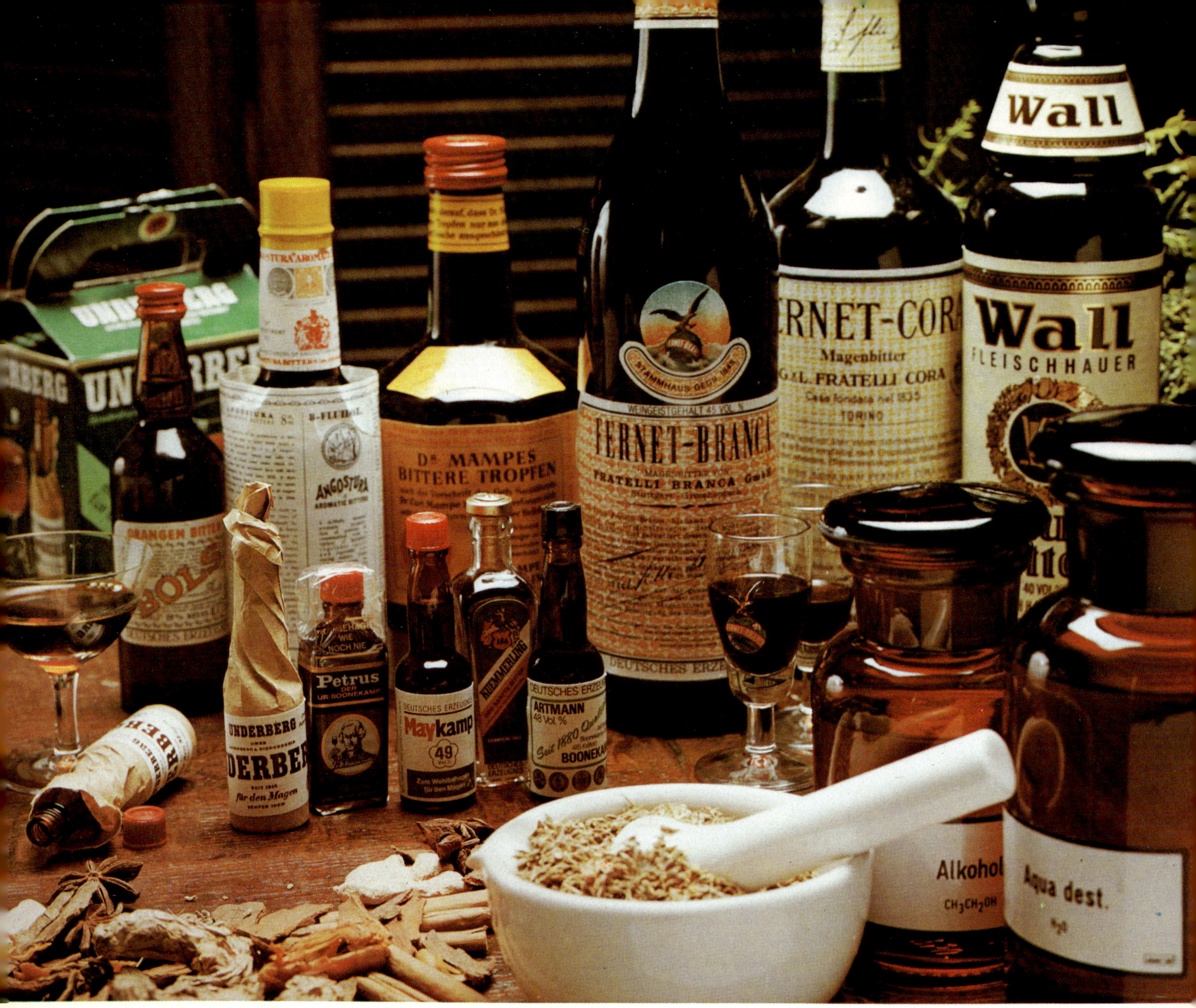

Polynesier auf ihren idyllischen Inseln Kava saugen, ein Gärungsprodukt verschiedener Pfefferarten. Eine Generation später wurde der große englische Forschungsreisende Mungo Park beim Vorstoß seiner Karawane in die Sahara von Eingeborenen mit einem alkoholischen Getränk bewirtet, »das dem Starkbier meiner Heimat, einem sehr guten Bier, sehr ähnlich schmeckte ...«

Heute gibt es auf Erden kein Land – nicht einmal die Länder, wo er verboten oder verpönt ist –, in dem Alkohol nicht getrunken würde. 1965 wurden in den Vereinigten Staaten 8,03 Millionen Hektoliter Alkohol konsumiert – 8½ l auf jeden Bürger über sechzehn, das ist die Alkoholmenge, die in 172 l Bier oder 17 l Whisky (50prozentigen) enthalten ist.

Welch unheimliche Macht dem Alkohol innewohnt, schildert eine afrikanische Legende. Als die erste Palme gepflanzt wurde, bemerkte es der Satan. Er schlich sich herbei und begoß sie mit dem Blut eines Affen. Als der Baum blühte, kehrte er zurück und besprengte ihn mit dem Blut eines Löwen. Als schließlich die Früchte reiften, ließ er das Blut eines Schweines auf sie tropfen. So nahm der Palmwein den Charakter dieser Tiere an. Wenn er den Menschen, die ihn trinken, in den Kopf steigt, dann hüpfen und springen sie wie Affen. Packt sie der Rausch, dann werden sie wild wie Löwen. Lassen sie sich schließlich hemmungslos »vollaufen«, wälzen sie sich wie Schweine im Kot.

Daß aber der Alkohol aus der Büchse der Pandora stamme oder gar eine Erfindung des Teufels sei, daß er also nur schlechte und verderbliche Eigenschaften habe – diese These ist mit Sicherheit falsch. In fast allen religiösen Kulten spielt der Alkohol in irgendeiner Form eine Rolle: Jahwe belohnte seinen Knecht Noah nach überstandener Sturmfahrt in der Arche mit dem Saft der Reben – »Noah ... ward ein Ackermann und pflanzte Weinberge. Und da er Wein trank, ward er trunken ...«

Auch in den dionysischen Kulten des Altertums spielte der Wein eine bedeutende

Rolle. Und selbst Mohammed hat den Alkoholgenuß seinen Gläubigen nur deshalb verboten, um ihn als paradiesische Belohnung den Seligen vorzubehalten...
Die Gefahren des Alkohols beruhen weitaus weniger auf den physiologischen Wirkungen als vielmehr auf der Tatsache, daß er zur Sucht verführen kann. Zweifellos ist übermäßiger Alkoholgenuß schädlich. International bekannte Herz- und Kreislaufspezialisten äußern sich in diesem Zusammenhang etwa dahingehend, daß Alkoholgenuß in mäßigen Grenzen nicht als gesundheitsschädigend bezeichnet werden kann. Die Frage, welches alkoholische Getränk besonders zu empfehlen sei, beantworten sie in folgender Weise: Ein Glas Bier als Erfrischung, ein Gläschen Kognak oder Steinhäger als Medikament und eine Flasche Wein zur Entspannung und zur Freude.
Daß richtig dosierter Weingenuß durch seinen Gehalt verschiedener Nähr- und Wirkstoffe bei vielen Krankheiten eine geradezu heilende Wirkung entfaltet, ist von vielen Ärzten bestätigt worden. Schon vor geraumer Zeit hat der amerikanische Ernährungswissenschaftler und Biologe Raymund Pearl die Frage untersucht, ob mäßiger Alkoholgenuß einen Einfluß auf die Lebensdauer hat. Seine sehr gewis-

Alkohol in kleinen Dosen wärmt das Blut und regt den Kreislauf an

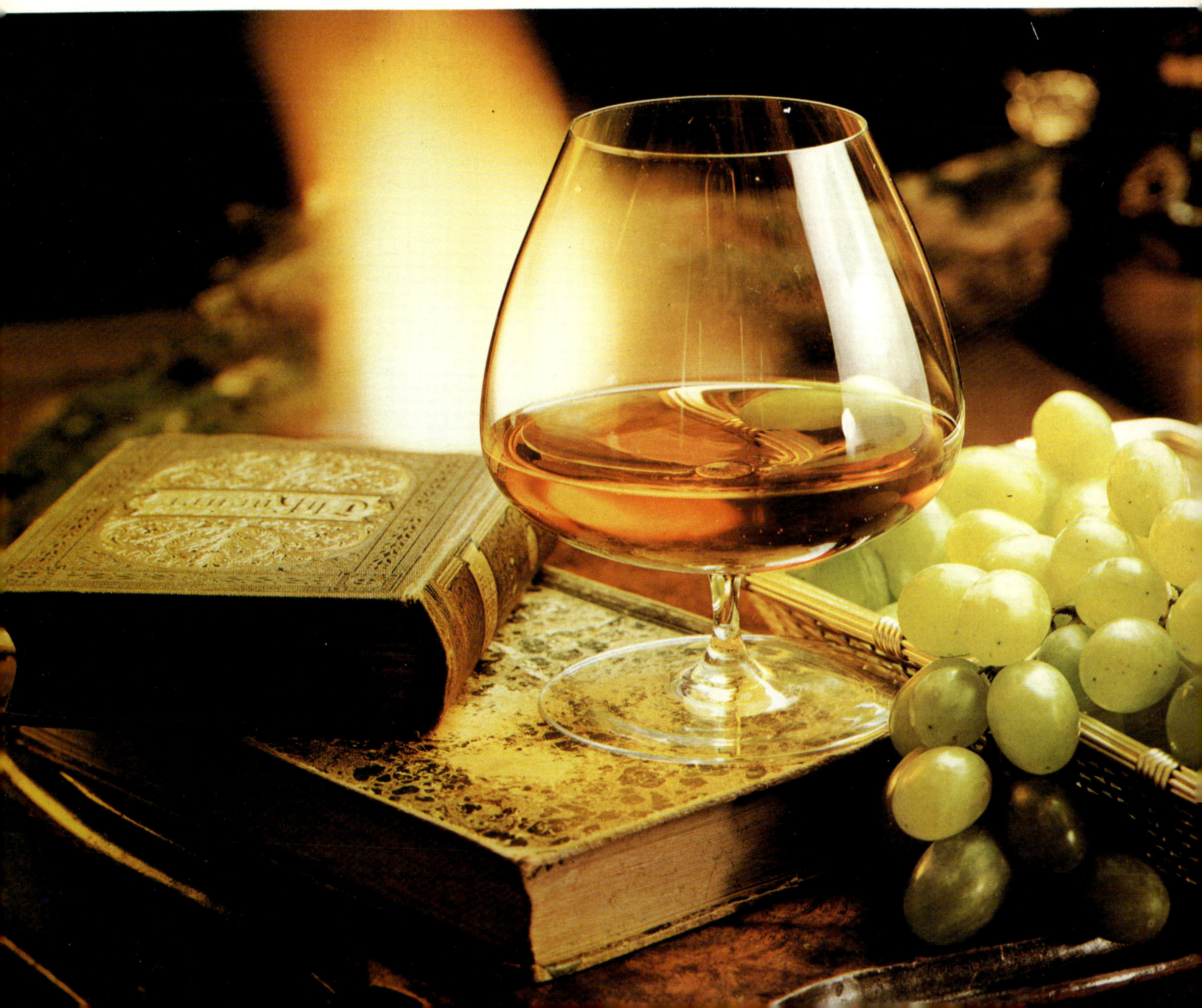

senhaften, an mehr als 5000 Personen durchgeführten Studien ergaben, daß der mäßige Genuß alkoholischer Getränke das Leben nicht abkürzte, daß im Gegenteil mäßige Alkoholverbraucher mit einer längeren Lebensdauer rechnen können als völlige Abstinenzler.

Daß die alte Volksweisheit, nach der Käse, zum Wein genossen, diesen bekömmlicher macht, auf durchaus realen Tatsachen beruht, konnte der Ludwigshafener Herzforscher und Leiter des Instituts für Leistungsmedizin, Professor Max Hochrein, nachweisen. Eine Reihe von Versuchspersonen mußten innerhalb einer halben Stunde 3/4 l leichten Pfalzwein trinken, dann wurde der Blutalkoholspiegel gemessen. Er ergab Werte zwischen 1,25 und 1,46 Promille. Beim zweiten Versuch wurde die gleiche Menge des gleichen Weins in der gleichen Zeitspanne verabfolgt; dazu mußte aber ein halbes Pfund Emmentaler Käse verzehrt werden. Jetzt erreichten die Maximalwerte des Blutalkohols nur 0,95 bis 1,04 Promille!

Eine der wichtigsten Eigenschaften des Alkohols beruht auf seiner psychischen Wirkung. Er läßt das Leben leichter erscheinen, führt zu einem Gefühl gesteigerten Wohlbefindens, löst von Spannungen und Hemmungen und läßt Alltagsprobleme weniger drohend erscheinen, jedenfalls für denjenigen, der die Wohltat des Alkohols mit Maßen zu genießen versteht.

Eine Norm für den zulässigen Weinverbrauch hat ein guter Kenner der Wirkung des Alkohols auf die menschliche Gesundheit, Professor Dr. G. A. Martini, der Vorstand der Medizinischen Universitätsklinik in Marburg/Lahn, aufgestellt. Danach darf es als unschädlich angesehen werden, wenn jemand täglich bis zu einem halben Liter Wein (mit 8 Prozent Alkohol) verbraucht. Beim täglichen Genuß von ein bis zwei Liter Wein wird bereits die Gefahrenzone berührt; und der Bereich der hohen Gefährdung wird erreicht, wenn täglich mehr als zwei Liter Wein getrunken, also über 160 Gramm Alkohol dem Körper zugeführt werden. Am wenigsten vorteilhaft für die Gesundheit sind die hochprozentigen alkoholischen Getränke, wie Branntwein und ähnliches.

Eine Einschränkung ist freilich in der heutigen Zeit in jedem Fall zu machen: Wer ein Auto zu fahren hat, sollte sich zuvor des Alkohols in jeder Form enthalten. Er sollte auch nicht einmal so viel Alkohol zu sich nehmen, daß er gerade noch unter der kritischen Promillegrenze bleibt; er sollte völlig verzichten. Denn unter besonderen Umständen können schon geringste Alkoholmengen die Fahrsicherheit und das Urteilsvermögen beeinträchtigen. Schon mit 0,6 Promille im Blut machten Testfahrer dreimal so viele Fahrfehler, verursachten dreimal so viele Unfälle wie im nüchternen Zustand. Erfahrungsgemäß setzt die Wirkung des Alkohols fast unmittelbar nach dem ersten Glas ein. Er geht durch die Magen- und Dünndarmwände unmittelbar ins Blut über.

Nahrungsmittel verlangsamen diesen Prozeß, besonders Eiweiß und Fett die, da sie nicht so rasch verdaut werden wie Kohlehydrate, am längsten im Magen bleiben – und mit ihnen jeder Alkohol, mit dem sie vermischt sind. Die Russen, berühmt für ihren hohen Verbrauch an scharfen Getränken (einige Wodkaarten enthalten bis zu 72 Prozent Alkohol), fangen die Wirkung des Alkohols oft dadurch ab, daß sie unter ihr hochexplosives »Wässerchen« immer wieder eine Mundvoll Hering, Kaviar oder Fleisch mischen, alles hervorragende Lieferanten von Fett und Eiweiß.

Merkwürdigerweise erhalten die Russen gerade durch die Deftigkeit ihres Nationalgetränks einen gewissen zusätzlichen Schutz. Bei Konzentrationen über 40 Prozent wird Alkohol nämlich wieder langsamer vom Magen absorbiert. Außerdem reizen hochprozentige Schnäpse den Magenausgang; wird er von einem wirklichen Feuerwasser berührt, so schließt sich dieser empfindliche Durchlaß und versperrt dem Alkohol den Weg in den Dünndarm, womit seine Resorption in den Körper weiter verlangsamt wird.

Kohlendioxyd andererseits beschleunigt den Weg des Alkohols in den Darm. Sekt erhält durch die Kohlensäure seinen besonderen Schwung; Whisky wirkt mit Soda schneller, als wenn er mit Wasser verdünnt wird.

Für eine lange Nacht sind Schnäpse, Weinbrand, Whisky und Liköre ungeeignete Getränke. Daran ändern auch hinzugeschüttete Säfte oder Sprudel nichts. Die Alkoholmenge bleibt ja die gleiche. Die Kohlensäure im Sprudel oder im Sekt sorgt eher noch für einen schnelleren Übertritt ins Blut. Deshalb ist Whisky pur oder mit Wasser verdünnt bekömmlicher als Whisky-Soda.

Psychische Anspannung, der man tagsüber ausgesetzt war und deren man sich am Abend vielleicht gar nicht mehr bewußt wird, kann die Wirkung des Alkohols enorm steigern. Auch bestimmte körperliche Zustände können das. Ein Autofahrer zum Beispiel, der gegen eine Erkältung Antihistamine nimmt, ist unter Umständen nach ein paar Glas ebenso betrunken wie ein Fahrer, der weit mehr konsumiert hat. Überhaupt: Alkohol plus Arzneimittel kann lebensgefährlich sein. Mediziner raten daher, man solle sich über seine körperliche und seelische Verfassung klar werden. Die Einnahme von Vitamin-B-Präparat ist zu empfehlen, da dieser Substanz eine überragende Bedeutung im Stoffwechsel, nicht zuletzt auch beim Alkoholabbau, zukommt.

Weintrauben entschlacken und entfetten, sie kräftigen den gesamten Organismus, regen den Stoffwechsel an, sind blutbildend, helfen bei Verdauungsstörungen und stärken die Nerven.

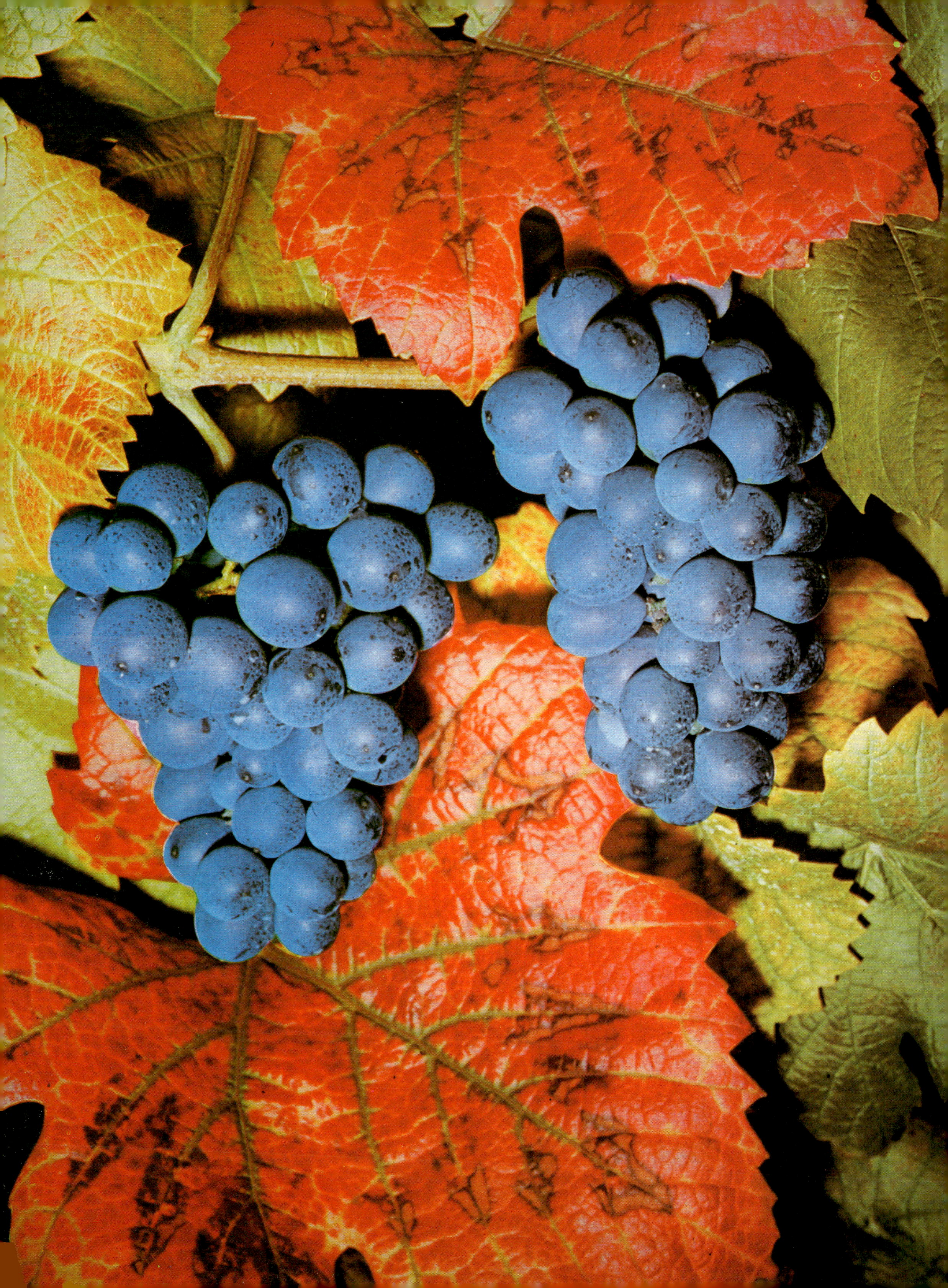

Gesundheit aus dem Wasser

Die einen machen aus »Kneipp« eine Weltanschauung. Die anderen lächeln über die »Wassertreter«. Viele aber wissen nichts über die Wasseranwendungen, deren Wirksamkeit längst bewiesen ist. Im Gegensatz zu sogenannten modernen Behandlungsmethoden sind die Kneippschen Wasseranwendungen nicht konstruiert, nicht erdacht, nicht im Tierversuch getestet und nicht im Labor erprobt worden. Die wissenschaftlichen Beweise ihrer Wirksamkeit folgten erst in späteren Jahrzehnten, als die Kneippschen Heilweisen längst ihren Siegeszug durch Europa angetreten hatten.

Wasser hat es zu allen Zeiten gegeben. Man hat damit gekocht, gewaschen und geheilt. Das war so von der Antike bis heute. Namen wie Hahn, Örtel und Prießnitz sind als Vorgänger der Kneippkur in die Geschichte der Wasserkur eingegangen. Ihre Methoden waren zwar erfolgreich, jedoch »rauh, aber herzlich«. Man verordnete damals noch kalte Bäder bis zu einer Stunde Dauer und es gehörten robustere Naturen dazu, als unsere sensiblen Zeitgenossen es sind, um solche Maßnahmen zu absolvieren.

Pfarrer Kneipp hat seine Wasserkur aus eigenem Erleben geschaffen. Eine schwere Lungentuberkulose machte ihn zum aufgegebenen Patienten der damaligen Wissenschaft. Da stieß Kneipp im Jahre 1848 auf das Büchlein von Siegmund Hahn »Unterricht von der Heilkraft des frischen Wassers«. Zu diesem Zeitpunkt hatte der damalige Studiosus Kneipp nichts mehr zu verlieren, aber alles zu gewinnen. Mit dem Mut der Verzweiflung stürzte er sich auf die angegebene Wasserbehandlung – und er gesundete.

Später behandelte er in München einen schwer erkrankten Mitstudenten, und da kein fließendes Wasser zur Verfügung stand, behalf er sich mit einer Gießkanne.

Kneipp wollte eigentlich nur Priester sein und nicht die kranken Leiber behandeln, aber ein tiefes Mitgefühl mit den Aufgegebenen, besonders unter den Armen der Bevölkerung, führte ihn immer wieder dazu, seine an sich selbst erprobte Heilweise anderen Menschen nutzbar zu machen.

Pfarrer Kneipp erfuhr das Schicksal aller großen Geister, die ihrer Zeit voraus sind: Von der offiziellen Wissenschaft verfolgt und verketzert, von den von ihm Geheilten – es wurden von Jahr zu Jahr mehr – geliebt und verehrt, führte er ein Leben als Priester und Heiler.

Kneipp ließ es nicht bei Wasseranwendungen bewenden: In Wort und Schrift predigte er ein gesundes Leben, das den heutigen reformerischen Thesen sehr nahe kommt. Vollkornbrot, Malzkaffee, Kräuterelixiere, Bewegung und Entspannung – das sind Begriffe, die uns sehr modern anmuten und doch schon von Kneipp stammen. Wollte man versuchen, die Kneipplehre in wenigen Worten zusammenzufassen, so müßte sie lauten: Entgiftung des Blutes durch Ableitung über die Haut und über den Darm, Erneuerung des Blutes durch gesunde Ernährung und ein systematisches Training der Gefäßreaktion durch Wasseranwendungen. Die Humoralpathologie (Säftelehre) der Ärzte der Antike bis zur Neural- und Segmenttherapie der modernen Medizin sind in seiner Krankheitslehre bereits enthalten.

Heute wissen wir auch, daß nicht nur kalte oder warme Wasseranwendungen das regionale feine und feinste Kapillarsystem steuern, sondern daß weitgehend harmonisierende Einflüsse auf unser vegetatives Nervensystem (Lebensnervensystem) einwirken.

Greifen wir ein Beispiel heraus: das Fußbad. Wer hätte nicht schon einmal in seinem Leben, zum mindesten als Kind, seine Füße in kaltes Wasser gesteckt? Wer hätte nicht empfunden, wie erfrischend und belebend das nach einem heißen Sommertag oder nach einem längeren Fußmarsch ist? Wer hätte nicht schon einmal bei einer beginnenden Erkältung ein ansteigendes Fußbad ausprobiert?

Was geschieht mit den Füßen bzw. mit den Unterschenkeln? Je nachdem, ob ein kalter oder warmer Reiz auf die Haut trifft, erweitern sich die feinen und feinsten Blutgefäße bei der Warmanwendung bzw. sie verengen sich zunächst im kalten Wasser, um sich als Reaktion besonders gut zu erweitern. Entscheidend ist, daß nach jeder Maßnahme ein angenehmes und intensives Wärmegefühl auftreten muß.

Eine typische und vielfach gebrauchte Maßnahme im Programm einer Kneippkur stellt das Wechselfußbad dar: Eine Zink- oder Plastikwanne wird etwa bis zu zwei Drittel der Höhe des Unterschenkels

Wasser ist Leben. Bereits in grauer Vorzeit haben Höhlenmenschen mit Wasser ihre Wunden gekühlt und mineralhaltiges Quellwasser getrunken. Es gilt als ältestes Heilmittel überhaupt.

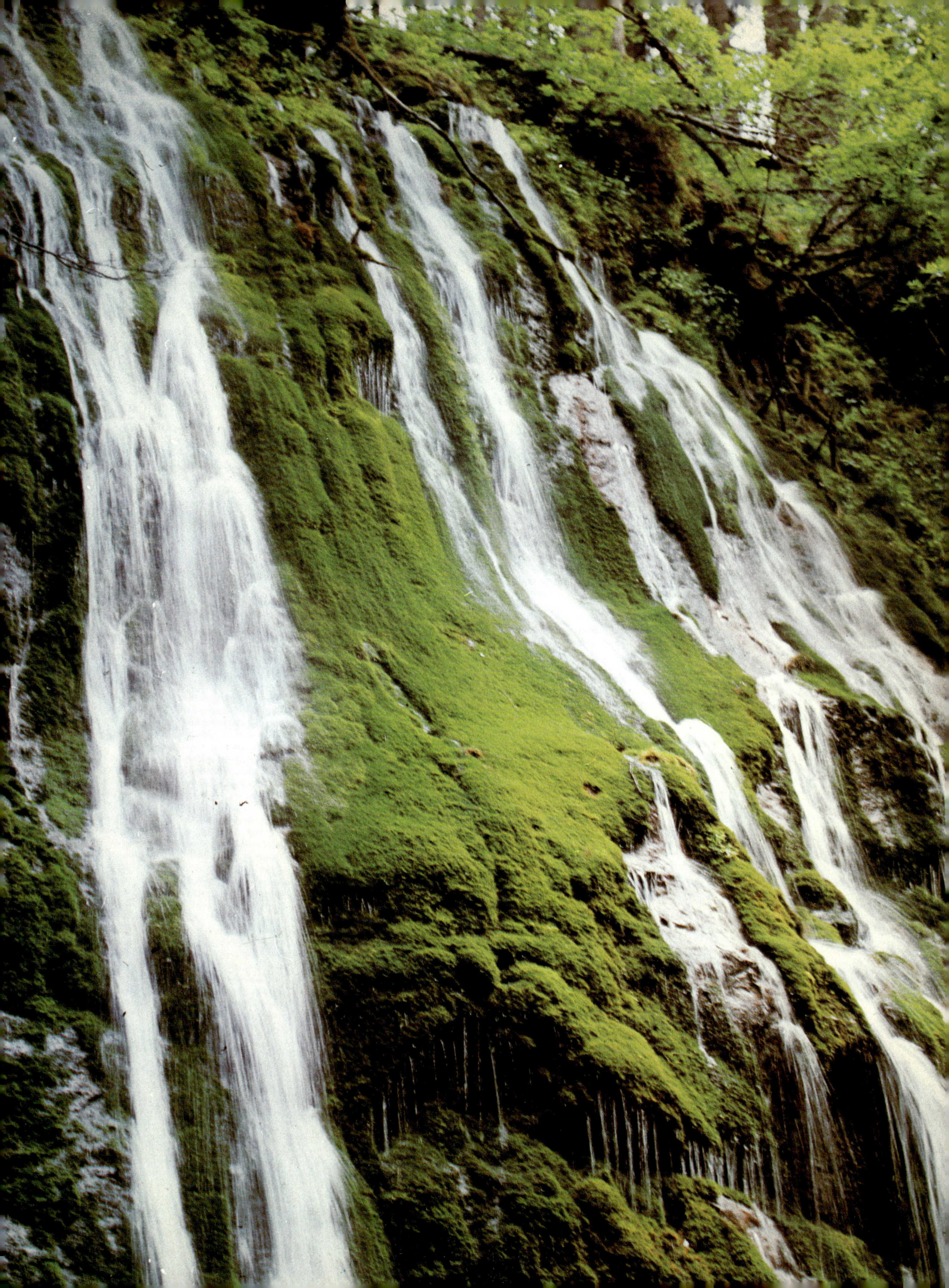

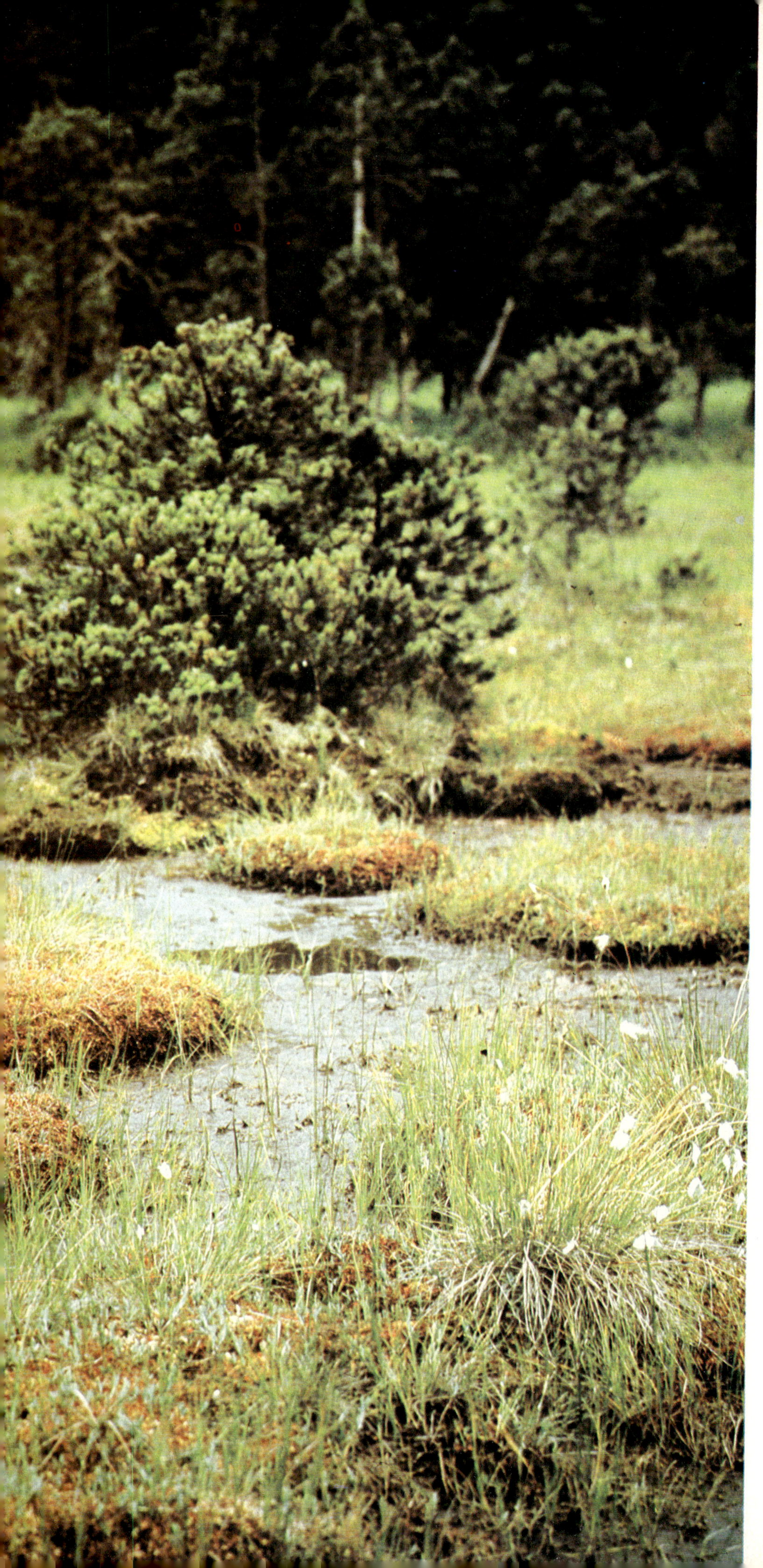

mit warmem Wasser gefüllt, Temperatur etwa 37 bis 38 Grad. In dieses Wasser werden die Füße etwa 5 Minuten hineingestellt. Daneben steht eine zweite Fußbadewanne mit kaltem Wasser, Temperatur etwa 12 bis 15 Grad. In diese Wanne werden die Füße 10 Sekunden eingetaucht, um danach wieder 5 Minuten im warmen Wasser zu verweilen. Zum Abschluß des Wechselfußbades erfolgt wiederum für 10 Sekunden eine Kaltanwendung, dann werden die Füße abgetrocknet (der geübte oder trainierte »Kneippianer« kann sich im Sommer auch trocken laufen). Sehr empfindliche Patienten kann man nach dem Fußbad auch für kurze Zeit ins Bett schicken. Dieses einfache Wechselfußbad, das sich in jedem Badezimmer durchführen läßt, dient nicht nur dazu, die Durchblutungsverhältnisse der Füße zu bessern – zum Beispiel bei chronisch kalten Füßen, bei Schmerzen oder gestauten Füßen –, sondern es hat auf reflektorischem, nervösem Wege weitreichenden Einfluß auf die Organe des kleinen Beckens, des Harnapparates, des Dickdarmes, der Keimdrüsen und hat gleichzeitig eine ableitende Wirkung auf die Organe der Brustregion, des Halses und des Kopfes. Deshalb ist es durchaus gerechtfertigt, daß diese Maßnahme sowohl bei chronisch kalten Füßen, bei peripheren Durchblutungsstörungen, bei Regelanomalien, bei allgemeinen Kreislaufstörungen, bei der Migräne und beim Bluthochdruck eine Rolle spielt.

Ein weiteres Beispiel ist der Armguß. In der modernen Kneipptherapie wird er fast immer als Wechselguß verabreicht, und die früher übliche Gießkanne ist durch

◁

Moore gehören neben dem Wasser zu den ältesten Heilmitteln des Menschen. Moorbäder haben sich auch heute wieder in der Rheumatherapie und bei Frauenleiden als erfolgreich erwiesen.

Tapisserie »Badende Dame«, Frankreich oder Burgund 16. Jahrhundert ▷

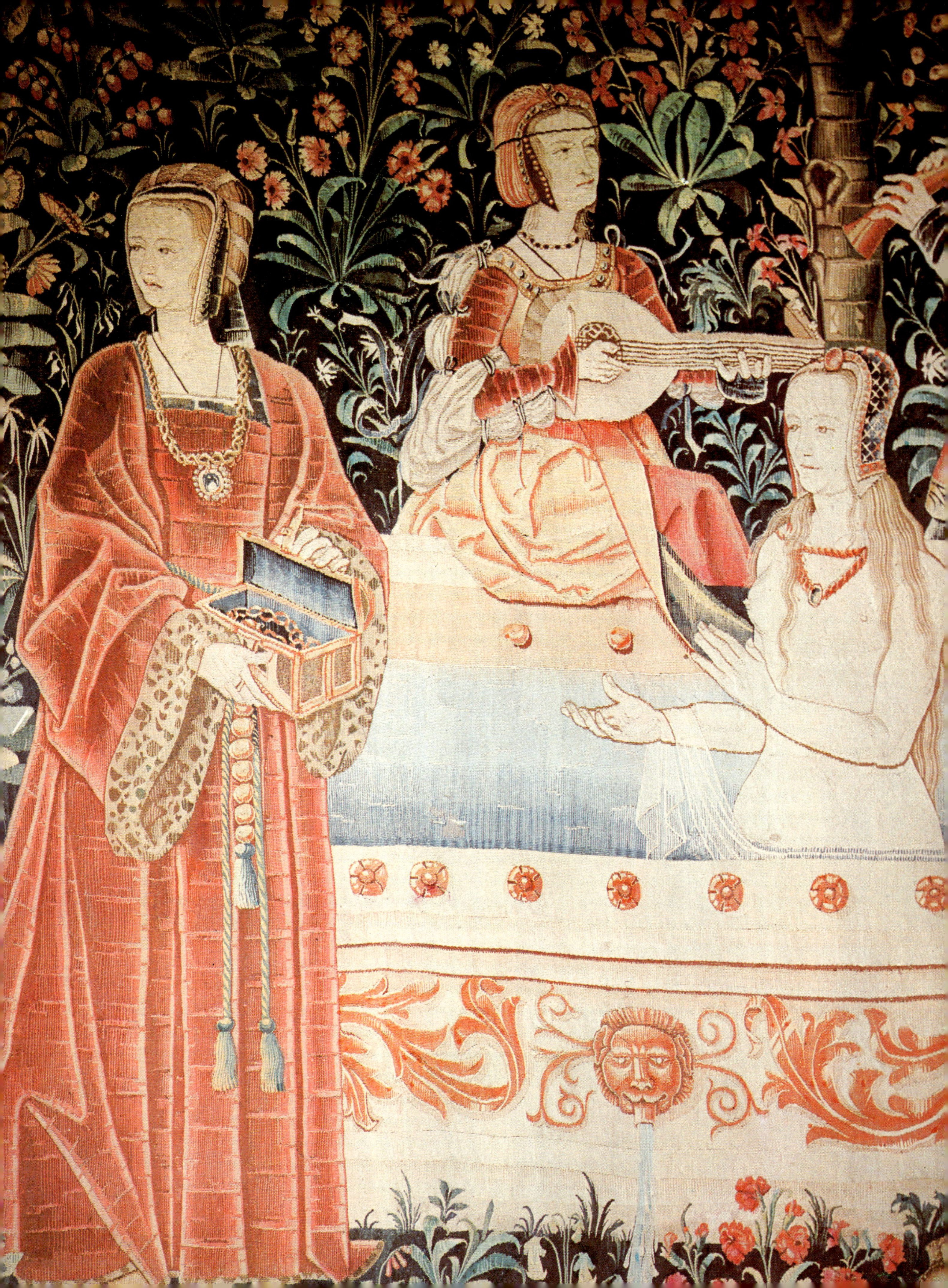

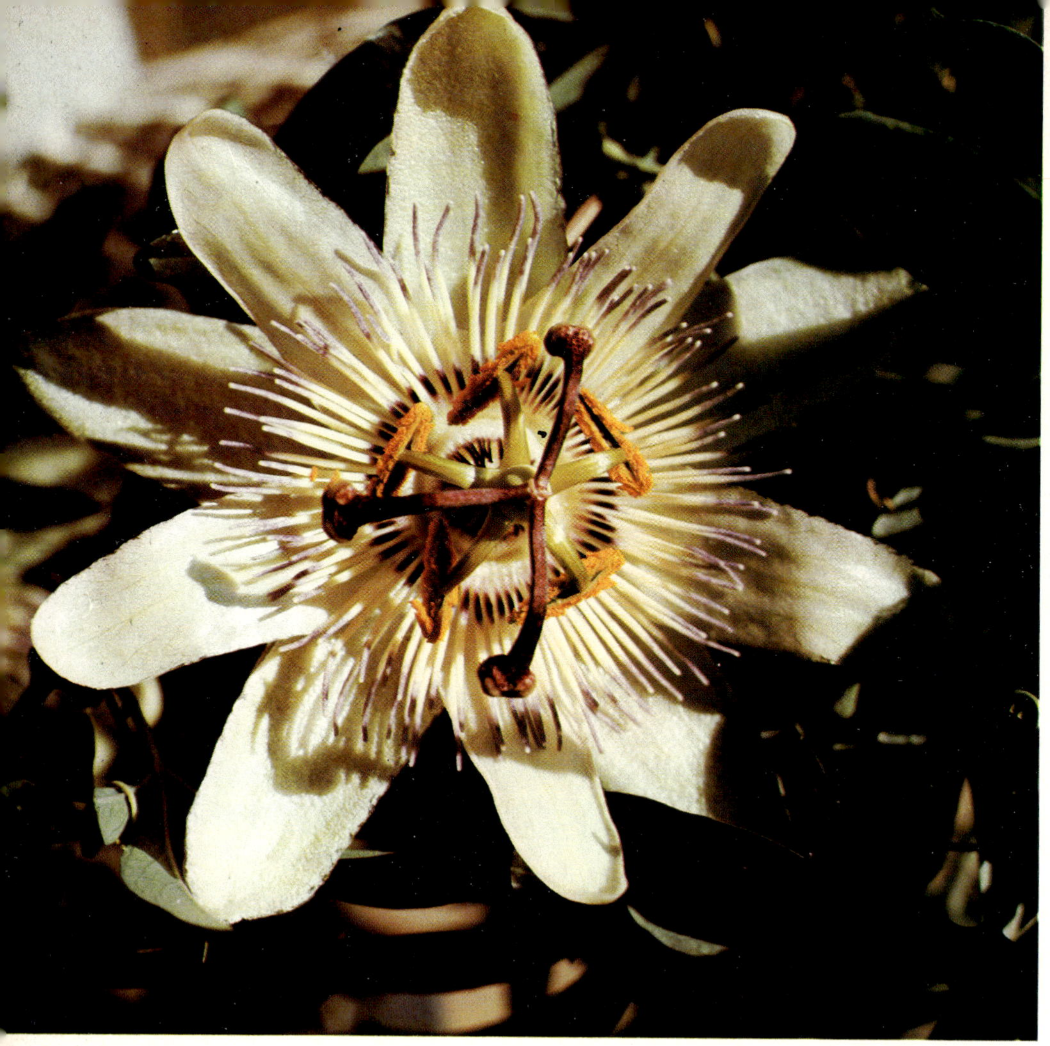

Die Passionsblume beruhigt und fördert den Schlaf. Sie wird bei leichten Depressionen und Schlafstörungen, aber auch bei nervösen Unruhezuständen im Klimakterium verwendet.

den Wasserschlauch ersetzt worden. Güsse müssen durch ein geübtes Badepersonal verabfolgt werden, denn ein falsch gegebener Guß kann mehr schaden als nützen. Auch der scheinbar so einfache Armguß hat tiefgreifende Einwirkungen auf unser vegetatives Nervensystem und auf die Durchblutungsverhältnisse nicht nur des Arms, sondern auch der Brustorgane, insbesondere des Herzens. Er ist ein geradezu vorzügliches Mittel bei der Behandlung funktioneller Herzstörungen. Verhältnismäßig stark ist auch seine Wirkung auf Stauungsvorgänge, auf Kopf und Hals.

Als drittes Beispiel sei hier eine Kneippsche Waschung angeführt: Entscheidend ist, daß diese einfache Waschung morgens aus der Bettwärme heraus geschieht, denn nur am wirklich warmen Körper ist sie sinnvoll und wirkungsgerecht. Man kann sie sehr leicht selbst vornehmen. Eine Schüssel Wasser neben dem Bett genügt. Nach dem Aufwachen entblößt man schnell den Oberkörper, taucht ein grobes Handtuch in das bereitstehende Wasser und beginnt die Waschung am rechten Arm, zunächst außen, dann innen. Es folgt der linke Arm, Brust und Rücken. Dann zieht man das Nachtzeug wieder über und legt sich unabgetrocknet ins Bett zurück. Auf anfängliches Kältegefühl folgt ein angenehmes Wärmegefühl, das bis zum leichten Schwitzen führen kann, das erwünscht ist, um ein Entgiften der Haut anzuregen. Man verbringt etwa eine Viertelstunde im Bett und vollzieht dann seine Morgentoilette wie gewohnt. Am zweckmäßigsten ist es, Oberkörperwaschungen und Unterkörperwaschungen tageweise miteinander abzuwechseln. Diese Waschungen wirken als milder Reiz und haben den großen Vorzug, bei alten Menschen, bei schwächlichen Menschen und in der Rekonvaleszenz nach Krankheiten angewendet werden zu können. Sie wirken entgiftend, trainieren die feinsten Hautgefäße, wirken mild entlastend auf die inneren Organe, ähnlich wie das Fußbad und der Armguß, und erfordern keine Vorbereitungen und keine Hilfsmittel.

Die Grundregel für alle Kneippschen Anwendungen: »Als einziges Maß für die Dauer einer kalten Anwendung gilt das Reaktionsvermögen und das Auftreten der örtlichen Reaktion (Rötung und Wärmegefühl)«. Niemals darf eine kalte Anwendung an einem Patienten erfolgen, der kalte Füße oder kalte Hände hat. Zwischen den einzelnen Kneippschen Anwendungen innerhalb einer Kur sollten immer einige Stunden Pause liegen, um dem Körper Zeit zur Reaktion zu lassen.

Die Kneippsche Wasserheilkunde kennt weit über 100 Anwendungen. Waschungen, wie zum Beispiel die beschriebenen Ober- und Unterkörperwaschungen, Wechselfußbäder, Wechselarmbäder, Sitzbäder, Halbbäder, selbstverständlich auch Dreiviertel- oder Vollbäder mit Kräuterzusatz, Güsse, Kniegüsse, Schenkelgüsse, Armgüsse, Brustgüsse, Oberschenkelgüsse, Blitzgüsse mit dem scharfen Wasserstrahl, Wickel der verschiedensten Formen mit und ohne Zusatz, vom Wadenwickel und Halswickel bis zum »Spanischen Mantel«. Entscheidend für die Kneipptherapie ist die Möglichkeit, unter vielen Anwendungsformen zu variieren, kleinste Teilanwendungen zu wählen und diese ganz allmählich zu steigern. Vom Kind bis zum Achtzigjährigen lassen sich immer Anwendungsformen finden, die auch dem schwächsten und zartesten Organismus angepaßt sind, und sie lassen sich so steigern, daß auch der robuste und gesunde Mensch ein wohltuendes gesundheitliches Training empfindet. Die Kneipp-Wasserbehandlung ist in ihrer wahrsten und schönsten Form Ganzheitsmethode, wie sie in der modernen Medizin gefordert wird.

Kapuzinerkresse hat starke antibiotische Wirkung, ähnlich wie Chinin und Penicillin. Bei hartnäckiger Bronchitis, bei Rachenkatarrh, bei Grippe und Erkältungskrankheiten hilfreich!

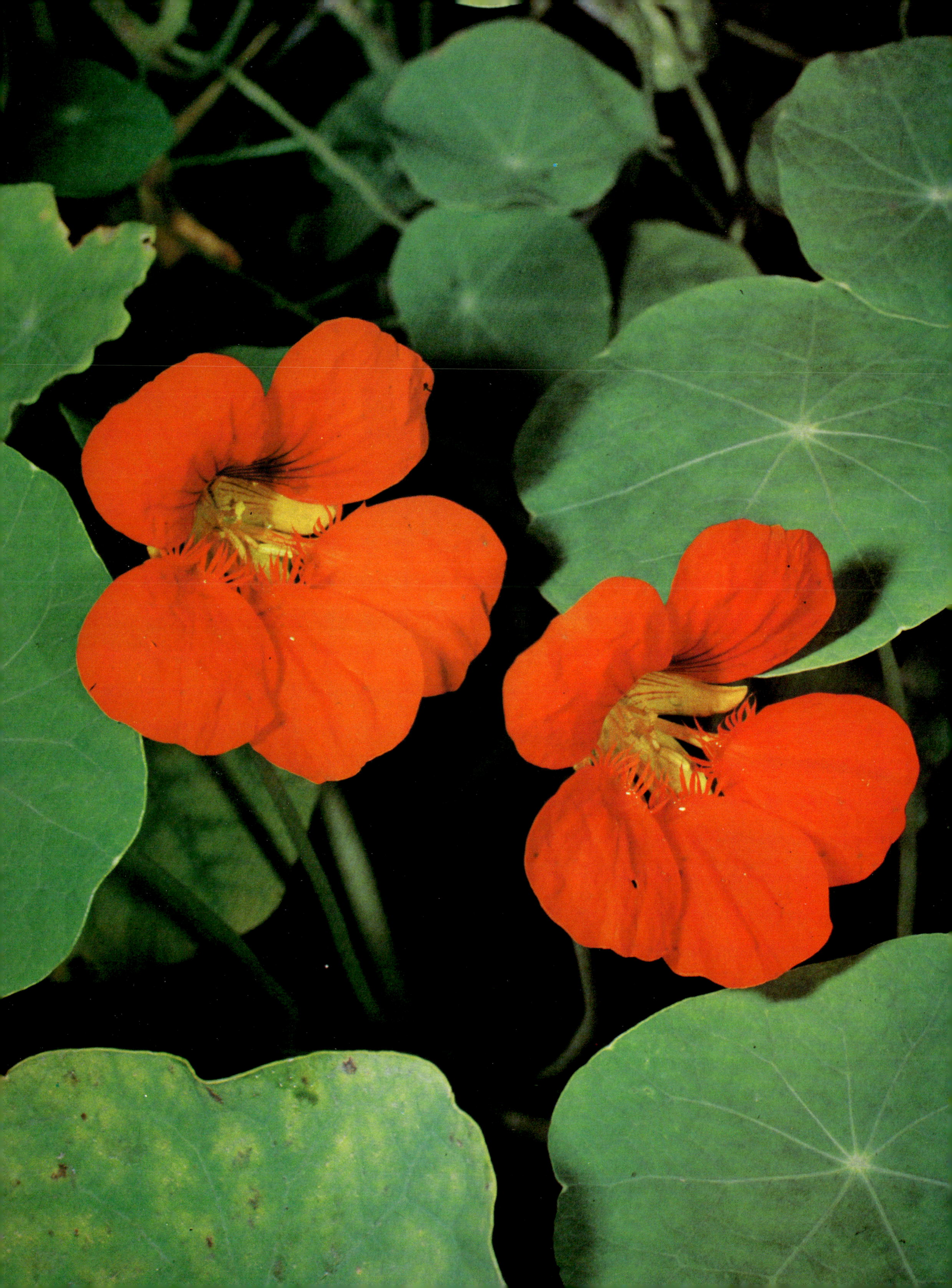

Meerwasser zum Trinken

Wer am Meer Heilung und Erholung gefunden hat, verdankt das sicher den langen Spaziergängen in der reinen allergenfreien Luft und dem stimulierenden Kältereiz beim Baden in der Brandung – aber auch dem Schluck Meerwasser, den er täglich zu sich nimmt.
Auch wenn Sie es noch nie im Glas gehabt haben, als »maritimes Aerosol« haben Sie es doch zu sich genommen. Sie haben Meerwasser eingeatmet in Form feinster Tröpfchen, die in der Luft verteilt sind.
Schon Plinius und Hippokrates verordneten Meerwasser: gegen Appetitlosigkeit, Sodbrennen, Schlafstörungen und gegen Verdauungsbeschwerden.
Heute ist die »Pharmakologie des Meerwassers« viel weiter und zu aufregenden Ergebnissen gekommen. So beschrieb der Franzose Quinton das »Gesetz der marinen Konstanz«.
Es bedeutet: Alles Leben hat sich aus dem Meerwasser entwickelt. Auch die höchsten Organisationsstufen haben in ihren Zellen das »marine Milieu« festgehalten. Ein Beispiel: Die Zusammensetzung des Blutserums entspricht der des Meerwassers.
Seit Milliarden von Jahren ist Meerwasser der Lebensraum unzähliger Organismen, die ihn erfüllt und beeinflußt haben. Deshalb handelt es sich nicht mehr nur um eine einfache Lösung verschiedener Salze, sondern um ein kompliziertes Gefüge von Stoffen, das beim Eintrocknen unwiederbringlich zerstört wird. Eine Lösung von Meersalz ist mit Meerwasser nicht mehr identisch.
Ein flüssiges Meerwasserkonzentrat wird über die Reformhäuser verkauft. Man kann also eine Trinkkur mit Meerwasser auch zu Hause durchführen. Es enthält alle Mineralien und Spurenelemente in genau der Zusammensetzung, wie der Körper sie braucht.
Was man von so einer Kur erwarten kann? Anregende und regulierende Wirkung auf alle Stoffwechselvorgänge, bei Kindern Appetitsteigerung und Verbesserung des Biochemismus, was sich günstig auf Hautstörungen auswirkt und bei Erwachsenen die Heilung von Neuralgien erklärt.

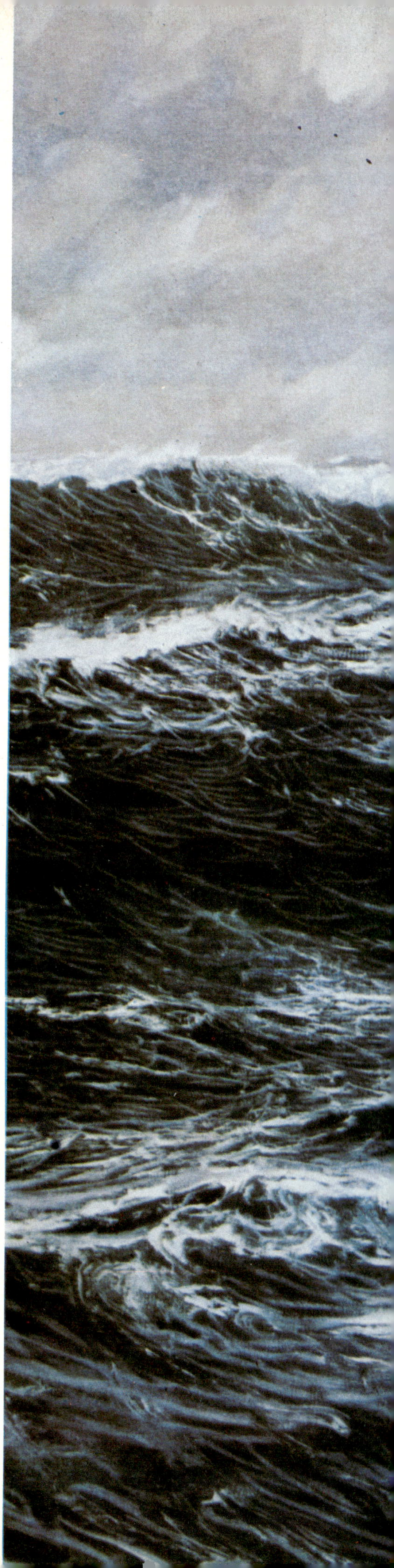

Hohe See, Gemälde von P. von Kalckreuth, 19. Jahrhundert

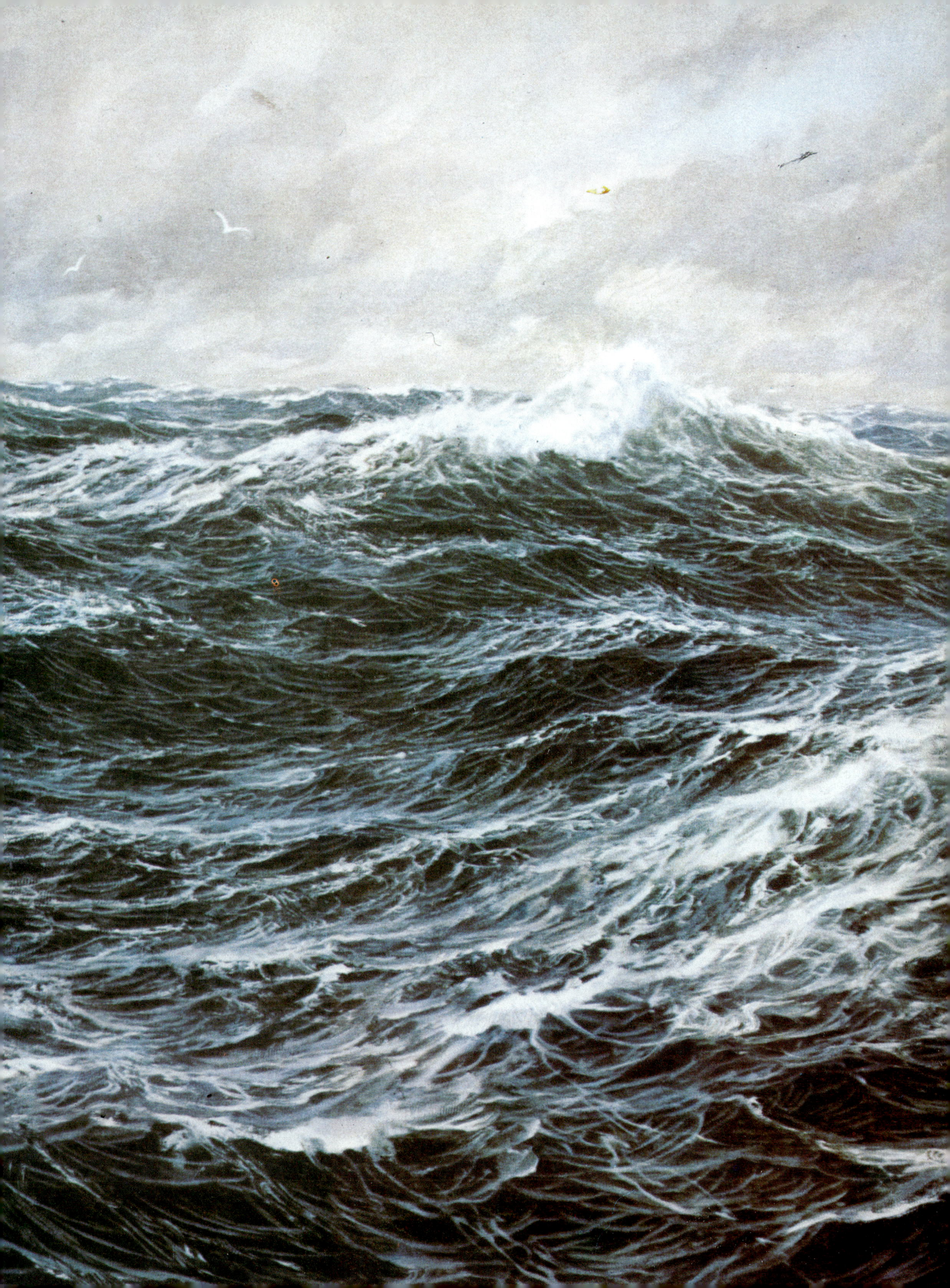

Gesundheit aus der Flasche

Mit Obst- und Gemüsesäften gegen Vitaminmangel und Krankheiten

In Amerika beginnt auch der trübste Tag orangefarben. Wer den »American way of life« kennt, weiß, wovon die Rede ist: Von Boston bis Los Angeles gibt es fast keinen Frühstückstisch, auf dem nicht neben jedem Gedeck ein Glas Orangensaft steht.

Der Amerikaner schwört auf seinen morgendlichen Vitamintrunk. Auf nüchternen Magen genossen, regt er die Organfunktionen an und vertreibt die Müdigkeit rasch und nachhaltig.

Was den Amerikanern schon lange recht war, wird den Mitteleuropäern langsam billig. Fruchtsäfte erlangen mehr und mehr Bedeutung in der Ernährung. In der Schweiz werden bereits pro Kopf jährlich 15 l Fruchtsaft getrunken, und in Deutschland hat sich der Fruchtsaftkonsum von sieben auf acht Liter pro Kopf erhöht.

Nicht nur der Wohlgeschmack der Säfte ist für diese Entwicklung verantwortlich. Säfte sind gesund, und vor allem, sie erhalten schlank. Arm an Kohlehydraten und Kalorien, reich an Vitaminen, Mineralstoffen und Spurenelementen, bieten sie dem modernen Menschen genau das, was er braucht – eine Möglichkeit, sich vor Überernährung zu schützen, ohne dem Körper ernährungsphysiologisch notwendige Substanzen vorzuenthalten.

Eine Vielzahl von Frucht- und Gemüsesäften sind nicht nur ausgezeichnete natürliche Schlankheitsmittel, sondern auch vorzügliche Therapeutika gegen die verschiedenartigsten Leiden. Saftkuren bewähren sich bei Nieren-, Leber-, Gallen- und Gefäßleiden, bei Rheumatismus und Gicht, Erkrankungen der Atmungsorgane, Herzleiden und vielen anderen Störungen.

Es gibt schlechthin keine Obstsorte, die sich zur Saftbereitung nicht eignet. Allerdings sind nicht alle Obstsäfte im naturbelassenen Zustand schmackhaft und bekömmlich. Sie müssen teilweise wegen ihres hohen natürlichen Säuregehaltes mit Zucker und Wasser versetzt werden.

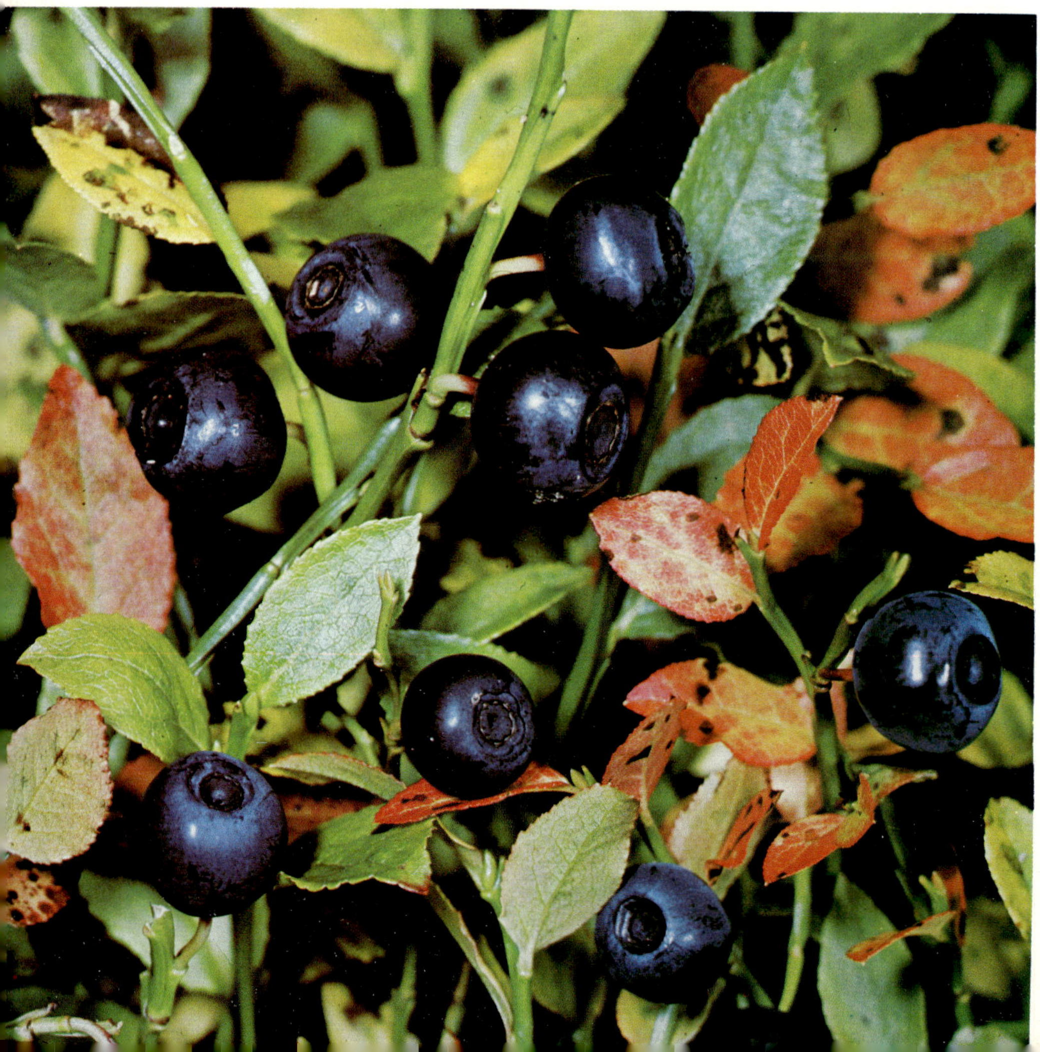

Heidelbeeren heilen Darmkrankheiten. Bei Durchfällen aller Art seit Jahrhunderten bekannt. Getrocknete Heidelbeeren und Heidelbeersaft sollten in keiner Hausapotheke fehlen.

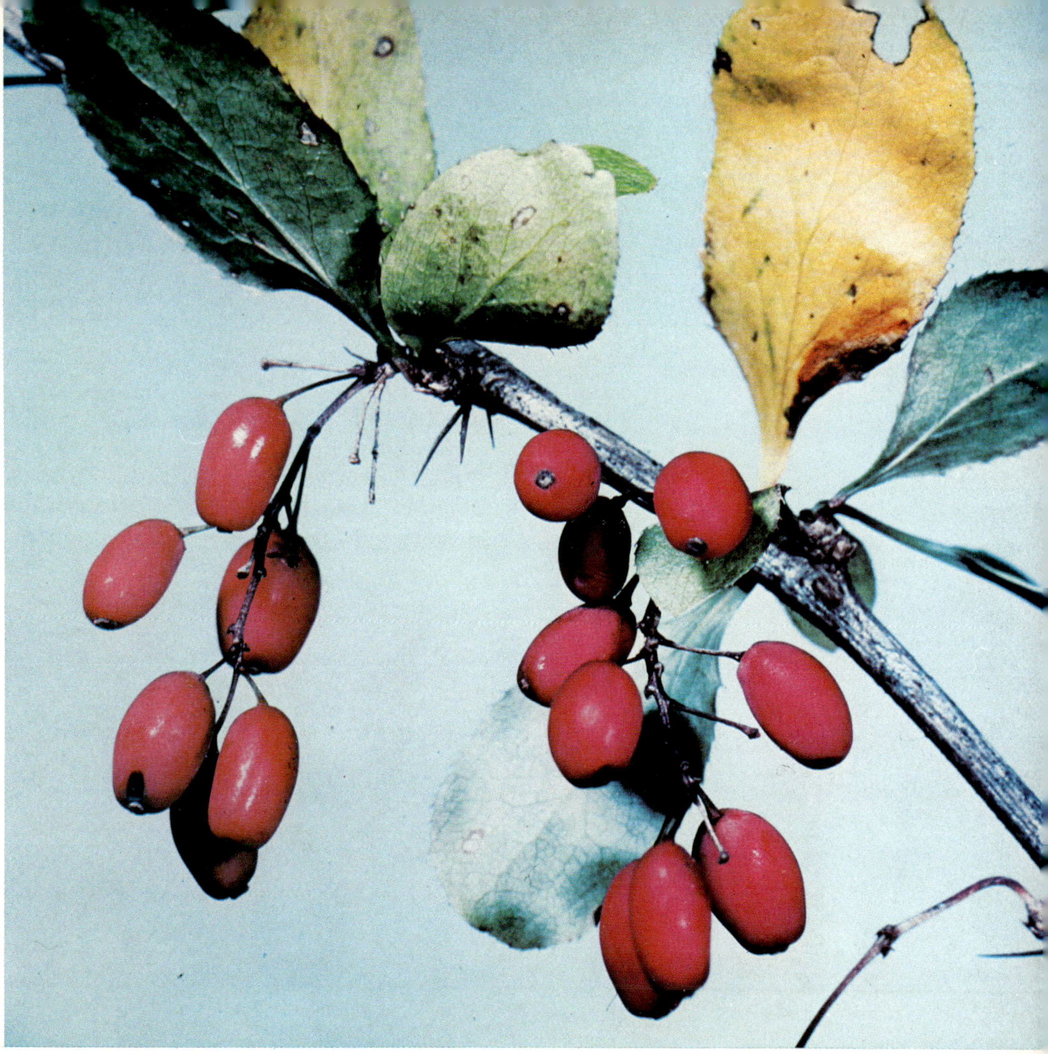

Die Berberitze belebt Kreislauf und Bauchorgane. Wirkt darüber hinaus anregend auf das Atemzentrum. Auch als Lebermittel zu gebrauchen. Verhindert Steinbildung in der Galle.

Solchermaßen aufbereitete Muttersäfte nennt man Süßmoste. Schwarze und rote Johannisbeeren, Sauerkirschen, Stachelbeeren, Aprikosen und Sanddorn werden vorzugsweise zu Süßmosten verarbeitet.
Aus anderen Obstarten lassen sich klare oder trübe unverzuckerte Säfte gewinnen, etwa aus Äpfeln, Orangen, Trauben und Birnen. Neben den klaren und naturtrüben Säften gewinnen die sogenannten Nektare einen immer größer werdenden Liebhaberkreis. Die Nektare sind Fruchtsäfte, in denen auch Fruchtfleisch enthalten ist. Sie schmecken deshalb besonders vollmundig und fruchtig. Pflaumen, Birnen, Pfirsiche und bestimmte Kirschsorten werden besonders gern zu Nektaren verwertet. Ob Süßmost, Obstsaft oder Nektar – wertvolle Aufbaustoffe enthalten sie alle.

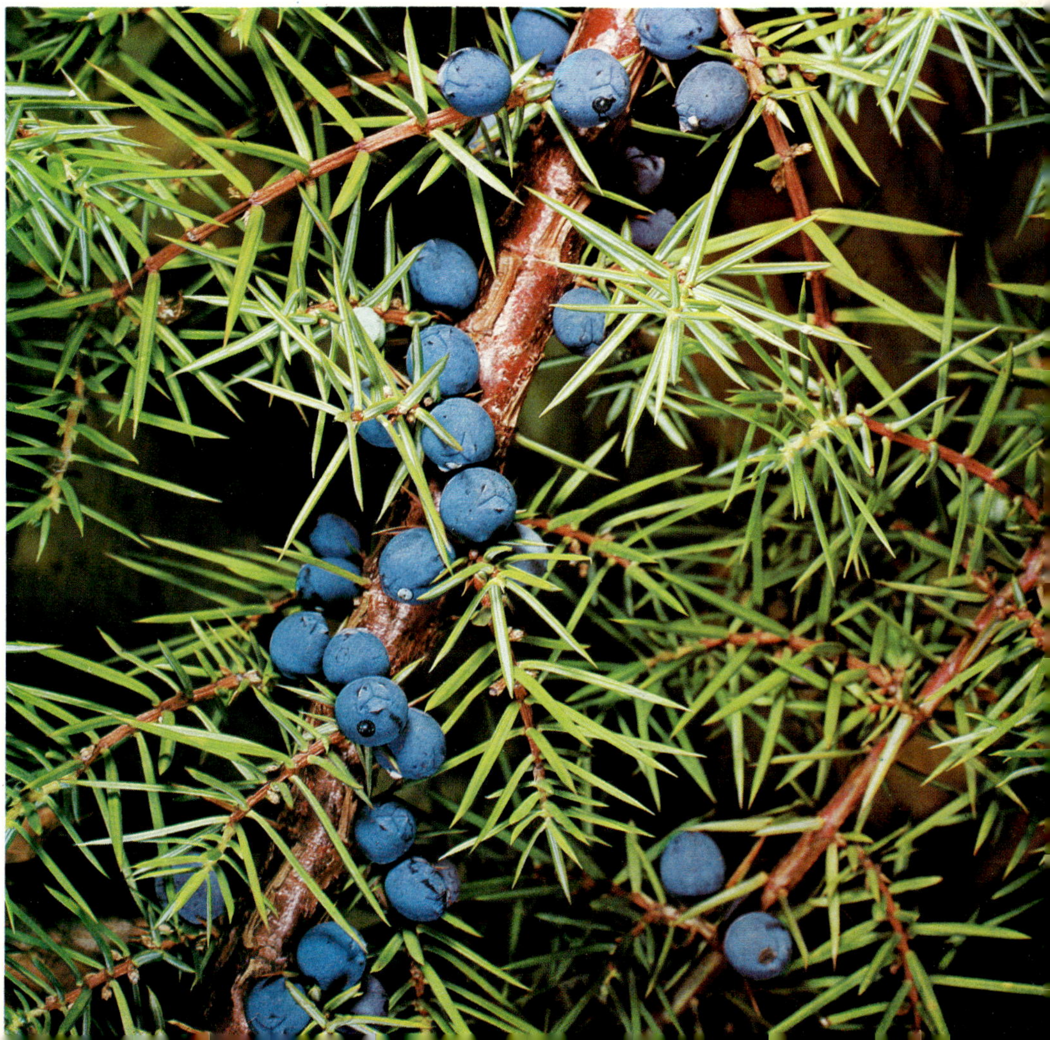

Wacholderbeeren werden besonders bei Nierenleiden empfohlen, können hier jedoch ohne Überwachung durch den Arzt gefährlich werden, da sie in größeren Mengen eine Nierenreizung verursachen.

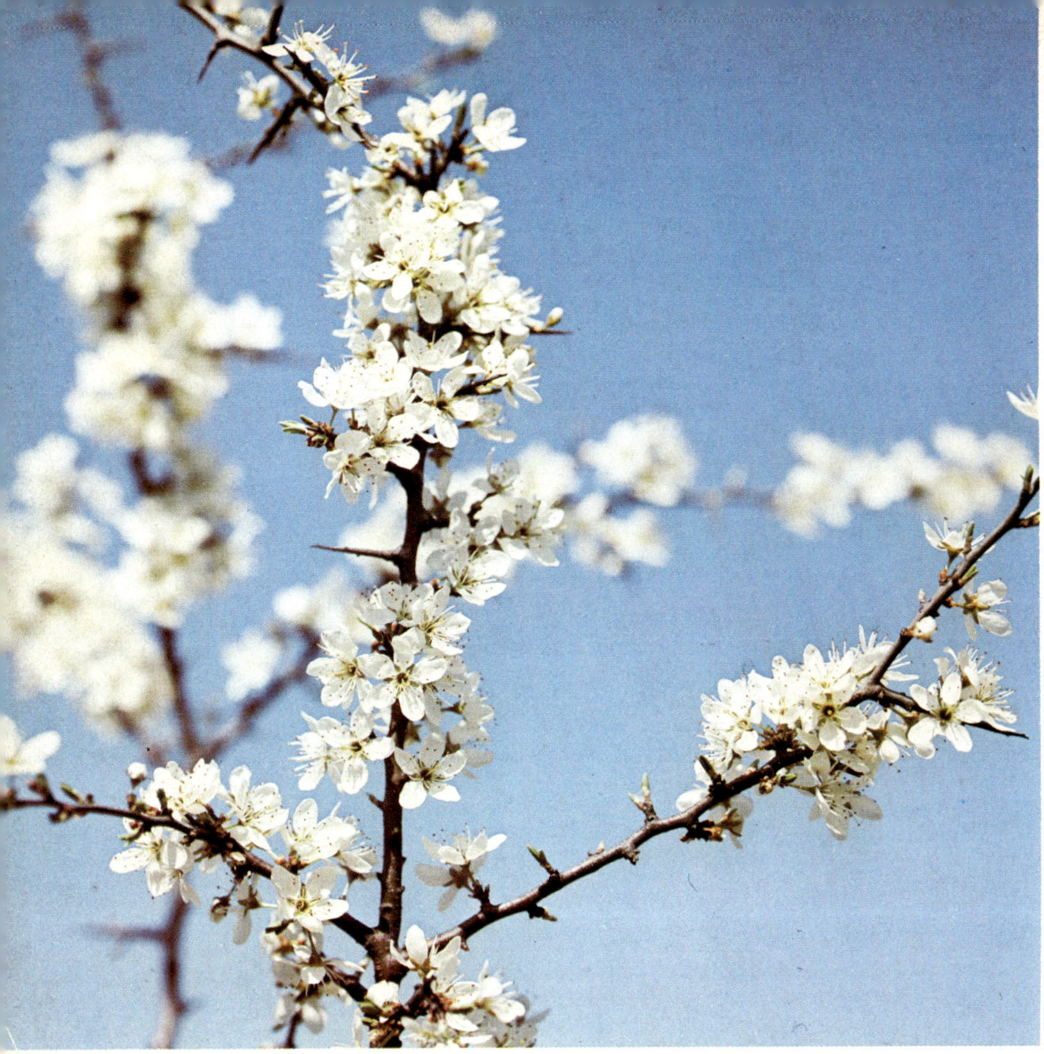

Der Schlehdorn – für Heilzwecke gesammelt werden Blüten und Früchte – wirkt krampflösend, schmerzstillend und mild abführend. Besonders bei hartnäckiger Verstopfung wirksam. ▷

Blühender Schlehdorn

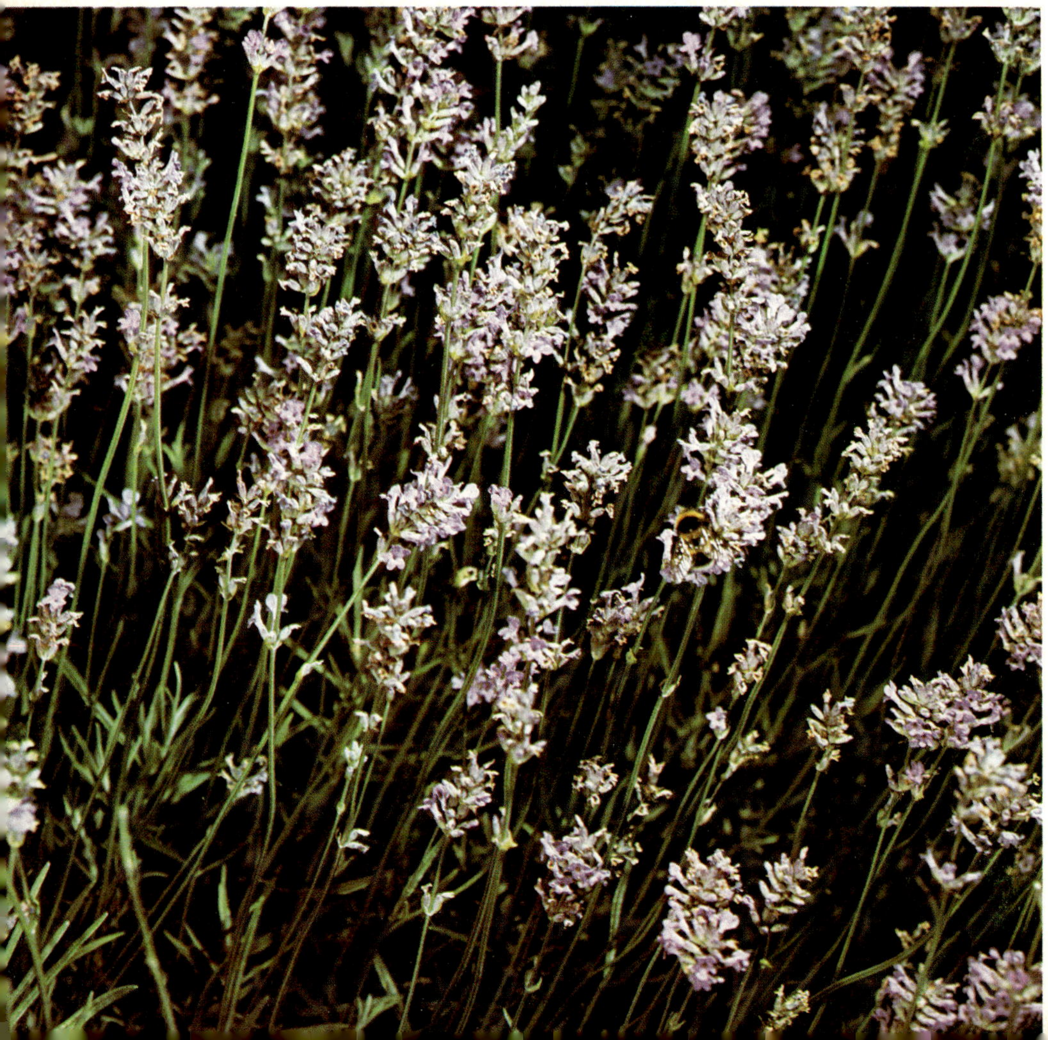

Lavendel beruhigt das Nervenkostüm. Wird auch gegen Asthma, bei Fieber, Migräne und verschiedenen Ekzemen, Akne usw. verwendet. Lavendel wirkt am besten zusammen mit Borretsch und Stiefmütterchen.

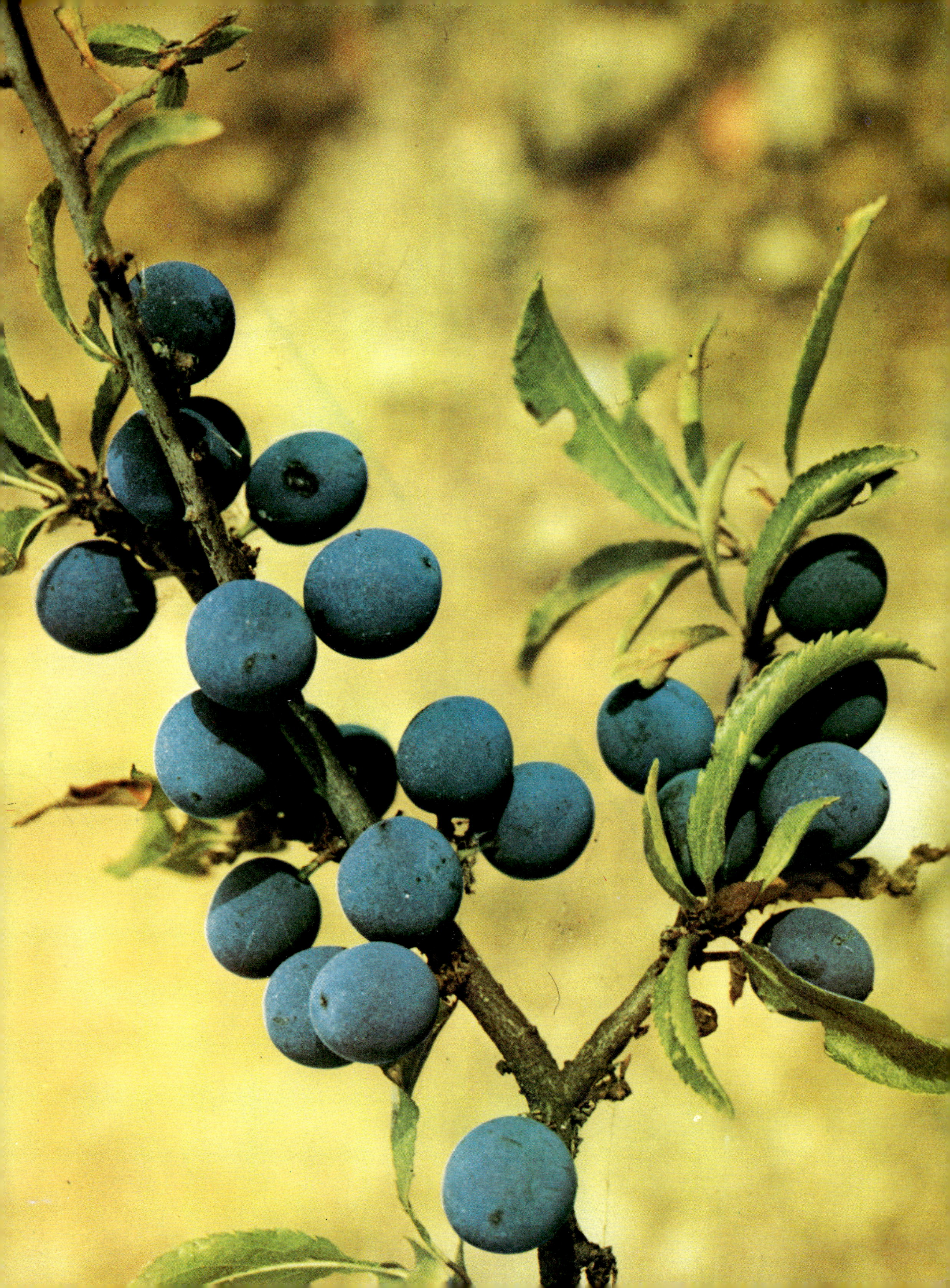

Mindestens 75 Milligramm Vitamin C braucht der menschliche Körper täglich. Stimmt es mit der Vitamin-C-Versorgung nicht, kommt es zu Ermüdungserscheinungen, Zahnfleischerkrankungen und erhöhter Anfälligkeit für Erkältungskrankheiten. Besonders in den Monaten April bis Juni ist es mit der Vitamin-C-Versorgung schlecht bestellt. Wie Statistiken zeigen, sinkt in diesen Monaten die Vitamin-C-Zufuhr aus der normalen Nahrung unter die für die Gesundheit notwendige Grenze. Mit Fruchtsaft läßt sich die obst- und gemüsearme Zeit gefahrenlos überstehen. Die nachfolgende Tabelle zeigt den Askorbinsäuregehalt (Vitamin C) einer Reihe von Früchten auf.
(Die Angaben beziehen sich jeweils auf einen Liter)

	Vitamin C in Milligramm
Apfelsaft	*70*
Birnensaft	*30*
Traubensaft	*70*
Kirschsaft	*100*
Himbeersaft	*200*
Johannisbeersaft rot	*420*
Johannisbeersaft schwarz	*1900*
Brombeersaft	*250*
Orangensaft	*640*
Zitronensaft	*500*
Grapefruitsaft	*380*
Sanddornsaft	*3940*

Ein Gläschen Saft von schwarzen Johannisbeeren deckt also bereits den Tagesbedarf an Vitamin C, ein Eßlöffel Sanddornsaft ebenso.

Außer Vitamin C enthalten Obstsäfte noch Vitamin B6 und Vitamin A. Vitamin B6 ist jedoch nur in Apfel- und Birnensaft in größeren Mengen enthalten. Es verhindert Störungen und Schäden am Nervensystem, fördert den Eiweißstoffwechsel und sorgt für eine gesunde Haut.

Der Tagesbedarf an Vitamin A beträgt für den Erwachsenen 5000 Internationale Einheiten (I.E.). Durch ein bis zwei Gläser Aprikosensaft (17500 I.E. pro Liter) ist er leicht zu decken. Vitamin A ist für unsere Gesundheit ebenso notwendig wie Vitamin C. Es beugt Wachstumsstörungen vor, stärkt die Sehkraft und schützt vor Haarausfall.

Mineralstoffe, wie Kalium, Kalzium, Magnesium, Eisen, Kupfer und Phosphor, bilden die zweiten lebenswichtigen Bestandteile der Fruchtsäfte. Das in Fruchtsäften reichlich vorhandene Kalium ist dabei besonders erwähnenswert. Kalium entwässert den Körper und wirkt damit dem im Kochsalz enthaltenen Natrium entgegen, das Wasser im Körper bindet und der schlanken Linie sehr abträglich ist.

Fruchtsäfte beugen nicht nur den Mangelerkrankungen vor, sie können auch vorhandene Krankheiten heilen. Saftkuren werden als bewährte Mittel gegen viele Leiden ärztlich verordnet. Mit Fasten verbundene Safttage sind allgemein empfehlenswert. Sie sollten allerdings ohne ärztliche Aufsicht nicht länger als zwei aufeinanderfolgende Tage dauern. Bei den meisten Anwendungsbereichen ist eine strenge Saftdiät auch gar nicht notwendig, es kommt lediglich darauf an, daß der Organismus regelmäßig mit dem heilenden Wirkstoff versorgt wird.

Der *Tomatensaft* erfreut sich in breiten Bevölkerungsschichten einer immer größer werdenden Beliebtheit. Sein Wohlgeschmack, der niedrige Kaloriengehalt und hohe Sättigungswert machen ihn zum idealen Schlankheitsgetränk. Ob pur oder zur Sangrita verarbeitet, ist er reich an Vitamin A und C. Für den Diabetiker ist der Tomatensaft ein Getränk, mit dem sich der Durst nahezu uneingeschränkt löschen läßt. Bei Magengeschwüren und Bluthochdruck hat sich Tomatensaft als Therapeutikum bewährt.

Nicht nur Obstsäfte sind eine wertvolle Ergänzung auf dem täglichen Speiseplan. Auch die aus vielen Arten hergestellten *Gemüsesäfte* sind wohlschmeckend und bekömmlich und außerdem ernährungsphysiologisch von größter Bedeutung. Denn diese Säfte werden aus rohem, ungekochtem Gemüse gewonnen. Sie sind deshalb reich an Mineralstoffen, Spurenelementen und vor allem Vitaminen. Während bei gekochtem Gemüse, wie wir es als Beilage auf den Tisch bringen, die Vitamine durch den Kochvorgang weitgehend zerstört werden, bleiben sie in den rohen Gemüsesäften voll erhalten. In jahrelanger Forschungsarbeit wurde ein Weg gefunden, Gemüsesäfte ohne Beeinträchtigung durch große Hitze zu veredeln und haltbar zu machen. Die biologische Qualität des Gemüses kann nur durch einen biologischen Vorgang erhalten bleiben. Und dieser natürliche Vorgang ist die Milchsäuregärung, die die Natur überall dort einleitet, wo sie etwas konservieren oder reinigen will, zum Beispiel im menschlichen Darm, im Boden oder bei der Milch. Durch die Milchsäure werden alle schädlichen Keime vernichtet. Die Vitamine und Wirkstoffe der frischen Gemüse bleiben dabei nicht nur erhalten, sondern werden noch aufgewertet.

Gemüsesäfte sind keine Durstlöscher, die man literweise trinken soll. Vor jeder Mahlzeit ein Weißwein- oder Aperitifglas Gemüsesaft genügt vollauf. In dieser Dosierung genossen, sind die auf den ersten Blick recht teuer anmutenden Säfte durchaus preisgünstig.

Gemüsesäfte sollen gut gekühlt serviert und die geöffneten Flaschen möglichst im Kühlschrank aufbewahrt werden.

Karotten, Rettich, Rote Bete, Sellerie und Sauerkraut sind die beliebtesten Spender von hochwertigen Säften. Sie spielen bei der Durchführung von ganzen Safttagen eine große Rolle – sei es zur Zufuhr zusätzlicher Vitamine, sei es beim Fasten oder zur Umstimmung und Reinigung der Verdauungswege.

Sanddornbeeren gelten in der Volksheilkunde als Vitamin-C-Bomben. Die kreislauffördernde Wirkung macht sich bei Schwächezuständen und bei genesenden Patienten vorteilhaft bemerkbar.

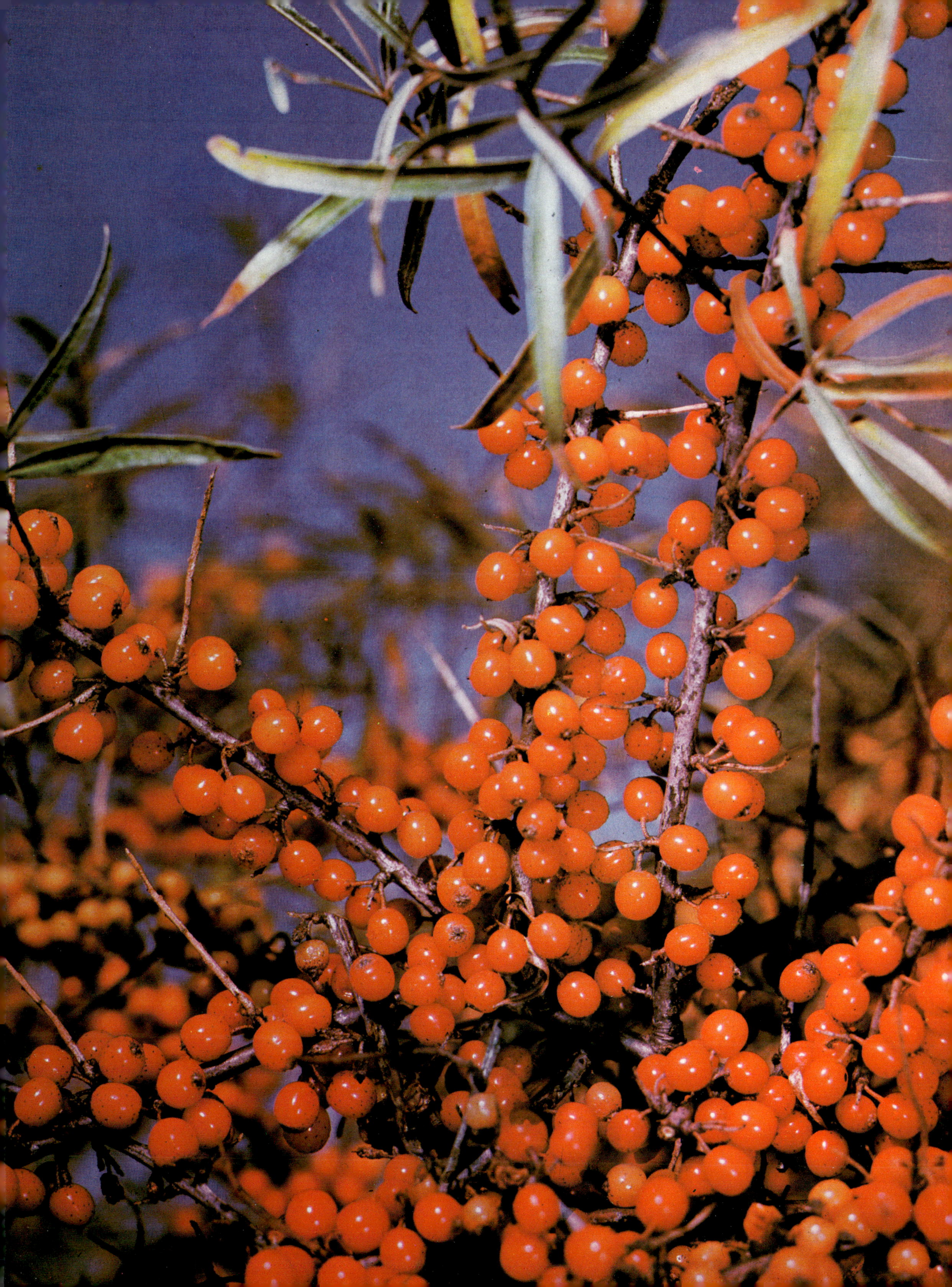

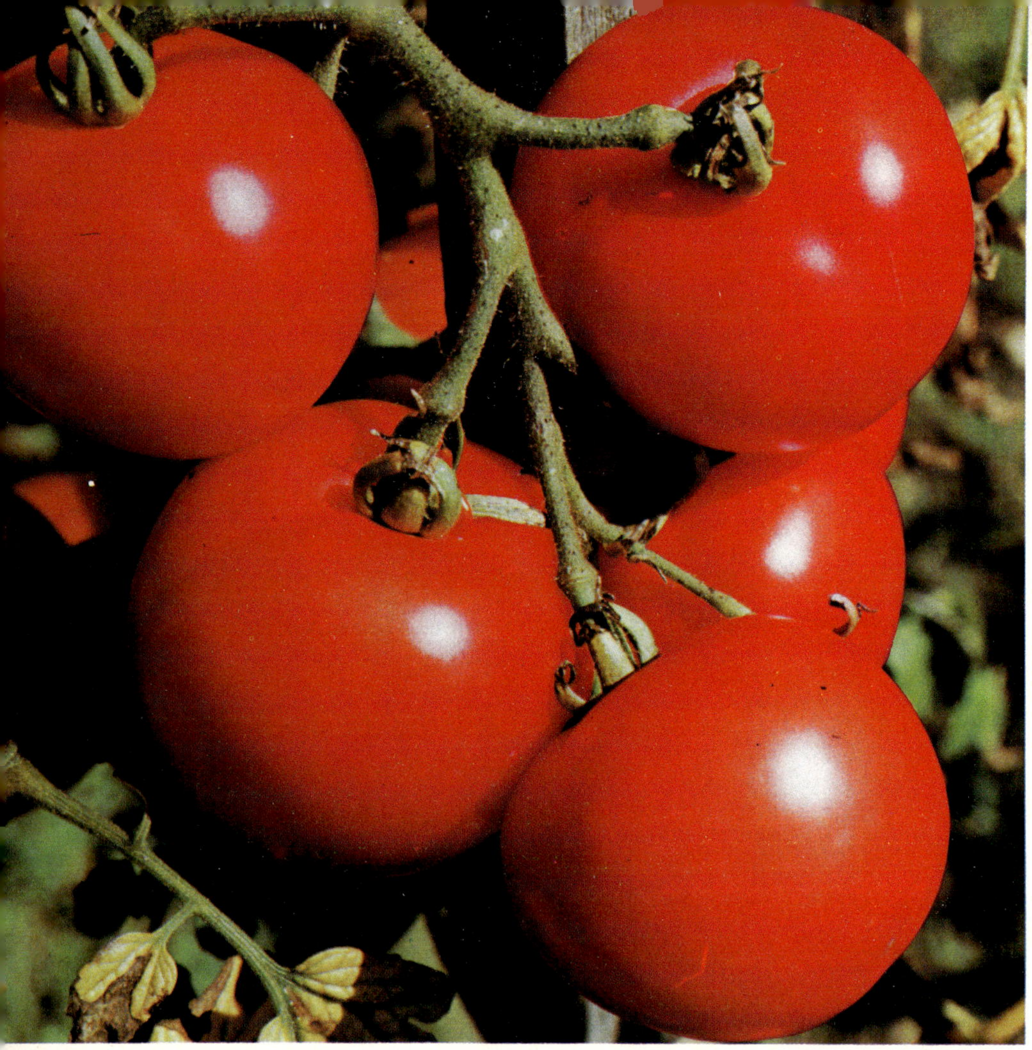

Tomaten erhöhen die Widerstandskraft des menschlichen Körpers. Haben sich bei Wachstumsstörungen, Gebißkrankheiten, bei der Verhütung von Blutarmut und Infektionen bewährt.

Zu einer allgemeinen Gesunderhaltung oder bei der Durchführung einer Schlankheitskur leisten alle Gemüsesäfte gleich gute Dienste. Als Heilmittel bei verschiedenen Leiden läßt sich ihre Wirkung jedoch differenzieren.

Rettichsaft hat eine vorbeugende Wirkung bei Entzündungen der Gallenwege und bei Gallenstauung mit Grieß- und Steinbildungen. Er bewirkt die Entleerung der Gallenblase und dient der Fettverdauung.

Rettichsaft ist außergewöhnlich reich an basischen Stoffen wie Kalium, Kalzium und vor allem Magnesium. Dieser Basenüberschuß verhindert den Abbau der Mineralreserven, die zum Zellaufbau notwendig sind. Bei Gelenkrheumatismus ist er deshalb ebenfalls empfehlenswert.

Lange Zeit wurde der *Sauerkrautsaft* als Abfallprodukt achtlos abgetan. Dabei enthält er vortreffliche therapeutische Grundstoffe und schmeckt außerdem – mit Kräutern versetzt – ausgezeichnet. Besonders bei trägem Darm ist Sauerkrautsaft ein absolut zuverlässiges Mittel. Zur Unterstützung der Nierenleistung wird er ebenfalls kurmäßig angewendet. Bei einer Sauerkrautsaftkur trinkt man vier Likörgläschen pro Tag, bei hartnäckiger Stuhlträgheit können auch zwei bis drei größere Gläser getrunken werden.

Man bezeichnet den *Sellerie* als eine Pflanze für die Niere, denn durch den Sellerie wird eine starke Säurebildung im Blut verhindert. Der Basenüberschuß wirkt sich günstig bei Rheuma und Gicht aus. Auch bei Magenschwäche und Steinleiden ist Sellerie zu gebrauchen. Das im Selleriesaft enthaltene Asparagin gilt als Vorbeugungsmittel gegen das Altern.

Roher *Kartoffelsaft* hat eine sehr positive Heilwirkung bei Magen- und Darmgeschwüren gezeigt. Auch gegen Magenübersäuerung und bei nervösen Magenstörungen wird er verordnet. Das in der Kartoffel enthaltene Solanin wirkt außerdem krampflösend.

Der *Rote-Bete-Saft* oder Randensaft gilt als tumorfeindlich.

Wenn dies auch noch nicht hundertprozentig wissenschaftlich bewiesen ist, wird er doch in der Krebstherapie verschiedentlich angewendet. Durch seinen hohen Eisengehalt dient er vorwiegend der Regeneration und Aktivierung der roten Blutkörperchen. Darüber hinaus stärkt er ganz allgemein die Abwehrkräfte des Körpers, reguliert einen zu niedrigen Blutdruck und beugt Herz- und Kreislaufbeschwerden vor.

Vom reinen Säuglingsnahrungsmittel hat sich der *Karottensaft* mehr und mehr zu einem Gesundheitstrunk aller Altersgruppen entwickelt. Seinem hohen Gehalt an Provitamin A (Karotin) wird eine gute Wirkung auf den Sehvorgang zugeschrieben. Für eine gesunde, frische Haut sorgt er ebenfalls.

Das Saftangebot in guten Feinkostgeschäften und Reformhäusern ist groß. Wer aber einen Entsafter besitzt, scheut gewiß hin und wieder nicht die Mühe, selbst Obst- oder Gemüsesaft frisch zu pressen. Solche heimgepreßten Säfte sind zum sofortigen Gebrauch bestimmt. Sie müssen unmittelbar nach der Herstellung getrunken werden, ansonsten verlieren sie nicht nur erheblich an Geschmack, sondern auch an Vitaminen. Vitamin C beispielsweise ist außerordentlich sauerstoffempfindlich. Frisch gepreßter Orangensaft, der nur eine Viertelstunde steht, hat bereits die Hälfte des ursprünglich in ihm enthaltenen Vitamin C eingebüßt. Wenn man Säfte auf Vorrat im Hause haben will, sind deshalb die im Handel erhältlichen vorzuziehen.

Schwarzer Holunder reinigt Gewebe und Blut. »Fliederblüten« und »Flieder«-Mus aus den Beeren haben harn-, schweiß- und milchtreibende Wirkung; außerdem wirkt er leicht abführend.

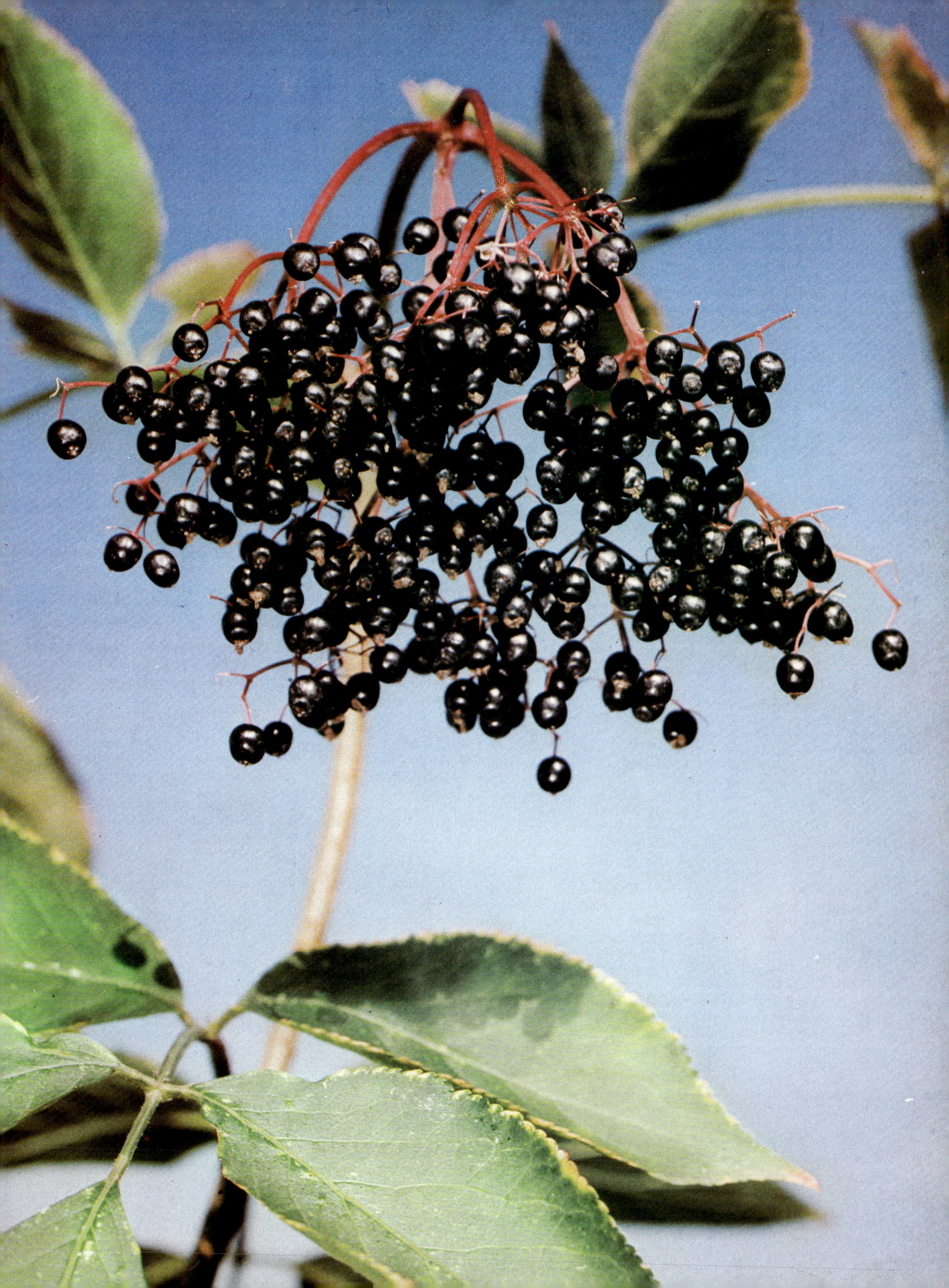

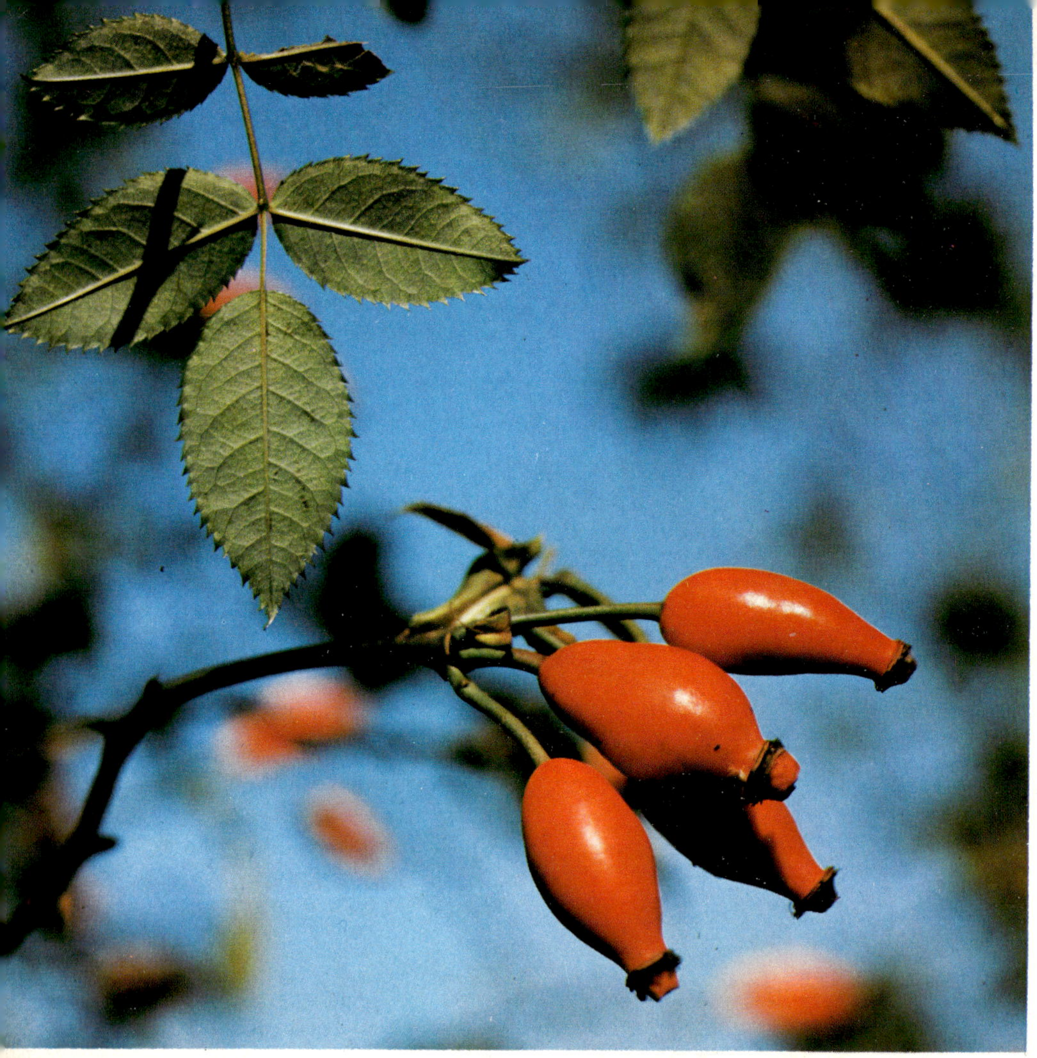

Hagebutten sind in erster Linie als vitaminspendendes und harntreibendes Heilmittel anzusehen. Besonders angezeigt auch bei Vitamin-C-Mangelzuständen. Empfehlenswert bei Nierenleiden.

Welche Säfte es gibt – und was sie bewirken

Schwarzer-Johannisbeersaft – bei Appetitlosigkeit und Verdauungsstörungen. Wegen der desinfizierenden Wirkung besonders auch für stillende Mütter geeignet;
Erdbeersaft – bei Rheumatismus und Gicht;
Weißdornbeerensaft – bei Herzkrankheiten;
Holundersaft – bei fiebrigen Erkrankungen;
Quittensaft – bei Mandelentzündung und Infektion im Mund;
Heidelbeersaft – bei Verdauungsstörungen und Durchfall;
Sanddornsaft – bei Erkältungskrankheiten;
Roter Johannisbeersaft – zur Blutreinigung und Entschlackung, bei Leber- und Nierenstörungen;
Orangensaft – bei Ermüdungserscheinungen und fieberhaften Erkrankungen;
Pfirsichsaft – als Diät bei Nieren-, Herz- und Gefäßerkrankungen;
Aprikosensaft – bei Asthma und katarrhalischen Leiden;
Sauerkirschsaft – bei Blutarmut, Leberstörungen, Nervosität;
Traubensaft – zur Entschlackung;
Brombeersaft – bei Husten und Heiserkeit;
Apfelsaft klar – bei Arterienverkalkung und Stoffwechselstörungen;
Apfelsaft trüb – bei Arterienverkalkung und Stoffwechselstörungen – verträglicher bei empfindlichem Magen;
Schlehensaft – bei Magen- und Nierenleiden;
Tomatensaft – bei Magengeschwüren, Bluthochdruck und Fettleibigkeit;
Selleriesaft – bei Nierenschwäche, Magenleiden, Rheuma, Gicht und vorzeitigen Alterserscheinungen;
Kartoffelsaft – bei Magen- und Darmleiden;
Sauerkrautsaft – bei Darmträgheit und Nierenschäden, Gicht und Stoffwechselleiden;
Rettichsaft – bei Gallenleiden und Gelenkrheumatismus, Husten und Bronchitis;
Rote-Bete-Saft (Rande) – bei Anämie und zu niedrigem Blutdruck;
Karottensaft – bei Hautleiden, Augenschwäche und allgemeiner Leistungsschwäche;
Gemüsemischsaft – bei Fettleibigkeit, Stoffwechselerkrankungen und Vitaminmangelerscheinungen.

Apothekengefäße, Fayence-Albarellos, Venedig, Anfang 17. Jahrhundert

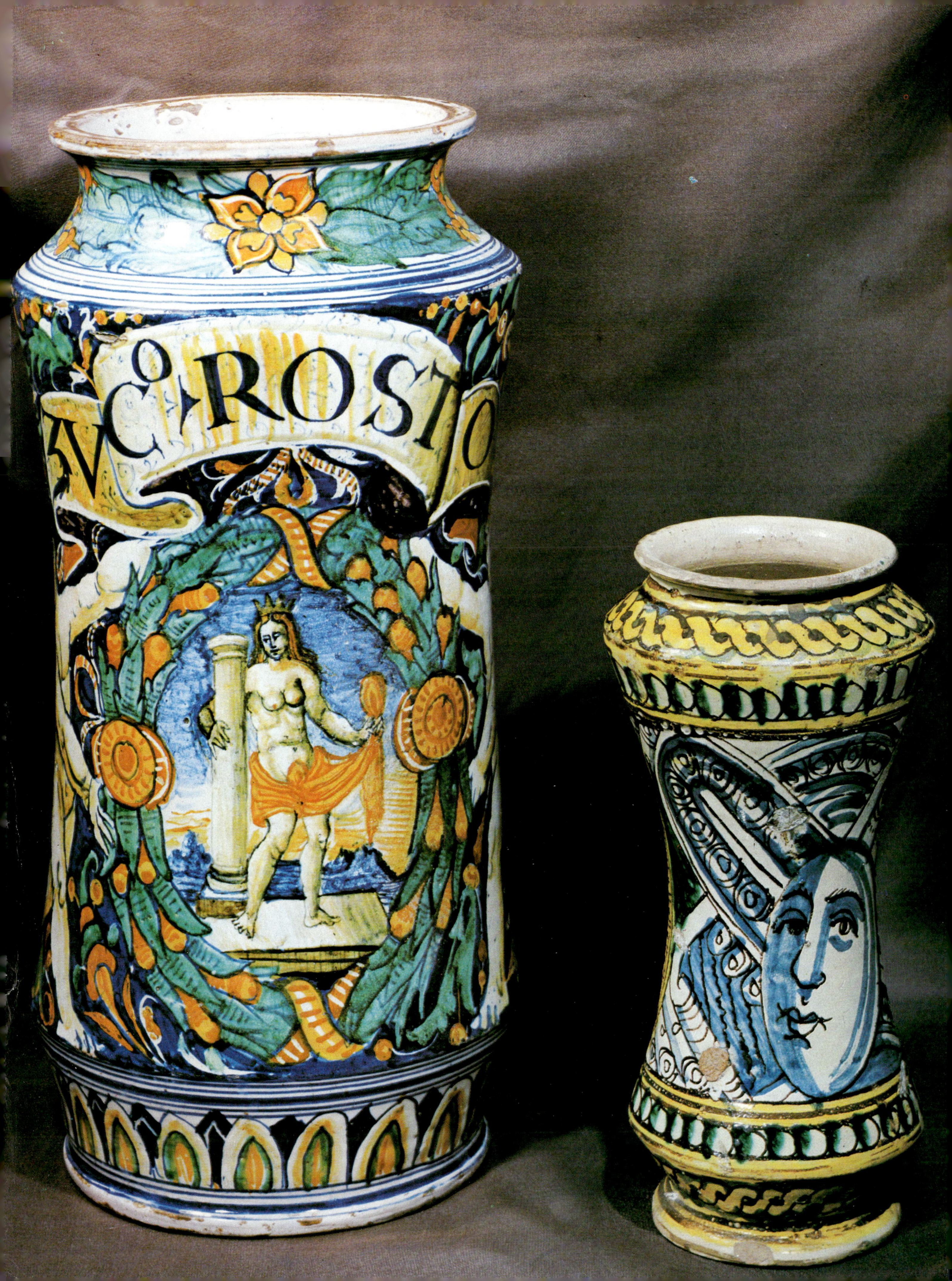

Register

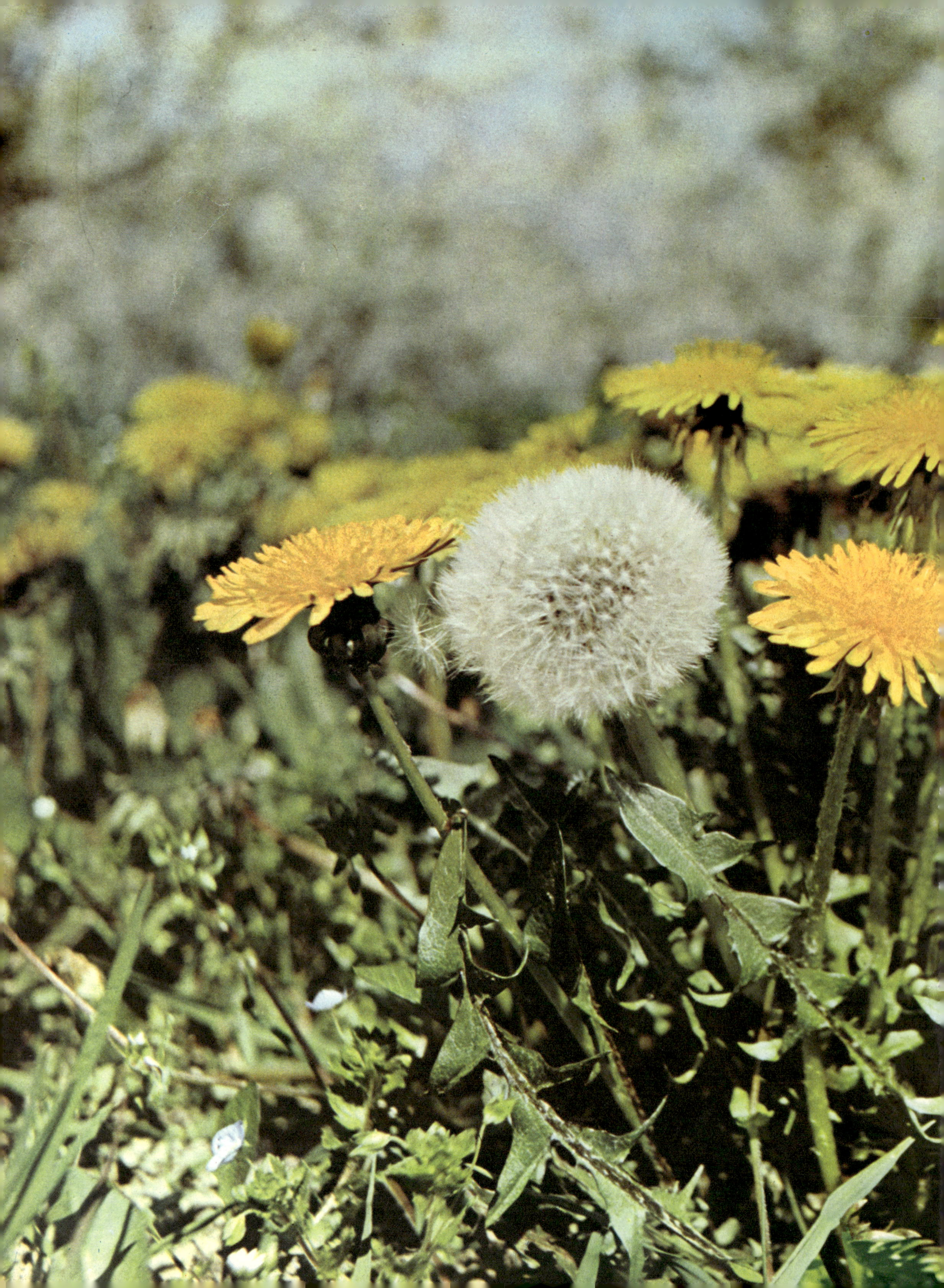